**Dr Paul Courrent**

# RENNES-LES-BAINS

## (AUDE)

**Monographie Historique,**
**Scientifique, Médico-Thermale et Touristique**

Collection Serpent Rouge n°15

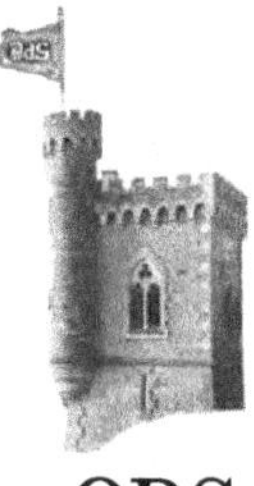

**ODS**

**Les Éditions de l'Œil du Sphinx**
**36-42 rue de la Villette**
**75019 Paris, France**

**www.oeildusphinx.com**
**ods@oeildusphinx.com**

ISBN: 2-914405-53-7
EAN : 9782914405539
ISSN de la collection : 1768-5648
Dépôt Légal : juin 2008

Le portrait du Docteur Courrent nous a été aimablement communiqué par Madame Marie Debosque, nièce de l'auteur.

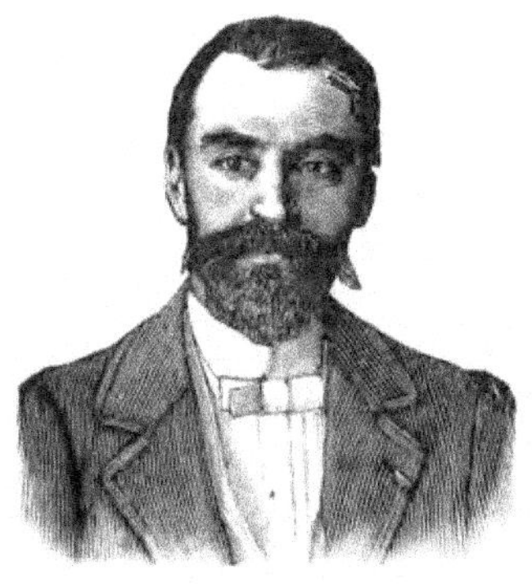

DOCTEUR PAUL COURRENT

1861 - 1952

*Chevalier de la Légion d'Honneur*

*Maire*

*d'Embres & Castelmaure*

*de 1919 à 1944*

## Le Docteur Paul COURENT
## (1861-1952)

### Un humaniste Embrésien

Médecin généraliste en Corbières et thermaliste, fils d'un instituteur directeur d'école publique. Après de brillantes études au lycée de Carcassonne, il rentre à la faculté de médecine de Montpellier. Encore étudiant en 1884, il se porte volontaire pour soigner une épidémie cholérique à Toulon. Il obtient son diplôme de médecine en 1886 et dès 1887, il soigne une épidémie de thyphoïde à Paziols et à Périllos. Durant la guerre de 1914-1918, il est encore volontaire pour soigner bénévolement les blessés à l'hôpital militaire de Fitou qui héberge les blessés du front. Après la guerre, il s'installe comme médecin généraliste, d'abord à Carcassonne, puis dans les Corbières à Tuchan.

Comme son père, il enseigne, bénévolement, dans les écoles publiques et donne des cours du soir aux adultes.

Il épouse, en 1888, une jeune fille d'Embrès, Elise Fontanel. En 1920, il devient bienfaiteur et président fondateur de la cave coopérative d'Embrès et il présidera pendant plusieurs années la Société Coopérative des vignerons d'Embrès et Castelmaure.

En 1930, il est président la Société d'Etude Scientifique de l'Aude (SESA) à Carcassone. Il préside également la Société des Arts et Sciences de Narbonne. En 1932, il est nommé Chevalier de la Légion d'Honneur.

Médecin, le Dr Courrent est aussi historien, géologue, hydrologue, héraldiste, archéologue, et numismate. Il donne des communications et écrit de nombreux livrets résultant de ses constatations sur les épidémies, la coqueluche et insiste sur l'hygiène des enfants, sur le tabagisme et les vaccinations. D'autre part, il s'intéresse au plus haut point à la région du Languedoc, à l'archéologie et aux arts.

Durant la guerre de 1939-1945, les médecins étant partis il soigne les habitants d'Embrès et des environs malgré son âge avancé. Des femmes se souviennent encore que c'est lui qui les aida à mettre au monde leur enfant.

Paul Courrent sera Maire d'Embrès de 1919 à 1941. Sous son mandat, l'eau de la ville sera installée, la route de Villeneuve aménagée en son état actuel, l'école réactualisée. Par suite de son grand âge et de son état de santé, il démissionne en 1941 mais le préfet refuse sa démission. En 1942 il écrit un livre sur la station thermale de Rennes-les-Bains qu'il avait relancée et parrainée et où il a exercé durant plusieurs années. Une stèle est installée à Rennes-les-Bains, dans le square qui porte son nom. On peut voir son buste en terre cuite dans le caveau de dégustation de la Cave Coopérative d'Embrès.

Marie Debosque,
nièce de l'auteur.

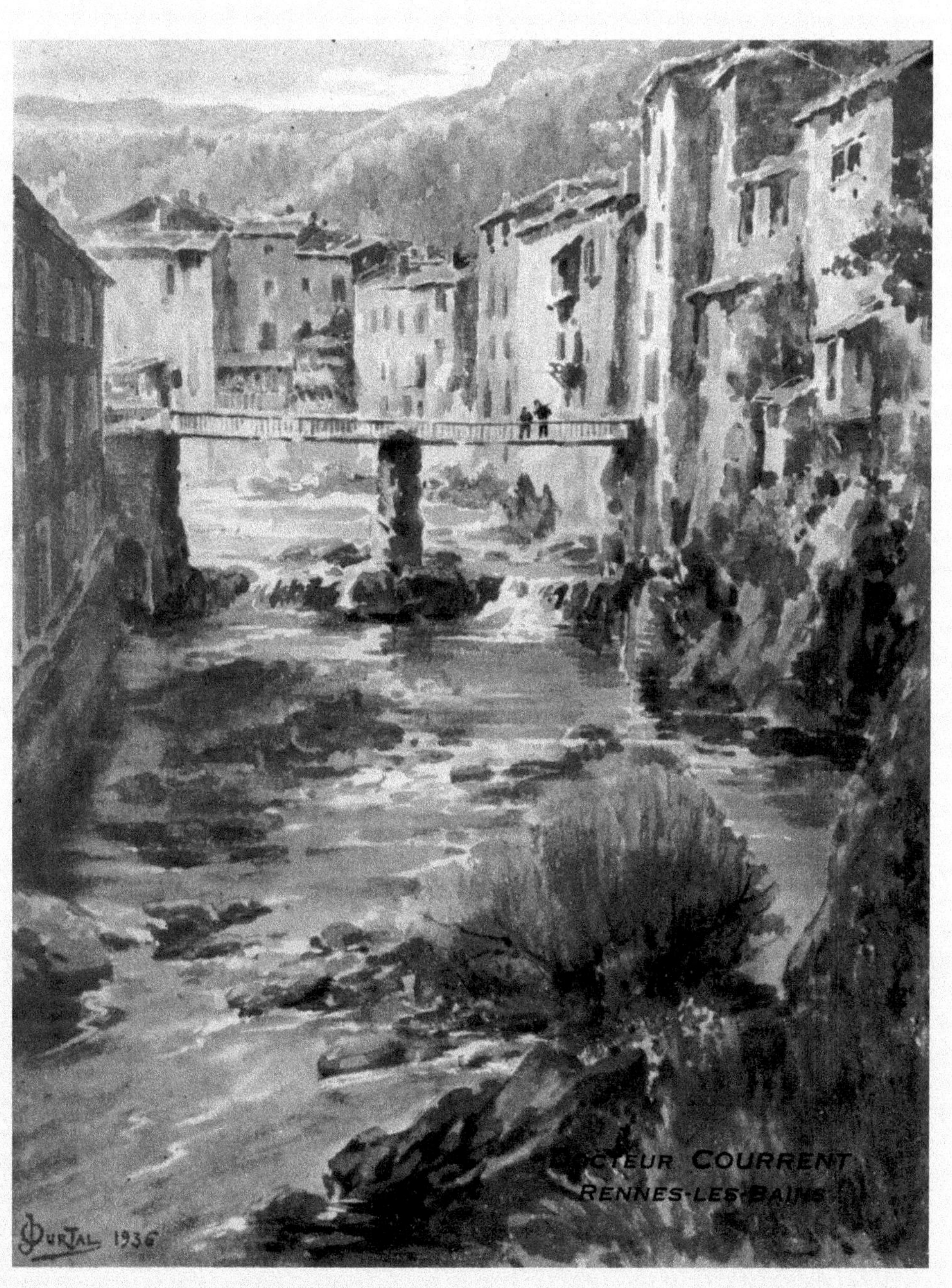
DOCTEUR COURRENT
RENNES-LES-BAINS
DURTAL 1936

OUVRAGE
publié sous les auspices de la « Société d'Etudes Scientifiques de l'Aude »

**Dr P. COURRENT**
Correspondant de la Société d'Hydrologie de Paris
Vice-président de la Fédération Médicale, Thermale et Climatique des Pyrénées
MÉDECIN - CONSULTANT

# RENNES-LES-BAINS

( AUDE )

## Monographie Historique, Scientifique, Médico-Thermale et Touristique

OUVRAGE ILLUSTRÉ
AVEC UNE PRÉFACE

**par le Dr Joseph VIRES**
Professeur Honoraire de Clinique Médicale
à la Faculté de Médecine de Montpellier

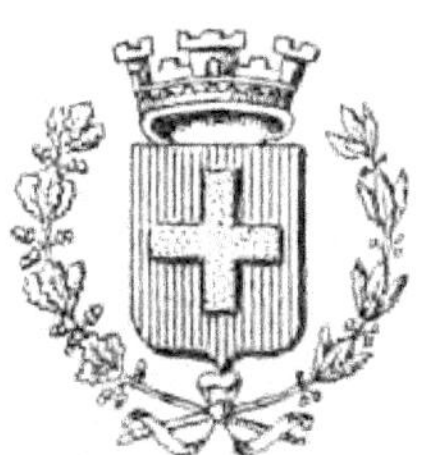

ARMOIRIES DE RENNES-LES-BAINS
« de gueules à une croix alaizée d'or » (d'Hozier)

Imprimé aux presses de la Société d'Etudes Scientifiques
E. ROUDIÈRE, Imprimeur
Rue Courtejaire, CARCASSONNE — 1942

IL A ÉTÉ TIRÉ 20 EXEMPLAIRES DE CET OUVRAGE
SUR PAPIER TEINTÉ, NUMÉROTÉS DE 1 A 20

## DU MÊME AUTEUR

**Etude hydrologique et thérapeutique sur les eaux du Bassin de la Haute Vallée de l'Aude**, avec un Avant-propos du Docteur BARDET, secrétaire général de l'Institut d'hydrologie et de climatologie de Paris. *Octave Doin, et fils, éditeurs, 1913. (Médaille de bronze de l'Académie de Médecine, 1913).*

**Usson-les-Bains** (Ariège) — Ses indications principales dans le traitement des dermatoses. — Ses indications secondaires. — Communication au Congrès d'Hydrologie de Madrid, 1914.

**Etude Hydrologique sur les Sources thermo-minérales du département de l'Aude**. — Bulletin de la Société d'Etudes Scientifiques de l'Aude, T XXV, 1914.

**Usson-les-Bains : Recueil de Documents**. — Manuscrit déposé à la Bibliothèque Municipale de Carcassonne.

**Les Cures Thermales**. — Nécessité d'ajuster des règlements à leur valeur thérapeutique. — Communication au Congrès d'Hygiène, octobre 1934. — En collaboration avec le Dr CASSAN, inspecteur départemental d'Hygiène.

**L'Aude Thermal**. — Rapport au Congrès à Carcassonne de la Fédération Pyrénéenne d'Economie Montagnarde, 1938 (*Médaille de bronze de la Fédération, 1938*).

A M. le Dr Espezel
Confraternel et sympathique hommage

# AVANT-PROPOS

Je dédie mon livre :

A la mémoire de Joseph Poux, archiviste de l'Aude, qui m'a signalé et confié les dossiers de *Rennes-les-Bains*, réunis aux archives départementales.

A MM. Cl. Bousgarbiès et R. Azibert, les mécènes de cet ouvrage, lesquels, en leur qualité d'Administrateurs des Sociétés thermales de Rennes, ont organisé et assuré sa publication.

A M. le professeur de clinique médicale, J. Vires, qui m'a fait le très grand honneur de présenter cette monographie, dans une préface imprimée au seuil de ce travail d'observation.

Je ne saurais autoriser l'impression de ce mémoire, avant d'avoir exprimé ma gratitude sans bornes à tous ceux que j'ai le devoir de considérer comme mes collaborateurs :

M. Jacques Averseng, chef de laboratoire à l'Institut d'hydrologie de Toulouse, qui a bien voulu rechercher la radio-activité des sources chaudes de Rennes-les-Bains ;

M. le docteur Vincent Brustier, professeur à la Faculté de médecine et de pharmacie de Toulouse, qui m'a communiqué le résultat de ses recherches spectroscopiques sur les eaux de la Source la « *Reine* » de *Rennes-les-Bains* : « outre les éléments chimiques que vous m'avez déjà signalés dans les analyses chimiques antérieures, j'ai mis en évidence la présence de *Strontium,* de *Cuivre* et des traces de *Bismuth* et de *Nickel* » ;

M. le docteur Jean BLANC, chef du laboratoire de microbiologie des hôpitaux de Carcassonne, dans lequel il a étudié, du point de vue physique et chimique, les eaux chaudes et froides de la station de RENNES-LES-BAINS ;

M. Frédéric-Marie BERGOUNIOUX, docteur ès-sciences, Maître de Conférences à l'Institut Catholique de Toulouse, qui a établi et fixé le cadre géologique du bassin de RENNES-LES-BAINS ;

J'adresse toute ma reconnaissance à M. J. OURTAL, l'auteur de la très artistique aquarelle reproduite sur le premier volet de cet ouvrage ; à Madame veuve Elise LAUGÉ qui m'a autorisé à illustrer le deuxième volet avec l'eau-forte composée par feu son mari, M. Jean LAUGÉ.

Je remercie enfin tous ceux qui, de près ou de loin, se sont intéressés à la parution de ce livre.

Carcassonne, le 1er Janvier 1942.

Docteur PAUL COURRENT.

# PRÉFACE

## La Force de la Tradition

*" Bonus magister experientia est "*

ARÉTÉE [1]

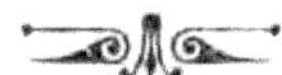

Dr J. VIRES

Professeur honoraire de Clinique Médicale
à la Faculté de Médecine de Montpellier

Au Docteur COURRENT
en fidèle amitié
J. VIRES

(1) *Areteus de Cappadoce* «De acutorum et diuturnorum morborum causis et signis et curatione» Edidit Jac. Goupylius grœce Parisiis apud And. Turnebum 1554.

# PRÉFACE

*M. le docteur* COURRENT *me demande de préfacer la plus récente de ses œuvres, une Monographie, consacrée à la station de Rennes-les-Bains (Aude).*

*Cet honneur que me fait mon éminent confrère et ami, je le saisis avec empressement, encore qu'il soit singulièrement périlleux pour celui à qui il échoit. C'est, en effet, courir le risque d'être inférieur à sa tâche que de prétendre, en quelques lignes, faire une présentation digne du travail qui l'a inspirée.*

*Cette Monographie se divise en plusieurs chapitres :*

1° *Notice historique sur les Bains de Rennes, connus anciennement sous le nom de* Bains de Montferrand. *Leur Origine gallo-romaine, et leur évolution jusqu'à la fin du XVIII^e^ siècle.*

2° *Les Bains de Rennes, leur développement, depuis la fin du XVIII^e^ siècle.*

3° *Cadre géologique.*

4° *Les sources de Rennes, leurs applications thérapeutiques, leurs indications, leurs contre-indications.*

5° *Appendice.*

6° *Rennes touristique.*

*Qu'il s'agisse de l'histoire du sol et du sous-sol, de l'histoire des habitants, de la description des richesses, superficielles ou profondes, thermales, touristiques ; qu'il s'agisse d'analyses faites par des savants éminents, pour préciser la teneur des eaux et des terres, sur le plan géologique, physique, chimique, radioactif......, ces chapitres sont, tous, riches de documents nombreux, puisés aux sources les plus sûres, appuyés, sanctionnés par les travaux des représentants les plus qualifiés de la science contemporaine.*

*Les eaux de Rennes y sont minutieusement et magistralement décrites et étudiées.*

*Le côté clinique, pratique, thérapeutique, est appuyé, bâti, construit sur les observations des malades, avec un souci constant de susciter, par l'analyse clinique, les éléments morbides, déduits, tirés de l'observation du malade et de la maladie, en vue du diagnostic, du pronostic, et surtout de l'établissement des indications et des contre-indications thérapeutiques. Celles-ci conduisent aux médications, à leur mode d'application, en temps opportun, chez le malade et dans la maladie. Analyse et synthèse allient, donc, en un harmonieux équilibre, la science et l'art.*

*Le docteur* Courrent *reste ainsi le disciple de la vieille Ecole Montpelliéraine, qui, avec son Hippocratisme multiséculaire, s'efforce de mener de pair la doctrine et la méthode, la théorie et la pratique, en prenant pour guide les solides acquisitions de l'empirisme rationnel, vivifié par le dynamisme de la vie.*

*On comprend donc, que cet essai que je tente soit fatalement inégal, insuffisant et incomplet, et qu'ainsi, je sois incité à solliciter dès l'abord, l'indulgence des lecteurs.*

*Je voudrais que ces lecteurs éprouvassent à parcourir le livre du docteur* Courrent, *à le relire, à le méditer, l'extrême plaisir et l'entière satisfaction que j'en ai éprouvés : il est générateur d'idées, évocateur de souvenirs d'un pays et de terres, qui ont su maintenir leur physionomie propre à travers les siècles écoulés.*

*Il fait penser, il conduit à la réalisation de la pensée, à l'action, à la vie ardente, sur le plan spirituel et matériel.*

*Je dois d'abord présenter l'auteur :*

⁂

*M. le docteur* Paul COURRENT *est né à Lavelanet (Ariège), le 1er novembre* 1861.

*Ses premières leçons, il les reçoit de son père, instituteur. Notons ce signe favorable : dès le berceau, l'influence du double milieu, familial et scolaire, va modeler, en traits ineffaçables, les aptitudes multiples, qui se préciseront, s'étendront, se perfectionneront, au cours d'un long périple, toujours brillamment parcouru.*

*Aussi, à ce père, qui est, en même temps, son premier éducateur, le docteur* COURRENT, *arrivé au plus haut sommet de la courbe d'une existence, toute de travail, magnifiquement remplie, et d'une si constante utilité pour ses concitoyens, adresse un touchant hommage de gratitude.*

*Cet hommage a réveillé des souvenirs qui persistent au fond de mon cœur. Qu'on m'excuse de les rappeler. J'ai gardé, en effet, de mon passage, à l'humble école de mon humble village, l'image, toujours précise, de celui qui fut mon premier guide. Ma pensée reconnaissante rejoint ici celle du docteur* COURRENT. *Mon Maître s'appelait Monsieur* ROUZAUD. *Il nous apprenait à observer, à regarder, à comparer. Il excitait notre curiosité, pour voir et comprendre tout ce qui nous entourait ; il nous disait, en langue Occitane et en langue Française, et les noms des lieux, et les noms des choses, animées et inanimées. Il expliquait et commentait la langue Languedocienne par la langue Française. Il nous montrait l'attrait des ruines, partout éparses, des pierres mutilées, des monnaies ensevelies, des sculptures abîmées, des coquillages pétrifiés. Il nous incitait à chercher, au cours de nos promenades, en plein soleil, les traces de ceux qui avaient vécu sur le même sol que nous.*

*Il nous inculquait l'amour des aïeux, le culte des morts, l'amour et le culte de la terre qui les garde, celui de la petite Patrie. Le rappel de la langue des aïeux marchait de pair avec la culture Française : et l'amour de la petite Patrie s'élevait, s'élargissait naturellement, jusqu'à celui de la grande France. Il dort son dernier sommeil dans le petit cimetière de Montredon. La même pierre recouvre les restes mortels de la compagne qui fut digne de lui. Elle était institutrice du même village.*

*Ils eurent un fils, qui fut l'ami du docteur* Courrent, *l'ami du docteur* Chavanette, Henri Rouzaud, *docteur ès-sciences naturelles, Professeur à la Faculté des Sciences de Montpellier, député de l'Aude.....* Henri Rouzaud *fut mon maître et mon ami. Esprit brillant, intelligence alerte, ardente et vive, ouverte à toutes les recherches, infatigable chercheur, aimé de tous.*

*Les petits-fils de mon instituteur de village héritèrent de ces dispositions familiales, de ces cerveaux à radiations si diverses : la médecine les attira. Ils furent mes élèves, à la Faculté de Médecine de Montpellier : les docteurs* Jean *et* André Rouzaud, *ce dernier, enlevé trop tôt à sa famille, à la Science, à ses malades, à ses amis.*

*Qu'un hommage de gratitude soit rendu à nos anciens Instituteurs de village. Par eux et par la famille, s'édifiaient les assises premières de l'éducation et de l'instruction, que les disciplines ultérieures, complétaient, étendaient, suivant les orientations choisies et la diversité des professions entreprises.*

*Ce rappel de la modeste Ecole de mon village, ces souvenirs qui le complètent, paraîtront peut-être inopportuns, hors de saison. Tel n'est pas mon dessein. Je voudrais qu'ils fussent accueillis par ceux qui s'intéressent à l'histoire du passé de nos pays*

*Languedociens, en remontant jusqu'aux origines les plus lointaines. Car, si l'heure est grave pour tous, elle est pour nous, provinciaux, remplie d'espérances et prometteuse d'un avenir fécond : cette heure, où la Province est appelée à reprendre sa figure propre, personnelle et spécifique, dans la grande unité de la Patrie Française reconstituée. Il importe, donc, qu'en fils reconnaissants et prévoyants, nous connaissions et sachions faire revivre un passé splendide, et que nous prêtions une audience émue aux leçons qui surgissent de cette terre où reposent nos morts.*

*Voici le jeune* COURRENT *au Lycée de Carcassonne. « Il a, dès son jeune âge, donné l'exemple de l'application, de la compréhension, dans le travail, et de la méthode dans les recherches. Il remportait, avec une régularité chronométrique, de nombreux prix, à la fin de chaque année scolaire »* (SOREL, *Président de l'Association des Anciens Elèves du Lycée de Carcassonne,* 1932).

*Après le Lycée, la Faculté de Médecine de Montpellier. Nous sommes en* 1881. *L'étudiant ne le cède en rien au lycéen. Il poursuit des études sérieuses, toujours dirigées par le bon sens, la méthode, la division harmonieuse du travail. Tout le passionne, la salle de dissection, l'hôpital, les cours, les laboratoires. Il s'attache surtout à l'observation et à l'étude des malades. La doctrine Hippocratique et la méthode Montpelliéraine de l'analyse clinique, appliquée aux malades et à la maladie pour conduire au pronostic, au diagnostic, à l'action thérapeutique, en temps opportun, ou à l'expectation, lui deviennent familières.*

*Par dessus tout, le Laboratoire l'attire. Il demande à être admis au Laboratoire d'Histologie et d'anatomie pathologique. Il y rencontre un autre étudiant fils d'instituteur, lui aussi, des plus travailleurs, qui de-*

*viendra, lui aussi, un parfait clinicien, médecin de campagne d'abord et consultant des stations thermales ensuite, un médecin complet, le futur docteur* Guibert, *esprit éminemment accueillant à tout ce qui est d'ordre scientifique, littéraire et médical.*

*A la Faculté, le jeune* Courrent *affronte le concours.*

*Par le concours, celui qui veut étendre son champ d'acquisitions et de recherches, peut se faire connaître et apprécier : il est jugé en pleine lumière, en totale équité, sur des épreuves subies devant des concurrents, également actifs et sélectionnés, devant un public nombreux et attentif : jugé par des juges, au-dessus de toute suspicion, eux-mêmes ayant franchi les échelons successifs qui conduisent au grade supérieur, par la même voie du concours, la plus nette, la plus équitable, ouverte à tous les élèves, d'où qu'ils viennent, pauvres ou riches, de la ville ou de la cité.*

*Par le concours, l'étudiant* Courrent *franchit définitivement, au titre de préparateur, le seuil du laboratoire d'histologie et d'anatomie pathologique, attaché à la chaire du Professeur* Estor *et du Professeur* Carrieu, *chef des travaux.*

*La* chaire d'Anatomie pathologique et d'Histologie *fut créée en 1874 pour le professeur* Alfred Estor, *titulaire de la chaire d'Opérations et appareils. Ce dernier était issu d'une famille de Médecins. Son grand-père était Professeur au Collège des Chirurgiens de Saint-Come à Montpellier. Son père,* Eugène Estor, *occupait la chaire d'opérations et appareils. M. le professeur* Courty, *faisant l'éloge du professeur* Estor, *le félicitait d'avoir appartenu à une de ces familles que la continuité d'une même profession utile à l'Humanité, anoblissait autrefois. Des générations médicales successives justifient ce témoi-*

*gnage, démontrent que le sentiment et la dignité du devoir professionnel se transmettent dans certaines familles,* comme une pieuse tradition (1).

*Je ne saurais ici, examiner l'œuvre scientifique d'A.* Estor *sur le plan de la* chirurgie, *de la* physiologie expérimentale, *de la* Bactériologie; *mais je dois dire ce qu'il fut* comme homme de bien, *désintéressé, au point d'abandonner l'exercice de la Médecine, pour se livrer aux études de science pure; il ne se souvint de son titre de Professeur qu'à l'heure des calamités publiques. Déjà étudiant en* 1854, *il avait obtenu une médaille, en récompense de son dévouement pendant l'épidémie de choléra.*

*En* 1884, *l'étudiant est devenu un Maître aimé et respecté. Le choréra envahit la Provence et le Var. Toulon est fortement atteint. Il faut porter secours aux populations en désarroi et dépourvues de Médecins. Une liste de volontaires se couvre en un seul jour de plus de noms qu'il n'est besoin.* Estor *et son collaborateur* Lannegrace, *professeur de physiologie, partent avec les volontaires étudiants. Et c'est parmi ces étudiants que nous trouvons le docteur* Courrent, *préparateur du professeur* Estor.

*Voici ce que dit* Lannegrace, *le plus proche collaborateur d'*Estor : « *Les temps antiques ne nous* « *ont pas légué un plus bel exemple de courage et* « *d'abnégation que celui que nous donna le Maître* « *vénéré* Estor, *lorsqu'il partit, avec ses deux fils* « *aînés, pour les lieux où sévissait l'épidémie cholé-* « *rique de* 1884, *n'hésitant pas à exposer, non seule-* « *ment sa vie, mais encore celle de ses enfants qui*

(1) M. Eugène **Estor**, fils d'Alfred **Estor**, a occupé la chaire d'opérations et appareils, ensuite la chaire de Clinique infantile, enfin celle de Clinique chirurgicale. Son frère aîné a été médecin militaire; enfin, son fils, à l'heure actuelle, exerce la médecine à Montpellier.

« *lui était bien plus chère* ». *Et* LANNEGRACE *ajoute, non sans tristesse et sans révolte, devant la tombe* d'ESTOR, *en* 1886 : « *Vous ne vous doutiez pas,* « *vous tous qui admiriez le courage héroïque de cet* « *homme admirable, que la digne récompense de* « *son héroïsme pût lui être refusée, sous un prétexte* « *futile et mensonger... Ce brave entre les braves,* « *ce Maître célèbre, rentre dans la paix du tombeau,* « *sans que le signe officiel de la bravoure ait ja-* « *mais brillé sur sa poitrine* ».

« *En toute justice, doit-on dire que sur le* plan « scientifique, ESTOR *a été, à Montpellier, le vrai* « *promoteur de la Méthode expérimentale ; c'est là* « *un de ses plus beaux titres de gloire. Son passage,* « *dans notre Faculté, aura marqué la période d'une* « *rénovation qui ne manquera pas de porter ses* « *fruits dans l'avenir... Son œuvre est considérable.* « *Je dirai seulement que les travaux de mon maître* « *eurent tous, une valeur de premier ordre ; ils* « *portèrent sur les points les plus délicats et les* « *plus élevés de la Physiologie, sur la* Nutrition du « sang, *sur la* Nutrition des tissus ».

« *Par ces travaux,* ESTOR *s'est placé en face de* « PASTEUR, *dans une position tellement forte, que* « *beaucoup de Médecins éminents n'hésitent pas à* « *se ranger dans son parti. Ces travaux se résument* « *dans cette loi, à savoir, que* non seulement les « êtres les plus complexes et les cellules de ces êtres, « mais encore les granulations qui constituent ces « cellules, vivent et fonctionnent comme les ferments. « *Cette proposition ouvre une voie nouvelle à la* « *Physiologie et à la Pathologie Médicale ; elle re-* « *nouvelle la base de la Biologie tout entière. Ainsi* « *formulée, dégagée des hardiesses, des exagérations* « *bien naturelles du début, elle me paraît inattaqua-* « *ble. Elle est corroborée par tous les travaux ré-*

« *cents. Aussi, j'ose affirmer, en toute confiance, que, « dans tous les traités de Physiologie et de Pathologie générale, une place marquante sera, dans « l'avenir, réservée aux travaux d'*ESTOR. *Sa doctrine « lui survivra* ». (Discours de LANNEGRACE sur la tombe du Professeur ESTOR).

*Un oubli immérité n'a-t-il pas laissé trop longtemps dans l'ombre ces chercheurs originaux,* ESTOR *et ceux avec lesquels il collaborait* : BÉCHAMP, SAINT-PIERRE, PÉCHOLIER, de MARTIN, *qui ont cependant leur place marquée dans le développement historique de la Biologie normale et pathologique, à côté d'*Armand GAUTHIER, *de* BOUCHARD, *d'*Albert ROBIN?

*Le Professeur agrégé de Médecine,* Maurice CARRIEU, *prit, à la mort du Professeur* ESTOR, *la direction du Laboratoire d'*Anatomie pathologique et d'Histologie. *La tradition se poursuit, de travail désintéressé, de recherches patiemment poursuivies, labeur toujours éclairé, toujours dirigé, par des notions générales élevées, avec toujours les mêmes résonnances d'ardente et généreuse bonté.*

*A l'actif du Laboratoire, je signale encore la création par* ESTOR, *d'un Laboratoire de* Bactériologie. ESTOR *associe* CARRIEU *à son œuvre* (1884). *Depuis cette date, le Laboratoire s'adonne aux recherches des microbes des maladies infectieuses. Il a été un des premiers installés en France.*

*Le professeur* CARRIEU *affirme dans la Leçon d'ouverture du cours d'Histologie et d'Anatomie pathologique faite le* 29 *avril* 1892, *que les services que rend à la Biologie et aux sciences médicales la* Microscopie, *sont immenses. L'influence exercée par l'Histologie et l'Anatomie pathologique sur la* Médecine pratique, *sur les* doctrines médicales, *sur le* développement de la Médecine elle-même, *est acceptée et mise à profit par tous, expérimentateurs, hom-*

*mes de Laboratoires, et par les Cliniciens, hommes d'Hôpital. Il montre l'appui que les connaissances nouvelles viennent apporter aux doctrines séculaires, nées, ou défendues dans l'*Ecole de Montpellier. *C'est que l'Histologie devient de plus en plus* Science synthétique, science du Général, *d'où l'avait déviée un organicisme exclusif et grossier.*

Carrieu *ne fut pas titularisé comme Professeur d'Histologie et d'Anatomie Pathologique, il devait être chargé quelque temps après, de la chaire de Clinique médicale.*

*Ce sont ces Maitres remarquables et aimés,* A. Estor *et* M. Carrieu, *qui ont dirigé les études médicales de notre ami, le docteur* Courrent. *Ce sont eux qui ont fait, dans ce laboratoire, son éducation professionnelle et ont développé dans son esprit et dans son cœur les hauts principes inaltérables de dévouement et d'altruisme.*

*Là, l'étudiant* Courrent *publie, avec l'étudiant* Guibert, *un travail de laboratoire :* Etude des filets sympathiques par la méthode de l'or. — 1885. *Quand il quittera ce milieu, en* 1886, *son ami, son camarade* Guibert, *lui succèdera.* (1)

*Le* 23 *octobre* 1932, *à l'occasion de la nomination de son Président, le docteur* Courrent, *au grade de Chevalier de la Légion d'Honneur, la* Société d'Etudes Scientifiques de l'Aude *lui adresse un hommage sympathique. Dans sa réponse, le nouveau légionnaire exprime un sentiment qui lui est cher, et qui traduit la gratitude qu'il garde à l'école de son modeste village natal, à son Lycée de Carcassonne, et à la vieille Faculté de Montpellier, où il est venu féconder, étendre, parachever les principes initiaux qui*

(1) Actuellement, M. le docteur H. **Guibert**, son fils, remplit les fonctions de chef des travaux de ce même laboratoire.

*lui furent inculqués par son père instituteur et par ses professeurs de l'enseignement secondaire.*

« *La situation morale et professionnelle qui m'est échue dans la vie, j'ai le devoir d'affirmer que je la dois tout entière au Gouvernement de la République, qui, dès mes plus jeunes années, m'a considéré comme un pupille, et m'a fait dispenser largement et généreusement par l'Université de France, depuis l'Ecole Primaire jusqu'à la Faculté, sous la direction de Maîtres dont je conserve le souvenir le plus respectueux et le plus cher, les bienfaits de l'éducation et de l'instruction nationale, les principes de la morale, la plus pure, de l'altruisme le plus désintéressé* ».

*Ce désintéressement, cet altruisme, qui marqueront une longue et belle carrière professionnelle, le docteur* COURRENT *en avait, dès son séjour à la Faculté de Montpellier, donné un exemple.*

*En* 1884, *éclate une violente épidémie de choléra dans la ville de Toulon. Les professeurs* ESTOR *et* LANNEGRACE, *de la Faculté de Médecine de Montpellier, vont en mission, sur place, étudier les causes du fléau, soigner les cholériques.* COURRENT, *avec une élite d'étudiants, sollicite l'honneur de faire partie de la mission. Ici, encore, maîtres et élèves, toujours imbus des grandes leçons, des traditionnelles directives Hippocratiques, accomplissent avec un dévouement à qui l'Etat, les villes, les malades, rendront hommage, leur difficile et délicate mission. Le jeune étudiant* COURRENT *reçoit une médaille d'argent :* « Pour perpétuer dans sa famille, et au milieu de ses concitoyens, le souvenir de son honorable conduite ». *Dans le Rapport adressé le* 8 *octobre* 1884 *au Doyen de la Faculté, MM. les professeurs* ESTOR *et* LANNEGRACE *écrivent :* « Quant à nos élèves, ils ont répondu à nos soins en gardant une tenue et en déployant un dévouement qui auront été sans doute remarqués par la Municipalité et les Toulonnais. Ils ont tous, sans exception, accompli vaillamment leur devoir. Ils ont bien mérité de la Faculté ». *Depuis, des récompenses, des médailles, des prix, des citations de tout ordre s'entassent sur la route que va parcourir le jeune docteur en Médecine.*

*Sa thèse pour le doctoral en médecine, est du 24 juillet* 1886. « Etude histologique et pathologique sur le sarcome des os » (1). « Votre thèse, *lui écrit le Ministre*, a été classée au premier rang : Je vous adresse mes sincères félicitations. Le jugement favorable dont votre travail a été l'objet vous fait le plus grand honneur; ce premier succès est d'un heureux augure pour l'avenir ».

*En plus, muni du Prix de la meilleure scolarité, que venait de créer la ville de Montpellier, le docteur* Courrent, *s'installe dans la Corbière, à Tuchan, où il va, pendant près de 40 ans, remplir les ingrates fonctions, souvent admirables, du médecin de campagne.*

*Nous ne pouvons pas suivre le docteur* Courrent *dans le véritable apostolat auquel il va se consacrer, pendant une carrière toute de dévouement, d'altruisme, de directives morales, sociales, et hygiéniques. Il assure les services de l'Assistance médicale, les Services des enfants en nourrice. Il fait partie des Commissions sanitaires du département de l'Aude et plus tard, du Conseil départemental d'Hygiène.*

*On a rendu hommage au tact, à l'esprit, au dévouement avec lesquels* M. Courrent *a exercé son rôle de médecin de campagne, privé et administratif, si pénible et si ardu, si écrasant de multiples responsabilités, dans les lieux où le dévouement et le savoir*

(1) Travail de Laboratoire d'anatomie pathologique, sous la direction des professeurs *Estor* et *Carrieu*.

*sont souvent en lutte avec des thèses routinières et préconçues. Inclinons-nous bien bas devant le médecin de campagne : il a des suprématies innombrables et, dans tous les temps, mises en honneur. Elles ont permis à* Balzac *d'écrire un chef-d'œuvre : au docteur* Labat, *de montrer l'étendue et la beauté de* l'âme paysanne, *en des pages parues dans la* Revue des Deux Mondes ; *à* Henri Bordeaux, *d'écrire un roman tout récent :* « Médecins et curés de campagnes »*.... et enfin,* Charles Fiessinger, *dans le* « Journal des Praticiens » *du 15 septembre* 1941, *expose, comme toujours, en termes d'une haute spiritualité, la mission de dévouement, de sacrifice, qui incombe aux médecins de campagne. Il m'est infiniment doux et agréable de rappeler quelques phrases de l'éminent médecin philosophe, qui incarne aussi, et c'est le Grand* Maurras *qui le dit, le Génie de la méthode pratique. « Le médecin de campagne ne s'exprime pas en termes absolus. Le sentiment du relatif est entré dans son esprit, la stabilité des grandes formes naturelles qui l'entourent, aident à tremper la fermeté de son âme. Connaissant la mobilité des mouvements du cœur, il pardonne l'ingratitude des malades et sourit à la démonstration qu'il en reçoit. Avec cela, le double don de l'analyse et de la synthèse, le souci du détail harmonisé dans le tableau de l'ensemble, les vues de l'intuition, aiguisée dans le recueillement de la pensée, l'indulgence à la misère des faiblesses humaines, la bonté qui fait trouver les paroles qui consolent ».*

*Le docteur* Courrent *prend place à côté de tous ces grands médecins de campagne, tous préoccupés de l'avenir de la terre, tous prêchant le retour à la terre et le considérant comme un des grands remèdes de notre rénovation.*

*On comprend ainsi que le docteur* Courrent *ait fait, à la philanthropie, à l'altruisme, au don de soi, une place de premier plan. Déjà pendant la grande guerre* 1914-1918, *le docteur* Courrent, *étant dégagé de toute obligation militaire, dirige en* 1914-1915, *un hôpital de blessés à Fitou. En* 1895, *on n'avait pas trouvé de médecin pour soigner des typhoïdiques, perdus dans le village de Périllos, au milieu des Corbières des Pyrénées-Orientales.* Courrent *vient soigner ces malheureux, hors de son canton et de son département. Il arrive à limiter l'épidémie infiniment meurtrière, et impose de rigoureuses mesures d'hygiène qui en évitent le retour.*

*Il aime la terre. Il s'attache aux cultures spirituelles et pratiques les plus diverses. Il crée cette belle et spacieuse Cave Coopérative d'Embres-et-Castelmaure, petite commune dont il est Maire. Il préside les Sociétés de viticulteurs, s'emploie à faire connaître les grands services que rend la mutualité, plus particulièrement à ceux de la glèbe, et qui vivent de la glèbe. Et M.* Bougoin, *Préfet de l'Aude, dans son rapport au sujet de la candidature du docteur* Courrent *au titre de chevalier de la Légion d'honneur, s'exprime en ces termes :*

« La récompense que nous demandons pour le docteur Courrent, apparaîtra à tous, comme la consécration publique des mérites, du dévouement d'un bienfaiteur de ses concitoyens, dont la figure si attachante rappelle le magnifique personnage de Balzac ».

*Je devrais encore rappeler les soins avec lesquels il vulgarise l'enseignement post-scolaire. Orateur infatigable, véritable apôtre, il traite devant ses auditeurs : des méfaits de l'alcoolisme et du tabagisme, des intoxications que peuvent provoquer certains champignons....*

*Sur le plan scientifique, il vulgarise les œuvres de l'immortel* PASTEUR.

*Il se fait une place de tout premier plan, comme archéologue, géologue, historien. Les Sociétés Savantes l'accueillent* : Société Française de numismatique, Société Scientifique de l'Aude, Société des Sciences de Béziers, Société des Arts et des Sciences de Carcassonne, Société Archéologique de Narbonne...

*Enfin, fervent du Tourisme, le docteur* COURRENT *est délégué cantonal du Touring-Club, et, avec la plus grande activité, il crée, dirige, étend de plus en plus l'importance des Syndicats d'Initiative de la haute Vallée de l'Aude, en même temps qu'il assume de hautes fonctions à la Fédération Médicale Thermale et Climatique des Pyrénées.*

*Ainsi, travaux, titres, nominations, récompenses les plus hautes, renforcent la personnalité, déjà si attrayante du docteur* COURRENT.

*La présentation étant faite, le portrait incomplètement tracé, abordons le sujet des études que le docteur condense dans ce volume* : Rennes-les-Bains.

NOTICE HISTORIQUE.

*Elle comprend deux grandes parties. La première s'étend de la période gallo-romaine jusqu'à la fin du XVIII^e^ siècle. La seconde du XVIII^e^ siècle à nos jours.*

*La première part des temps gallo-romains. Or, les précédant, il est une époque singulièrement attrayante, et dont M. le docteur* COURRENT *nous écrira certainement l'histoire dans un avenir prochain. Car, il pourra réunir, avec la plus grande facilité, dans un pays où rien ne lui est étranger,* « *les documents qui lui permettront de nous donner* « les secrets de l'énigme morte ». (FEDIE).

***

*Je fais allusion à l'époque wisigothique, à l'époque où notre province s'appelait la Septimanie.*

*Partout, dans la haute vallée de l'Aude, et dans les vallées voisines, sont des vestiges qui permettront de faire revivre cette troublante époque, et singulièrement, ce* Rhedæ wisigothique, *devenu Rennes-le-Château, cette place-forte admirablement dressée, commandant les routes et les vallées, qui mettent en communication l'Aude, l'Ariège, les Corbières, les Pyrénées, la France et l'Espagne.*

*Des races qui se sont rencontrées, heurtées, combattues, mélangées, dans cette vallée de l'Aude (et dans toutes les vallées voisines), qui vont de France en Espagne, vers le Nord, vers le Sud, quel est le tuf primitif ?*

*Nous savons qu'avant la chute de Rome, la Méditerranée présente sur ses bords, une activité prodigieuse. Sémites, Carthaginois, Phéniciens, Grecs, Syriens, Romains, Levantins, Egyptiens, Marseillais..., fondent des villes, créent des comptoirs à l'embouchure des fleuves et des rivières, sur les étangs ; s'installent sur les acropoles qui s'avancent dans la mer, dominant les vallées fertiles qu'ils séparent. C'est là que s'échangent, se négocient les produits les plus divers de l'Orient et de l'Occident : arbres, fruits, épices, draperies, poteries, monnaies, parchemins... et, sans doute, ces messagers d'Orient remontent-ils nos rivières et nos fleuves pour atteindre les parties élevées et montagneuses, eux et leurs marchandises ; et,* mutatis mutandis, *ceux des hautes vallées et des hauts plateaux descendent-ils vers la côte, où se brassent tant d'affaires commerciales et intellectuelles, où se coudoient et s'entremêlent tant de races, de religions et de croyances si diverses.*

*C'est encore l'hypothèse, et c'est, jusqu'à plus ample information, peut-être, la légende: la légende devient histoire, lorsque survient la grande débâcle romaine.*

*Alors, en effet, des deux bords du Dnieper, descendent les Goths. Ceux de l'Est et ceux de l'Ouest, les Ostrogoths et les Wisigoths. Les Ostrogoths envahissent les plaines de l'Italie. Les Wisigoths franchissent le Rhône, envahissent la Gaule Narbonnaise, s'y installent. Leurs Capitales Occitanes sont : Toulouse et Narbonne. Bientôt, ils franchissent les Pyrénées, et vont jusqu'à Tolède qui devient la troisième Capitale de l'Empire Wisigothique, la capitale ibérique.*

*Les rois Wisigoths s'installent donc des deux côtés des Pyrénées : ils ne se soucient guère d'une autorité Romaine qui n'existe plus. Ils unifient, ils apaisent. Ils sont ariens, mais ils persécutent rarement les chrétiens* (1).

*La Septimanie s'étendait de Toulouse à la Méditerranée, des Pyrénées aux plateaux des Cévennes. Narbonne et Toulouse furent ses capitales. Le docteur* Courrent *nous fera revivre cette Septimanie avec ses sept évêchés, Toulouse, Narbonne, Béziers, Agde, Nîmes, Lodève, et Uzès... Lodève et Uzès, et plus tard Toulouse, passèrent après le VIII^e siècle, sous la domination Franque : ces trois villes épiscopales sont remplacées par Carcassonne, Montpellier et Elne.*

---

(1) Partisans de la doctrine d'*Arius ; Arius*, prêtre d'Alexandrie (280-336) soutint une longue lutte contre *Athanase* évêque d'Alexandrie (328), parce-qu'il maintenait la supériorité essentielle de Dieu sur Jésus. Cette doctrine dite *arienne* fut condamnée par le Concile de Nicée (325).

*Les Wisigoths de Septimanie présentent une incontestable aptitude à recevoir les impressions Romaines, à subir l'influence des mœurs, de la civilisation, des populations gallo-romaines qu'ils ont envahies et vaincues. Ce sont des imitateurs. De même que la Grèce vaincue avait subjugué Rome victorieuse, de même Rome subjugue les Wisigoths; ceux-ci n'ont pas été des destructeurs de nos contrées méridionales.*

*Les Wisigoths d'Espagne s'amollissent, et* VANDA, *le dernier de leurs intelligents souverains, fortifie Tolède; leur puissance est indiscutée et indiscutable. Survient, au seuil du VIII*[e] *siècle,* RODERIC, RODERIGO, *il va tout détruire. Le comte* JULIEN, *en effet, gouverneur de Ceuta, veut venger un affront familial ou personnel, il appelle les musulmans d'Afrique; ceux-ci débarquent à Gibraltar.* RODERIC *fait front sur les bords du Guadalet; il est vaincu. Le flot des arabes déferle dans la Péninsule et s'y installe. Ils convoitent bientôt, les terres qui sont au-delà des Pyrénées; ils franchissent ces dernières et envahissent la Septimanie. Les Sarrazins venus d'Espagne, de 719 à 721, s'emparent donc de la Septimanie, s'y établissent, mais laissent cependant aux vaincus la liberté de suivre leur religion. Or, les Wisigoths ne sont plus Ariens. Ils sont maintenant convertis au Catholicisme. Les Sarrazins essaient de gagner le Nord et l'Ouest, mais ils ne peuvent prendre Toulouse.* EUDES, *duc d'Aquitaine, les en empêche. Ils recommenceront, onze ans après, avec* ABDER-EL-RAMAN. *Cette fois, ils dépassent Toulouse, prennent Bordeaux, refoulent le duc* EUDES *et montent jusqu'à Poitiers.* Charles MARTEL *comprend l'immense péril; il se joint aux Aquitains et c'est le grand choc de Poitiers. Les Sarrazins sont vaincus. Ils sont difficilement refoulés; ils redescendent vers les Pyrénées, mais ne se décident que très difficilement à les franchir pour re-*

*tourner en Espagne. Ils s'accrochent solidement dans les vieilles citadelles dont on retrouve la trace, dans les vallées de l'Aude, de l'Ariège, et sur toutes les Pyrénées-Orientales jusqu'à la mer. Les châteaux des Maures, le Castel Fizel, dans le Haut Razès, en portent témoignage. Ces forteresses gardaient les passages qui permettaient l'accès des routes, toujours ouvertes à l'invasion et à l'attaque. Le langage du Haut-Razès contient des traces, aussi marquées que celles laissées par les citadelles sarrazines, plus ou moins démantelées : langage populaire, locutions, proverbes, noms de lieux divers, de familles, sont imprégnés de termes orientaux.*

*La Septimanie Gothique et l'Ibérie Gothique se tiennent de près. Il est donc vraisemblable qu'entre elles, des échanges aient été effectifs et constants. Or, par où auraient-ils été plus facilités que par les vallées de l'Aude, de l'Ariège, que par les chemins qui mènent de France en Espagne, avec les places fortes de Rhedæ, d'Arques, d'Usson ?*

*En* 737, Charles Martel *assiège Narbonne, détruit et démantèle Béziers, Agde, Maguelonne, Nimes ; il laisse cependant à la Septimanie ses caractères coutumiers.*

*En* 752, Pépin-le-Bref *les supprime. Il crée des* Comtes. *Ce sont des Administrateurs de Pays, administrateurs locaux, tel le* Comte de Maguelonne, *qui est le père de* Saint-Benoît d'Aniane. *Les Comtes doivent obéissance à* Pépin, *qui est leur souverain.*

*Ce n'est qu'en* 759, *que* Pépin *finit par se rendre maître de Narbonne. La Septimanie a vécu, mais elle a gardé une certaine personnalité, et peut-être une certaine liberté avec ses vieux usages généralement respectés.* Pépin, *en effet, succède aux droits que les Goths avaient tenus de la cession, à eux faite, de la terre Septimanienne, par les empereurs Romains.*

CHARLEMAGNE *n'eut qu'à confirmer, à la vingtième année de son règne, la pratique du Code Théodosien ou Wisigothique.*

*La Septimanie a donc vécu de* 415 *à* 750. *Trois siècles seulement. Pourquoi ?*

*En* 587, ROGARED, *roi Wisigothique d'Espagne, se convertit au Catholicisme, et avec lui, les Wisigoths d'Espagne.*

*Les Wisigoths de Septimanie suivent l'exemple de leurs frères d'Espagne, et l'unité religieuse, solide et stable, est désormais acquise* (*Concile de Tolède,* 589).

*Cette unité était une force, mais cette force ne suffisait pas toujours. Il eut fallu réaliser l'unité du commandement et rendre la Monarchie héréditaire. Or, elle était élective, et donc faisait instable le pouvoir.*

*C'est la raison qu'invoque le grand historien* GERMAIN, *pour expliquer l'effondrement des wisigoths d'Espagne devant les Sarrazins, et celui des wisigoths de France devant les Francs.*

*Tel est, en bref raccourci, ce passé de trois siècles de notre histoire, héritage glorieux et fécond en grands souvenirs.*

*En* 817, Louis le Débonnaire *détache la Septimanie du duché d'Aquitaine à laquelle* CHARLEMAGNE *l'avait rattachée, lorsqu'il avait donné l'Aquitaine à son fils, Louis, couronné à Rome en* 781, *comme roi d'Aquitaine.*

*La Septimanie devient un duché indépendant, vivant son existence distincte, avec ses lois propres et ses coutumes particulières. Elle entre, dès lors, dans le mouvement féodal qu'accélèrera la recon-*

*naissance de l'hérédité des bénéfices. Ceux de ses chefs qui en profitèrent le mieux, furent les* Comtes de Toulouse *et* de Melgueil ; *puis viennent les Vicomtes de Narbonne, de Nîmes, de Béziers, d'Agde, et, plus tard, le seigneur de* Montpellier, *de la famille des* GUILHEM.

*Pendant ces périodes troublées, gothiques et sarrazines, aucun document n'existe sur le rôle et l'emploi des sources de Rennes.*

*C'est ensuite la féodalité et c'est de là, que part l'historique du docteur* COURRENT, *que le lecteur parcourra avec le plus grand charme et le plus parfait intérêt.*

*
**

CADRE GEOLOGIQUE.

*D'après* M. BERGOUNIOUX, *les eaux thermales de Rennes auraient une origine superficielle.*

*Tel n'est pas le sentiment du docteur* COURRENT. *Il invoque, pour en expliquer la thermalité et la composition, la théorie plutonnienne ; il s'appuie sur les travaux de notre illustre compatriote,* Armand GAUTIER, *membre de l'Institut.*

*Les eaux chaudes de Rennes sont bien d'origine volcanique, centrales, plutoniennes. Ce sont des eaux de synthèse.*

*Elles sont hypothermales, hyperthermales et radio-actives. Elles sont physico-thérapeutiques ; elles contiennent des quantités infinitésimales de strontium, de bismuth, de cuivre, de nickel. Elles sont aussi chimicothérapeutiques, par leur mélange avec des eaux neptuniennes.*

*Les sources froides, elles, uniquement, sont d'origine Neptunienne, c'est-à-dire superficielles, et d'infiltration.*

*
**

SOURCES DE RENNES. — Leurs *indications et contre-indications.*

RENNES, *a dit le docteur* DAVID, *de la Faculté libre de Lille, est un microcosme hydrologique, fort curieux et du plus grand intérêt* ».

*L'auteur fait sienne cette heureuse expression synthétique, il en prouve brillamment l'exactitude par l'exposition des faits. C'est ici la partie où l'auteur apparaît avec toutes ses qualités de clinicien averti et de thérapeute vigilant et actif.*

*Il expose, d'abord, les propriétés générales des eaux des diverses sources, propriétés physiques, propriétés chimiques, propriétés physiologiques.*

*Puis, viennent les indications générales : le rhumatisme sub-aigu, même accompagné d'endocardite rhumatismale ; le rhumatisme chronique avec engorgements articulaires et hydarthrose ; le rhumatisme déformant et le rhumastisme musculaire ; les névralgies rhumatismales, spécialement les sciatiques, le lumbago, les deltoïdites.*

*Secondairement, on traite à Rennes, les Métrites ; les vaginalites, les dysménorrhées, l'entérocolité, spécialement muco-membraneuse, les névroses.*

*Enfin, grâce à la présence d'eaux ferrugineuses, les débilités, les convalescents, les anémiques sont aussi tributaires de la station.*

*Je ne saurais suivre le docteur* COURRENT *dans les incursions géologiques, chimiques, physiques, thermales ; dans l'exposé des indications et des contre-indications détaillées ; dans les modes d'application et des techniques diverses, et fonction de la teneur des sources, de leur richesse personnelle et des individualités vivantes auxquelles elles doivent être appliquées. On part ici de l'élément thermal pour aller au malade; mais c'est du malade que l'on tire les ressources et la technique de l'élément thermal.*

*Les Sources Froides sont de deux ordres : les Griffons salés et les Eaux ferrugineuses : sources d'Amour ou de la Fontaine, source de la Madeleine; source du Cercle ; source du Pont.*

*Je ne puis pas ne pas signaler d'un mot les Sources salées, en raison de leur richesse, et les sources ferrugineuses, en raison de la rareté avec lesquelles elles sont retrouvées en France et sur le continent.*

Les sources salées. — *Elles enrichissent la station par la rivière de la Salz, venue de Sougraigne, à 8 kilomètres de Rennes. L'eau de mer contient 25 gr. de sel en moyenne, l'eau de la Salz en contient de 25 à 60 gr. par litre. On peut dès lors envisager la possibilité d'une mise en valeur double, sur le plan industriel et sur le plan thérapeutique.*

*Sur le plan industriel, dès 1846, on s'était préoccupé d'exploiter cette richesse, jusque là méconnue. Je rappelle simplement que le débit des Sources Salées étant de 800 à 1.000 mètres cubes, en 24 heures, avec leur teneur de 30 à 60 gr. de sel par litre, et en plus, de 2 gr. 50 de potasse et de magnésie, elles seraient susceptibles de constituer une affaire industrielle de tout à fait premier ordre, par l'exploitation et la mise en vente du sel de cuisine et des sels de potasse et de magnésie qui l'accompagnent.*

*Sur le plan thérapeutique, avec les eaux chlorurées sodiques de la Salz, on pourra traiter avec efficacité, les bacillaires de* Koch, *réalisant des localisations articulaires, ostéoarticulaires, péritonitiques ; les lymphatiques, les scrofuleux, les porteurs d'abcès ; les fistules chroniques; d'ulcères relevant d'infections diverses, bacillaires de* KOCH, *polymicrobiennes, staphylococciques, streptococciques, etc... Les rhumatisants, les goutteux, les diabétiques arthritiques, les anémiques, les chlorotiques, les affaiblis, trouveront encore avec ces eaux, riches en sel, seules, ou associées aux eaux ferrugineuses, des ressources infiniment étendues.*

Les eaux ferrugineuses. — *Leur existence rend l'intérêt thérapeutique encore plus élargi et plus profond, c'est qu'en effet, les eaux ferrugineuses sont rares, alors que les indications qu'elles suscitent, seules, ou associées aux eaux chlorurées sodiques, sont infiniment multiples ; elles répondent bien à la définition de* FONSSAGRIVES, *elles sont Hémopoiétiques, c'est-à-dire, analogues aux médicaments qui agissent sur les éléments sanguins, particulièrement sur les globules rouges dont ils activent la multiplication. L'association des sources ferrugineuses et des sources salées peut donc être envisagée. Elle peut ainsi permettre, dans un avenir, peut-être prochain, la création d'Etablissements, tels que les rêve le docteur* COURRENT, *installés au milieu d'un parc, situé immédiatement au fond du village actuel, dans le cirque dominé par le hameau du Cercle. « Quand on aura amené les sources salées de Sougraigne, quand on aura scientifiquement aménagé les sources ferrugineuses qui sourdent, au milieu de ce parc, on aura fait de Rennes une station unique en France et dans le monde entier, capable avec 2 millions 500 mille litres d'eaux sulfatées et carbonatées mixtes, ferrugineuses et sulfatées aluminiques, chlorurées sodiques fortes, de remplir, en un lieu relativement restreint, et sur un espace limité, de nombreuses et multiples indications surgies de malades en nombre considérable, porteurs de multiples syndromes ».*

Les Eaux Chaudes. — *Elles comprennent : le Bain doux, le Bain de la Reine, la Source Marie, la Source des Thermes Romains ou Bain fort.*

*Parmi les indications, elles sont légion, qu'énumère le docteur* Courrent, *en même temps que les modalités et les techniques diverses qu'elles comportent, suivant les malades auxquels elles s'adressent, les sources chaudes répondent à deux indications majeures, principales, capitales, je dirai essentielles. Ce sont elles qui donnent à Rennes, au moins jusqu'à ce jour, son vrai caractère, sa figure propre, sa spécialisation. Ce sont celles qui visent le traitement* 1° de la douleur, *signe ou symptôme, et le traitement* 2° des douleurs, syndromes anatomo-cliniques, *où la douleur joue un rôle, règne quelquefois en maîtresse à peu près exclusive, mais s'accompagne de lésions multiples et diverses, en évolution différente, dans le temps et dans l'espace, avec des localisations infiniment variables, et relevant de facteurs étiologiques et de mécanismes pathogéniques, encore, à l'heure présente, singulièrement complexes. La douleur, l'Algos des Grecs, l'Algie, est un signe ou un symptôme : c'est l'élément le plus constant des syndromes anatomo-cliniques les plus divers ; c'est le phénomène que chacun de nous connaît par expérience, car, qui de nous ne l'a pas éprouvé ? Signe, c'est-à-dire symtôme interprété, la douleur, pour nous, Montpelliérains, est d'une grande importance, non pas en tant que symptôme exclusif, et source immédiate et unique d'indication médicale, mais sur le plan de la lésion anatomique, et, surtout sur le plan de la pathogénie. C'est précisément sur le plan étiologique et sur le plan pathogénique lui-même, que le problème de la douleur se pose toujours avec des inconnues que la physiologie expérimentale a réduites sans doute, mais n'a pas encore totalement supprimées. Raison de plus « pour inviter à la recherche ceux qui aiment observer, et qu'émeut, dans leur esprit et dans leur chair, la fréquentation quotidienne de la douleur humaine ».* — LERICHE.

*En tant que signe ou symptôme, le signe étant le symptôme interprété par le médecin, la douleur est, en médecine et en thérapeutique, de grande importance.* BROUSSAIS, *en son style pittoresque, a souvent parlé* du cri de souffrance de l'organe malade; *ce cri de souffrance, il faut le connaître, il faut l'entendre: car c'est bien ce cri de souffrance qui nous fait prendre contact avec le patient ; c'est lui qui nous dirige, en quête d'analyse clinique ; lui, qui nous oriente dans l'examen des malades; lui qui, en fin de compte, peut devenir l'incitateur de notre activité, de notre action thérapeutique; mais la thérapeutique du symptôme, de la douleur, est considérée par les Montpelliérains, comme trompeuse, quand elle est trop hâtive et trop précoce, parce qu'elle peut troubler et perturbe les phases successives par quoi se déroule et passe la maladie dans le temps; parce que, bon nombre de symptômes représentent des actes défensifs, des actes curateurs nés, de la nature médicatrice, actes qu'il faut respecter, qu'il faut favoriser, qu'il faut même faire naître à l'imitation de cette nature, si elle se montre défaillante. « Le symptôme, écrit* Frédéric BÉRARD, *n'est pas lié à la cause de la maladie, à sa marche et à sa durée, et il ne peut être l'objet direct du traitement ». Il convient donc de dépasser le signe et le symptôme, et de faire l'analyse minutieuse du syndrome anatomo-clinique, mais en rapportant toutes ses extériorisations au malade et à la maladie; au malade, avec son âge, son sexe, l'état de ses forces, ses prédispositions héréditaires ou acquises, son passé pathologique, son état mental, moral, affectif ; et quant à la maladie, il convient de se souvenir, qu'à l'instar du malade, elle est en perpétuel devenir ; elle passe, elle aussi, par des phases successives, qui s'intègrent les unes les autres, qui sont subordonnées les unes aux autres, qui naissent les unes des autres.*

*C'est sur ces aspects, sur ces actes complexes et difficiles, sur ces précisions anatomiques, étiologiques, pathogéniques ; sur leurs mécanismes de plus en plus complexes, mais de mieux en mieux étudiés par l'expérimentation et la clinique, que porte l'effort actuel de la médecine contemporaine. Ce sont des incitations de cet ordre que met en valeur le docteur* COURRENT. *Dois-je rappeler que, dès 1935, la* Société de médecine *de Paris, accueille sur* la Douleur *une Communication de M. le docteur* CAUVY, *de Lamalou, dont le sujet est le suivant :* « La douleur dans les maladies du système nerveux ».

*Le Docteur* DARTIGUES *décrit magnifiquement la douleur en chirurgie. Il y a quelques mois, le Professeur* LERICHE *publiait la seconde édition* de la Chirurgie de la Douleur, *livre où les immenses possibilités de cette chirurgie, plus nouvelle par son souci d'analyse physiologique et de critique expérimentale, que par sa technique, sont supérieurement exposées. On a pu dire de ce livre qu'il était en somme la position physiologique et philosophique du problème de la douleur, tel que le voit un chirurgien.*

*Le médecin philosophe qu'est le docteur* Charles FIESSINGER, *rappelle dans le* Journal des Praticiens *du 16 Août 1941, la notion hippocratique. « Contrairement à l'opinion du professeur* LERICHE, *qui estime que la douleur n'est pas sur le plan de la nature, et qu'elle n'apparaît pas à la façon d'un bienfaisant avertissement de la défense, la plupart des praticiens, considèrent la douleur comme une sonnerie d'alarme qui maintient l'attention en éveil et l'empêche de s'en-*

*gourdir dans la sécurité du présent. C'est une réaction naturelle contre une cause dont il appartient de démêler la nature exacte, mais, comme toutes les réactions organiques, elle dépasse souvent son but, et pour une origine modeste, s'exprime avec ostentation et fait bien du tapage ».*

*Voici, qu'au fur et à mesure que l'investigation se fait plus précise, plus pénétrante ; que l'observation sur l'homme vivant, sain et malade, s'étend, se multiplie, le fouille en ses fonctions, hygides, rythmiques et régulatrices ; en ses fonctions pathologiques, défensives, réactionnelles, soumises les unes aux autres à d'identiques rythmes et à de semblables régulations... voici qu'apparaissent plus réelles, plus manifestes, plus certaines, les acquisitions de la très vieille Ecole Hippocratique.*

*Rythmes harmonieux, sympathies, synergies, antagonismes, auto-régulations à l'état sain ; desharmonies et déséquilibres à l'état malade ; réactions défensives, réactions sympathiques, synergiques de l'être vivant, un et multiple ; phagocytoses, chocs colloidoclasiques, phénomènes anaphylactiques, défenses humorales, défenses organiques et tissulaires, biochimiques, bio-physiques, bio-électriques ; réactions d'adaptations synergiques ou d'effets antagonistes, des sécrétions endocriniennes ; réactions et adaptations du système nerveux, de la vie végétative, et de la vie sensitivo-iodéo-motrice ; défenses dynamiques... Tout cela ne nous ramène-t-il pas aux grandes idées proclamées par le Père de la médecine, et que la série des siècles n'a pu ensevelir dans l'oubli, grâce à la vigoureuse et longue défense de l'Ecole de Montpellier ?*

*Tout cela n'évoque-t-il pas les pages immortelles de* Barthez *dans ses* Mémoires sur le Traitement méthodique des fluxions (Tome II, pages 111 et 153), *dans le* Traitement des Maladies Goutteuses ; *et surtout, et par dessus tout, dans la* Doctrine des sympathies, *dans les* « Nouveaux éléments de la Science de l'homme » *qui nous semblent, celles-ci, tout à fait d'actualité ?*

« *La doctrine des sympathies, considérée sous son véritable point de vue, donne la clef de la physiologie entière* ». *En effet, les sympathies sont la circonstance de l'ordre le plus élevé, à laquelle, l'exercice de la vie soit attaché ; elles sont, à l'organisme entier et à la physiologie elle-même, ce que sont les propriétés vitales, à chaque organe en particulier, et à l'anatomie des tissus* » (Bichat).

« *Si cette étude a été si peu féconde jusques ici, si les sympathies n'ont, le plus souvent, servi qu'à amuser la science par la singularité des faits qu'elles présentent, ou à l'embarrasser par la recherche de la solution de problèmes insolubles, c'est qu'on ne les a presque jamais étudiées dans toute leur extension. On n'a pas senti qu'elles sont, en quelque sorte, le principe de la vie, le mobile de toutes ses fonctions : on ne les considère même le plus souvent que sous le rapport de l'état pathologique, dans lequel, il est vrai, elles jouent le plus grand rôle ; mais par cela seul, leur importance dans la physiologie n'est-elle pas prouvée ; l'homme malade n'étant qu'une face de l'homme vivant, que le développement et l'application des forces de l'état sain ?*

« La Caze *est le premier qui ait vu tout le rôle qu'elles jouaient dans l'entretien de la vie et des fonctions ; mais il a mêlé à ces vues précieuses des explications mécaniques et absurdes qui ont presque absorbé toute son attention.* Bordeu *les a considérées d'une manière plus pure et plus étendue...* Bar-

THEZ *est celui, sans doute, qui a le mieux apprécié leur influence ; il est fâcheux qu'il les ait vues d'une manière trop abstraite. Ce sont cependant les grandes pensées qu'il a émises sur ce sujet qui nous paraissent faire du second volume des* « Nouveaux éléments de la Science de l'Homme », *l'ouvrage le plus parfait et le plus beau qui ait jamais été écrit en Physiologie. C'est cette partie de son travail qui spécifie véritablement sa doctrine et son génie* ». (Doctrine des rapports du physique et du moral pour servir de fondement à la physiologie, dite intellectuelle et à la métaphysique, *par* F. BÉRARD. 1823).

***

*Telle est l'œuvre du docteur* COURRENT *que j'ai l'honneur de présenter à mes confrères médecins, à tous ceux qui s'intéressent à la petite Patrie provinciale et à la grande Patrie française ; œuvre que je voudrais faire connaître à tous ceux, et ils sont légion, à qui rien d'humain, rien de ce qui touche l'homme ne peut rester étranger.*

*Cette œuvre, en effet, n'est pas celle d'un panégyriste exclusif et enthousiaste, qui célèbre les vertus et les qualités de la Haute Vallée de l'Aude, et de* RENNES *en particulier ; mais c'est celle d'un historien, attentif, scrupuleux, qui retrace les étapes successives des siècles écoulés ; d'un géologue précis, d'un chimiste, d'un physicien, d'un naturaliste, d'un biologiste exact et rigoureux, solidement renseigné et documenté. C'est surtout celle d'un Médecin praticien, d'un clinicien, d'un médecin de campagne, qui manie, avec maîtrise, l'analyse clinique du malade et de la maladie, analyse qui nous conduit, par l'observation des faits, par leur comparaison, par l'induction et la déduction, à dégager, à établir, à mettre à leur place, les éléments constitutifs du diagnostic, du pronostic, de l'indication thérapeutique. C'est sur le donné, sur l'observé, sur le réel, que nous établirons ces indications et ces contre-indications; en vue de la meilleure utilisation chez les malades et dans la maladie, des richesses thermales et des techniques diverses qu'elles peuvent susciter ; en vue d'atteindre les résultats prophylactiques et curatifs les plus précis. Nous n'oublions pas qu'il faut préciser le moment opportun de l'intervention. Nous n'oublions pas l'échelle de l'importance et de la valeur des procédés mis en activité ; ils doivent être à l'échelle et à la valeur que leur donne l'évolution de ces deux choses vivantes, actives, animées, évolutives, que sont le malade et la maladie dans le temps et dans l'espace. Et donc les notions d'âge, de sexe, d'établissement de la sexualité, d'acquisitions intellectuelles, affectives; du tempérament, de la constitution; la valeur et la date d'apparition des sécrétions endocriniennes ; les actions sympathiques et synergiques de tout ce qui concourt, par le système nerveux de la vie végétative comme de la vie motrice, seront soigneusement étudiées; de même que l'on fera entrer en équation le moral, le mental, l'affectif, l'intellectuel, le spirituel du malade observé et suivi dans ses phases d'évolution vitale.*

*Nous obtenons alors l'inventaire le plus exact, le plus solidement établi sur l'expérience et la raison, des ressources d'une station dont l'importance et la valeur se trouvent ainsi construites et maçonnées sur les assises les plus solides.*

*De ces travaux, ainsi résumés, du docteur* Courrent, *peuvent se dégager quelques souhaits. Je me permets de les émettre en manière de conclusion.*

*Il est temps de rétablir les droits des stations thermales et climatiques à la sollicitude des pouvoirs pu-*

*blics. Il ne faut plus ignorer les services qu'elles peuvent rendre aux individus, services qui peuvent être étendus aux collectivités. On lutte de toutes parts contre les maladies sociales : les rhumatismes, du fait de leur fréquence, des invalidités graves qu'ils provoquent, des dépenses considérables qu'ils entraînent, doivent attirer l'attention sur ce problème social. MM. les docteurs* WEISSEMBACH *et* R. FRANÇON *ont consacré un magnifique travail* aux Rhumatismes, Maladies Sociales.

*Que les stations thermales et climatiques ne restent pas isolées, enfermées en vase clos, dans le cercle trop restreint de leurs relations actuelles. Leurs Conseils d'administration sont certainement prêts à tout tenter pour embellir leurs établissements, et offrir à tous ceux qui peuvent bénéficier de leurs eaux les conditions les plus favorables, les plus accueillantes. Qu'ils établissent ainsi une gamme qui en facilitera l'accès à tous les milieux et à toutes les bourses.*

*Que nos Facultés ne restent pas étrangères à cet effort de remise en valeur d'une partie des richesses de notre France, et non des moindres, jusqu'à ce jour trop méconnues et non exploitées. En* 1918, *dans un rapport adressé, au nom de la Faculté de Médecine de Montpellier au Ministre de l'Instruction Publique, j'avais émis le vœu qu'un enseignement d'hydrologie et de climatologie fut créé, étendu, autonome et indépendant, dans nos Facultés de Médecine. Le vœu a été accueilli. L'enseignement de l'hydrologie et de la climatologie est aujourd'hui officiel. Complétons-le, et faisons mieux encore : établissons entre les Facultés et les stations thermales, des rapports, des échanges plus étroits, plus fréquents, plus constants, en profondeur surtout, non seulement, en instituant des voyages thermaux et climatiques, rappelant le V. E. M... du professeur* LANDOUZY *et de*

CARNOT, *mais encore en sélectionnant quelques-uns de nos jeunes gens, désireux de poursuivre d'une façon particulière ce champ d'investigations spécialisées. Ils deviendraient, à titre d'internes, des collaborateurs, des aides, des médecins-consultants de nos stations thermales ; et dans la station, un hôpital, un dispensaire, une clinique, seraient plus particulièrement organisés, en vue de l'étude de méthodes diverses, des techniques particulières, des procédés d'utilisation même expérimentaux, tels que notre regretté élève* FLEIG *les avait déjà, dès* 1909, *pressentis, étudiés et mis au point.* « Les eaux minérales. Milieux vitaux. Sérothérapie artificielle et balnéothérapie tissulaire par leur injection dans l'organisme ». (Docteur C. FLEIG. — 1909).

***

*L'utilisation des eaux thermales requiert des connaissances que seul, le médecin possède. La lecture du livre du docteur* COURBENT *le prouve.*

*Or, le choix de la station d'abord, la conduite de la cure à la station même, ensuite, sont trop souvent dictés par des considérations qui n'ont rien de médical, ni de scientifique.*

*La mode, la vogue, le retentissement d'une réclame puissamment orchestrée par une presse irresponsable, le désir de voir un nouvel horizon, le désir de retrouver en un lieu agréable, fertile en distractions variées, des amis jusque là épars ; de renouer des relations un moment interrompues... d'autres motifs dictent le plus souvent le choix de la station.*

*A la station même, le baigneur, le curiste, se laisse trop souvent impressionner... Il subit l'influence d'un entourage ou d'amis ignorants, mais enthousiastes, expansifs, mais incompétents...*

*Des comparaisons de surface sont faciles : un tel a un syndrome qui est analogue à celui que j'éprouve ; un tel le soigne ; telle méthode, telle prescription l'a guéri... Je vais suivre le même chemin, boire à la même source, faire le même massage, subir les mêmes séances de mécano et d'hydrothérapie, je me passe du médecin. Cet autre met les gorgées doubles dans la même journée, subit douches, bains, inhalations, massages avec absorption de grandes quantités de liquide...*

*Emettons le vœu que de tels errements soient enfin condamnés et prennent fin.*

*A chacun son métier,*

*A chacun sa place,*

*A chacun ses responsabilités.*

*La médecine clinique, la thérapeutique thermale aux Médecins. Or, ces médecins sont représentés par les médecins traitants et le médecin consultant de la station thermale.*

Seul, *le* médecin traitant *qui a posé le diagnostic et qui a soigné le* curiste *et le* baigneur futur, *peut et doit diriger son malade sur la station qu'il juge la plus favorable et qui remplit les indications qu'il a posées.*

*A son malade, à son client, il confie une note* clinique *par lui rédigée : c'est l'observation du malade, le diagnostic aussi précis que possible et les raisons qui le conduisent à préconiser la station.*

*Seul, le* médecin consultant *de la station thermale peut et doit diriger le traitement du malade qui lui est adressé par le médecin traitant et l'observation de ce dernier sert d'introduction auprès de lui...*

*Voici la cure terminée, le séjour prend fin, le baigneur rentre chez lui.*

*A son tour, le médecin consultant de la station confie au malade qu'il a suivi, dirigé, soigné une observation, qui sera, par ce dernier, remise à son médecin traitant, il lui rendra compte de ses observations et des résultats obtenus.*

*Il est bien entendu que le médecin consultant de la station a parfaitement le droit de recevoir directement, sans qu'il soit muni d'une observation, toute personne qui sollicite ses soins et lui demande conseil. Le but, c'est celui-ci : nulle cure ne doit être tentée sans le contrôle et la direction médicale.*

*Alors cesserait peut-être ce mythe singulier qui fixe à 21 jours la durée de la cure, quel que soit le malade, quels que soient le syndrome, la lésion, l'affection, légende née peut-être du cycle des phases lunaires, tel que le connut l'Orient, ou bien loi, règle établies sur la routine ou sur le désir de faciliter les installations de nouveaux baigneurs se succédant à une vive cadence..... elle ne repose sur rien de précis, de scientifique, de raisonnable.*

*Le médecin consultant de la station restera donc maître d'allonger ou de raccourcir ou de couper la durée de la cure. Guidé, orienté par l'observation du curiste, des résultats obtenus, et surtout par son sens clinique, son expérience, sa science, sa conscience.*

*M. le docteur* Courrent *est bien de ceux dont le docteur* Charles Fiessinger, *écrivait récemment dans le* Journal des Praticiens, *sous le titre :* « La double âme médicale ». « *La plupart des médecins possèdent en eux, une âme double : celle qu'ils consacrent à l'accomplissement de leurs devoirs professionnels, et en plus une âme en quelque sorte latérale, qui leur sert de canal de dérivation, et où ils déversent la*

*misère de leurs soucis, de leurs tribulations, de leurs déceptions, et de leurs peines. Cette âme seconde est constituée par la joie que procurent les jouissances esthétiques : lettres, arts, peintures, sculptures, musique... ».*

*La longue liste des travaux du docteur* Courrent *montre l'évidence de cette âme aux multiples résonnances.*

*Dirais-je enfin, que l'œuvre entière du docteur* Courrent, *est, de son premier travail au plus récent, toute française, je veux dire, toute patriotique et régionaliste. En ces temps, que nous souhaitons définitivement révolus, en ces temps précurseurs du cataclysme dans lequel nous avons sombré, temps de mollesse, d'inertie, d'individualisme féroce, où les hommes s'épuisaient à discuter, à s'entre dévorer, à se dresser les uns contre les autres, où les nations, les Patries s'endormaient dans l'oubli...., le docteur* Courrent *rappelait le lointain passé de nos villages, de nos campagnes, de nos petites villes. Il rappelait l'existence laborieuse et ordonnée de nos paysans, attachés au sol, vivant une vie libre, au rythme des heures, des saisons, et des jours.... Il faisait aimer la terre ancestrale. Il invitait tous ceux qui l'entouraient, lui, l'actif et le plus bienveillant des médecins de campagne, à se pencher sur le souvenir de nos mœurs et de nos coutumes, à respecter nos traditions, à les faire revivre ; à rappeler la flamme et la vie active aux foyers ruraux et familiaux de ceux dont nous sommes, dans le temps et dans l'espace, les descendants et les continuateurs. Il veut faire aimer, comme il l'aime, le sol où dorment les aïeux. A son appel, des vallées de l'Aude et des terres voisines, surgissent et s'élèvent des souvenirs de gloire, des réveils de visions de beauté, de fermeté et d'héroïsme qui exaltent ce passé, nous faisant rougir du présent.*

*Le docteur* Courrent *est de ceux qui maintiennent, gardent, intacte et pure, à notre génération, la mémoire des siècles écoulés, pour la transmettre aux générations futures. Il est au premier rang de ceux qui ont tenu, haut et ferme, au milieu du dessèchement général, les glorieuses bannières qui flottaient aux âges lointains, où l'Occitanie, Septimanienne et Languedocienne, vivait sa vie originale et libre. A son exemple, reprenons les leçons du passé, faisons connaître les récits et les traditions populaires; remontons aux antiques sources.*

*Notre Province reprendra alors sa véritable figure, son originalité puissante. Elle s'intègrera, avec ses Pays si vivants, si divers en surface, en apparence ; mais au vrai, si solides, si unis et cimentés en profondeur, par le culte du passé, l'amour de la terre maternelle et des morts qu'elle protège... ; elle s'intègrera à côté des autres Provinces, ses sœurs, dans l'unité de la grande Patrie Française rénovée, retrempée par le désastre total que nous avons subi, maîtresse à nouveau de ses destinées, rayonnante à travers le monde, par sa spiritualité et son génie immortel.*

Montpellier, le 1er Janvier 1942.

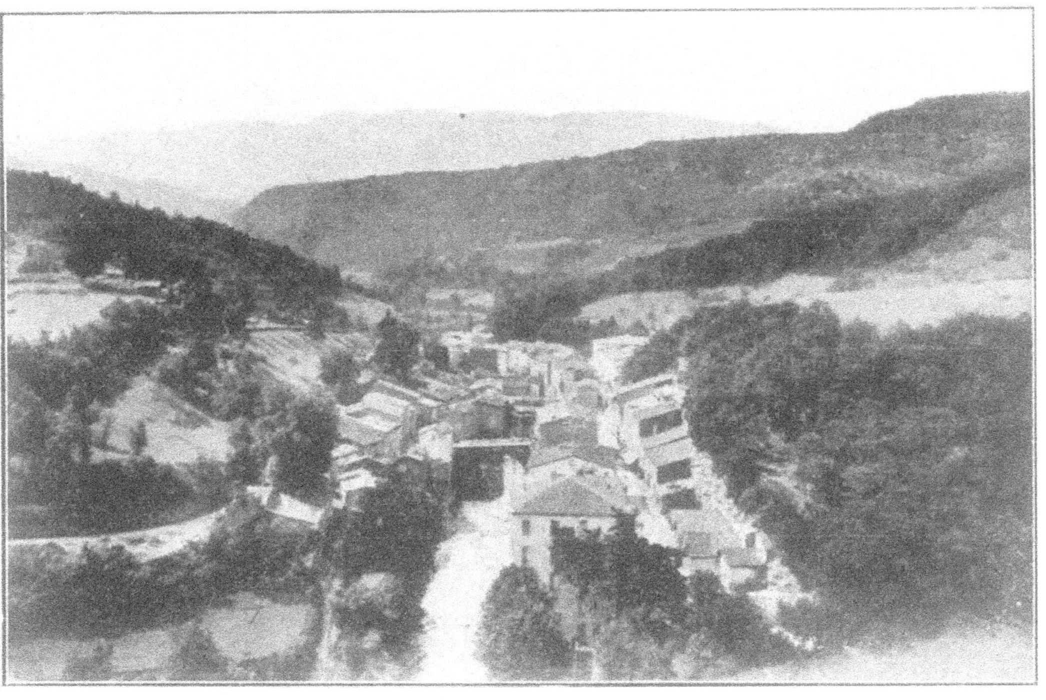

Vue Générale de Rennes

# Rennes-les-Bains

anciennement BAINS de MONTFERRAND

MONOGRAPHIE

HISTORIQUE, SCIENTIFIQUE, MÉDICO-THERMALE

ET HISTORIQUE

---

## CHAPITRE PREMIER

---

# Les BAINS de RENNES

Leur Origine Gallo-Romaine

et leur Evolution jusqu'à la fin du XVIII^e^ Siècle

---

Les Bains de Rennes, appelés dès le XII^e^ siècle communauté de *Aquis calidis*, un peu plus tard simplement *Balneis* (les Bains), et à partir du XV^e^ siècle jusqu'à la fin du XVIII^e^ *Baings de Montferrand*, Locus de *Monteferrando et Balneis*, *Bains de Regnes*, communauté des *Bains*, sont situés à 310 mètres d'altitude, au midi du département de l'Aude, à 49 kilomètres de Carcassonne, à 9 kilomètres de Couiza, dans un vallon accidenté des Corbières, ce massif montagneux encadré à l'Est par les côtes du golfe de Lion, au

Nord et à l'Ouest par la vallée de l'Aude, au Sud par les vallées de la Boulzanne et de l'Agly (1).

Le territoire de Rennes-les-Bains présente la forme d'une cuvette à fond arrondi, où se trouvent les points d'émergence des sources minérales de cette station thermale. Il est tout entier dans la vallée de la Sals, ou *rivière salée*, qui naît dans la commune voisine, *Sougraigne*, à 9 kilomètres de Rennes et à 800 mètres d'altitude.

## I. — ORIGINE GALLO-ROMAINE DE RENNES-LES-BAINS

L'origine de Rennes se perd dans la nuit des temps. Elle remonte au moins à l'époque romaine et peut-être même plus haut.

G. Catel, en 1633, dans ses *Mémoires sur l'Histoire du Languedoc*, donne les premiers documents connus sur cette origine, et des précisions importantes sur sa situation et l'usage de ses eaux thermales : « Après les Baings de *Balaruc*, viennent les Baings de « Régnes, au diocèze d'*Allet*, non loin de la ville de « *Limous*, lesquels si on avait esgard à l'antiquité, méri- « teraient le premier rang, car les masures, anciennes « inscriptions et urnes qui s'y trouvent, nous témoignent « assez que ces Baings ont esté fresquentez par les an- « ciens. L'on voit encore, dans l'églize du lieu, cette

(1) La station de Rennes-les-Bains est dominée vers le S.-O. par les ruines du castrum **du Bezu** (**Albezunum**) qui fut pris par Simon de Montfort en 1210 et 1211, après la soumission de Termes.

« Cant saubo per la terra que Terme an forçat
« Tuit li melhor castel foron dezamparat
« Donc fo pres **Albezu** que non fo asetjad ».

(**Chanson de la Croisade.** — G. de Tudèle).

« ancienne inscription romaine qui a esté autrefois tirée « des anciens bastimens qui estoient autour de la dite « fontaine :

C. POMPEIVS
QVARTVS
I. A. M.
SVO

« Et bien que ces Baings soient aujourd'hui peu cognus « et fréquentez, si est-ce toutefois que plusieurs se louent « d'y avoir esté et certes ne peuvent manquer d'estre « bons, d'autant qu'il y a eu autrefois aux montagnes voisines des mines d'or, d'argent, de fer et de plomb ».

Le curé DELMAS, desservant des *Bains de Montferrand,* communément appelés *Bains de Rennes,* a rédigé, en 1709 un travail dans lequel il énumère et décrit d'importantes découvertes, poteries et monnaies romaines trouvées dans les environs des sources thermales de cette station.

Nous connaissions l'existence de cette monographie du curé DELMAS par la « *Dissertation sur les Bains de Rennes* » (1), parue en 1814 sous la signature de J.-S. JULIA, ex-professeur adjoint et préparateur en chef de chimie pharmaceutique. En collaboration avec Dominique REBOULH, pharmacien chimiste, JULIA a fait le 13 fructidor an XIII, la première analyse chimique des eaux de Rennes; nous avons en notre possession le manuscrit authentique qui consigne les expériences publiées dans le tome 45 des *Annales de chimie* et les *Journaux de Montpellier*. Le *Journal des Bains de Rennes* (2), rédigé par le docteur LIGNON, médecin consultant, fait lui aussi allusion à l'existence du travail du curé DELMAS.

(1) A Toulouse. — Imprimerie J.-M. Douladoure. 1814.

(2) A Toulouse. — Imprimerie J.-M. Douladoure. 1819.

Une heureuse circonstance nous a mis sur la trace de ce précieux document. Les archives du département de l'Aude possèdent sur RENNES-LES-BAINS un volumineux dossier qui contient de nombreux et importants rapports techniques remontant au commencement du siècle dernier. M. J. POUX, archiviste, a bien voulu nous autoriser à puiser dans ces documents, de très précieux renseignements et je lui en exprime toute ma reconnaissance (1).

Parmi toutes ces pièces inédites, j'ai recueilli une lettre datée de 1819 et adressée par le baron GADOURETTE, à M. le Préfet de l'Aude. Nous la publions in-extenso, à cause même de l'intérêt qu'elle présente :

« MONSIEUR LE PRÉFET DE L'AUDE,

« La *Société Royale des Antiquaires de France*, que « j'ai lhonneur de présider, possède un manuscrit sur « les *Bains de Montferrand*, qui remonte à 1709, et qui « a pour auteur M. DELMAS, curé du lieu. Désirant savoir « quelle confiance peut être attribuée à ce mémoire qui « parait avoir de l'intérêt, elle a compté assez sur votre « amour de la Science, pour me charger, Monsieur le « Préfet, de vous prier de communiquer à un homme « qui réunisse l'instruction et la connaissance des loca- « lités, et de me faire passer, sous le contre-seing de « Son Excellence, Monsieur le Ministre de l'Intérieur, « et cet écrit et les observations auxquelles il aurait donné « lieu.

« Veuillez agréer, Monsieur le Préfet, avec mes remer- « cîments, ma considération distinguée.

« *Le Président de la Société*,

« *Signé* : Baron de GADOURETTE ».

(1) Archives de la Préfecture de l'Aude (Rennes-les-Bains).

Presque simultanément, la lecture de l'ouvrage « *La Gaule thermale* » de MM. L. Bonnard et docteur Percepied, nous apprenait que « la Société des Anti-« quaires de France avait été mise en possession « d'un ancien manuscrit dans lequel un curé de cam-« pagne, nommé Delmas, consignait en 1709 ses re-« cherches sur les *Bains de Montferrand*, fréquentés « par la colonie de Narbonne, et sur les nombreuses « antiquités qu'on y a trouvées » (1).

Sur notre demande, le Mémoire du curé Delmas a été copié à la *Société des Antiquaires de France*, et cette copie nous a été livrée. Nous ne la reproduirons pas in extenso, parce qu'elle contient des hors-d'œuvres sans grand intérêt sur certains points d'histoire romaine, nous nous attacherons à donner les passages qui intéressent plus particulièrement le sujet qui nous occupe .

« ANTIQUITES DES BAINS DE MONFERRAN COMMUNEMENT APPELES BAINS DE RENNES.

« Ce mémoire a été fait en 1709, par M. Delmas qui « a été curé du dit lieu pendant 60 ans. Quoiqu'il ne « soit pas signé, il est original et écrit de la propre « main dudit Delmas.

« Il y a dans le dioceze d'Allet un village qu'on appelle « Bains de Monferran, il y a trois sources d'eau de diverse « degré de chaleur, on cognoist la bonté par les bons « effets qu'elles opèrent tous les ans. On y trouve que les « Romains ont habité à cet endroit, il y a de restes de « vieilles masures, de grans batimans d'une dépance ex-« traordinaire.

---

(1) Rapport de M. Bottin, sur les travaux de la Société des Antiquaires de France, T. II. 1820. p. 33. (Voir aussi la Gaule thermale p. 359. — Librairie Plon-Nourrit 1908).

« M. Catel, conseiller au Parlement de Toulouse, dans « son livre des Antiquités de Languedoc, en fait mention « et il dit qu'on y a trouvé deus Idolles, une de Jupiter « et une autre de Mercure. Il y a aussi une pierre dont « l'inscription marque son entiquité. Il rapporte cette « inscription, mais ne l'explique pas. Le curé qui est « aprésent aux Bains l'a dans son cabinet; elle est un « pied destal. Il y a en haut C... tout le long POM-« PEIVS QVARTVS au-dessous il y a I. A. M. et bas « SVO. Au derrière de la pierre, il y a un laurier.

« Plusieurs antiquères ont voulu expliquer cette inscrip-« tion, mais elle n'a pas agréé à plusieurs.

. . . . . . . . . . . . . . . . . . . . . . . . . . . . . . . . . . . . . . . .

« Voici quelques explications qu'on en a fait. *Pompeius* « *Quartus* est le père du *Grand Pompée* qui a esté le « cinquième de ce nom, comme il paroist par son fils « qui est appelé *Pompeius Sextus*. On explique l'inscrip-« tion de cette manière: *Cneius Pompeius quartus Julio* « *amico maximo suo*. On a conjecturé que le Grand « Pompée allant aux Espagnes du temps de Sylla, il « y vint combattre Sertorius. Ce grand Prince (le Grand « Pompée), laissa après sa mort deux anfants, un qui « porta le nom de Cneius Pompeius, l'autre Sextus Pom-« peius......... Pompée allant aux Espagnes, passant dans « ce pays, un de ses grands amis, ou de ses grands officiers « estant mort, il fit dresser une espèce de mosolée ou « colonne sur son sépulcre et c'est une des pierres de « la colonne (1). Par conséquent, on prétend que c'est

(1) L'interprétation donnée par le curé Delmas de cette inscription sépulturale semble indiquer que c'est **Pompeius Cneius Quartus**, le père du grand **Pompée**, donc **Pompeius Strabo**, qui fit ériger ce monument funéraire, lors de son passage « dans ce méchant païs » en allant aux Espagnes. Il faut bien avouer que ce n'est là qu'une hypothèse. Il n'en est pas moins intéressant de constater que ce nomument, cité par **Catel** et **Delmas**, possède bien les caractères des inscriptions romaines.

« une inscription sépulturale. Il paraît ridicule qu'on pré- « tende que Pompée a passé par ce méchant païs, mais « l'on cessera d'en être surpris si on sçait qu'on voit « des marques manifestes que la charette a passé par des « endroits où aprésent les hommes ne peuvent pas « passer (1).

« On trouve au lieu des Bains, à la campagne, quan- « tité de morceaux des urnes quelquefois presque entières « où il ne manque que le cou ou le bras; le curé en a deux « dans son cabinet; il en fit arracher une de la terre. « que il en sortit lui-même de la cendre, il y en avoit « des os qui n'étoient pas bien brullés. Il y trouva un « cure-oreille (2) avec un croissant au bout avec un « fort petit dard. Parce que ces urnes ne sont que de « terre, cela fait conjecturer qu'elles sont plus ancien- « nes que le temps des Romains......... que ces urnes « peuvent être des Gaulois...... car si elles étaient des « Romains on en trouverait d'une matière plus riche « que de brique, car nous lisons que les Romains ont « porté leur vanité à en faire d'or, d'argent, de porphyre, « de plomb, de marbre, de verre (3).

« Les paysans du lieu des Bains en labourant trouvent « une si grande quantité de médailles de bronze, qu'ils « vandoient aux chaudronniers à poids de cuivre. On

(1) Le curé **Delmas** fait allusion au **statumina** (pavés de route) et aux **Orbitœ** (ornières) que l'on trouve dans la région sur de vieilles routes romaines.

(2) Auriscalpium (Mart. Ep. XIV, 23). V. le mot Auriscalpium dans le dictionnaire des Antiquités romaines et grecques.

(3) Nous ne pouvons admettre cette opinion du curé **Delmas**, car s'il est exact que les très riches Romains fissent placer leurs cendres dans des urnes de métaux précieux, plus nombreux étaient ceux qui n'employaient que des urnes cinéraires (**olla ossuaria et cinereraria)** en terre, correspondant bien à la description que fait le curé **Delmas** de ses découvertes. D'autres trouvailles (monnaies celtiques) prouvent même que Rennes semble remonter à un temps plus reculé que l'époque romaine.

« en ramasse encore de temps en temps principalement « quand on fouille à de certains endroits qu'il y a. Le « curé qui est aprésent aux Bains a adverti les paysans « de luy porter celles qu'ils trouveront, ce qu'ils font. « Il y en a une grande quantité de toute espèce, d'or, « d'argent, de bronze, plusieurs antiques qu'il ne sait « pas déchiffrer. On y en trouve une grande quantité « d'argent des sarrasins qui n'ont ni lettre, ni figure, « mais seulement quelque caractère mal fait. Le curé en « a vu une grande quantité qu'il n'a pas encore déchif- « frées (1), mais il est à propos de donner plutôt quel- « que conjecture d'où vient qu'on trouve en cet endroit « seulement une si grande quantité de médailles non « seulement des Empereurs Romains, mais encore du « temps de la République et d'auparavant même.

« Il y a apparence que avant les Romains les Gau- « lois de ce païs avoient déjà basty aux Bains, mais ce « païs est si destitué d'historiens qu'on ne peut rien « assurer. Ce qu'il y a de certain, c'est que les Romains « ont fondé des embellissements dans tout ce païs. La « première colonie qu'ils establirent dans les Gaules, fut « dans le païs des Volques Tectosages dans lequel ce « païs se trouve renfermé puisqu'il s'étend de Toulouse « jusqu'au cap Creux, mais pour faire une époque cer- « taine de leur établissement dans le Haut Rasès qui est « ce païs, ils n'avoient aucune ville considérable qu'on « trouve dans les anciens auteurs. On croit que c'était « *Rennes* par les marques qu'on y voit de fort anciens « bastimans, endroit qu'il semble que la nature aist fait « exprès...... Je ne puis assurer, mais je croy néanmoins « qu'il est vray avoir trouvé icy une médaille d'un vœu « qu'on avait fait à Esculape pour la santé d'Auguste « qui estait malade à Narbonne.

(1) Ne retenons pour le moment que la découverte des monnaies romaines dont nous donnerons plus loin la nomenclature et la description, suivant le mémoire du curé **Delmas**.

« Les Romains establirent leur habitation plus dans « cet endroit des Bains, non à cause de sa beauté dont « il est fort disgracié, de la nature, mais à cause des « minéraux qui en estoient des quantités de diverses « espèces; on y voit des travaux effroyables de trous « fort profonds qu'on a faits pour en tirer l'or, l'argent « de la montagne qu'on appelle *Roquo Negro*; l'estaing, « le fer et plus particulièrement le plomb se sont tirés « et on en pourroit tirer encore une quantité prodigieuse « de la Montagne de *Cardou*. L'ambre jaune, le blanc « d'Espagne, le jayet abondent icy; on en tire toujours; « on voit dans la campagne quantité de fourneaux qu'on « avait fait pour fondre ces métaux.

« Secondement ce qui attira plus les Romains à s'esta- « blir icy, ce sont les *Bains*, et il est très sûr que ce peuple « s'est toujours piqué d'avoir des bains qu'ils nommaient « thermes, où ils se baignoient et lavoient presque autant « de fois qu'ils vouloient manger (1)........

« Ils (les Romains) en trouveront icy que la nature leur « avait préparés. Il y en a trois de divers degrés de « chaleur, un qui est dans la Maison qui est fort chaud, « sa chaleur esgale celle des Bains de Bourbon-Lancy, « le plus chaud peut-être du Royaume (2). L'on voit « sortir de temps en temps de ces eaux des Bains, du « mercure; le minerai qu'on en retire est un sel alqualy « qu'on peut appeler le véritable nitre des...... On le « cognoist en ce qu'on voit qu'il fromante (sic pour),

(1) Le curé **Delmas** décrit ensuite les établissements balnéaires de Rome, la magnificence de ces établissements dont il dit que les murailles sont incrustées d'or et de pierres précieuses. Il en énumère les dispositifs : le Caldarium (Etuve, Bain chaud), Tepidarium (Salle à température moyenne) Frigidarium (Chambre à basse température), Baptisterium (piscine froide) Hypocaustum (Chaudière), etc...

(2) Le Bain de « **La Maison** » n'est autre que le bain **Fort** actuel ou bain Romain dont la température est de 48°.

« fermente et bouillonne avec les acides qu'on y mele « comme l'esprit de vitriol, de soufre et autres. Il y a « un peu de Bitume, ce qu'on cognoist en ce que l'eau « froide a de la peine à le fondre. On ne peut pas bien « déclarer les minéraux qui prédominent, n'estant pas « du métier pour ce cognoistre et aucun médecin mesme ne « s'est pas advisé d'en vouloir faire exactement l'analyse.

« Ce qu'on peut assurer, c'est qu'ils produisent des « effets merveilleux: ils sont admirables pour la douche « de la teste, pour les fluxions de quelle espèce qu'elle « soit. Ils sont merveilleux pour les douleurs, si l'humeur « est froide; ils sont bons pour les Paralisies, pour la « débilité des nerfs, pour se précautionner contre l'apo- « plexie et guérir de la faiblesse qu'elle laisse... Il faut « prendre ces bains plusieurs jours, car prétendre de « se mouilher seulement trois jours comme plusieurs « font, si le mal est grand et invétéré, on ne fait que « mouvoir l'humeur sans la dissiper (1).

« Nous avons veu plusieurs ne pouvoir venir qu'avec « des brancards, les laisser en s'en retournant à cheval; « d'autres quitter entièrement leur potence, j'en pourrois « alléguer une infinité d'exemples. J'en rapporterai seu- « lement un, arrivé dans ceste première saizon des Bains « de l'année 1709 que j'ai écrit ce mémoire. Monsieur « le curé de St-Martin, dioceze de Narbonne, estant para- « litique d'un reste d'apoplexie, ne pouvant se remuer « s'estant mouilhé, marcha sans aide à une portée de « mosquet de la maison des Bains.

(1) Si l'opinion sur les eaux de Rennes donnée par le curé **Delmas** est intéressante, tant du point de vue de leurs indications dans la débilité, les douleurs et les fluxions (Rhumatismes) « quand l'humeur est froide », dans les affections nerveuses, que du point de vue de la longueur du traitement, autrement obscur est l'exposé de l'analyse et de la composition de ces eaux. Il ne faut accuser de cette imperfection que l'état de la science chimique au commencement du XVIIIe siècle et aussi l'incompétence dont s'accuse l'auteur.

« Il y a deux autres sources d'eau tiède. On appelle « une les *Bains de la Reyne* et l'autre les *Bains des* « *Ladres*; on en boit et on s'y baigne, et en en buvant, « elles sont bonnes pour fortifier l'estomac contre les « indigestions, nettoyent les reins et émoussent en pur- « geant la bille, ostent les intempéries chaudes généralles « et particulières, rafraichissent merveilleusement tout le « corps; elles sont lentes, purgent modérément par les « digestions du bas du ventre, en quoy elles sont plus à « estimer que celles qui purgent excessivement, tant parce « que ces fortes purgations dissipent les esprits et affai- « blissent extrêmement que parce que ce qui se fait avec « modération est plus assuré et plus conforme à la « nature qui est modérée en toutes choses; le long usage « fait faire avec assurance ce que les violentes évacuations « font toujours faire avec danger.

« Si elles sont bonnes pour boire, elles sont merveil- « leuses pour se baigner; elles opèrent des effets admi- « rables; nous en avons vu qui surpassent l'imagination: « des corps qui fesoient horreur tous couverts d'ulcères « suppuratoires et se dessécher entièrement; il en tom- « bait une croûte comme des escailhes de poisson. Le « nom qu'on donne à cette fontaine choque à la vérité, « mais il faut connoître ses opérations. Ses bains puri- « fient merveilleusement le sang, emporte les dartres, « la gale même et les ulcères invetérés; c'est une eau « onctueuse qui semble de la graisse ou de l'huile quand « on s'y baigne, elle a plus de *bitume* que celle du *Bain* « *de la Maison* (dit *Bain Fort*); elle sert non seulement « pour la santé, mais encore pour la dellier, estant amie « de la chair, on peut sans risquer y rester tant que « l'on veut.

---

(1) Ce que **Delmas** appelle bitume, est cette matière huileuse et onctueuse découverte dans certaines sources thermales et qu'on nomme **barégine.**

« C'est par ses bons effets qu'on connait ses bonnes « qualités et par les restes des batimans qu'on y voit que « les Romains n'avoient rien épargné pour rendre ce « bain magnifique. C'est aux *Bains de la Reyne* qui « sont presque de mesme que ceux des *Ladres*, qu'il y a « des marques de murailles d'une épaisseur extraordi- « naire; le long de la rivière, à l'endroit où on se bai- « gnoist estait pavé de grandes pierres et sur icelles « étaient enchassés de petits morceaux de marbre de « la grosseur et de la longueur du petit doigt à la mo- « saïque. Le curé a de ce pavé dans son cabinet. En « haut, vers la montagne, il y a des marques de quan- « tités de petites chambres qui estoient apparemment « les appartemans que nous avons dit se trouver aux « entiers bains de Rome. On faisoit porter l'eau par tout « le logement par des canaux de plomb qu'on a trouvés. « On y ramasse de temps en temps de grandes pierres de « marbre blanc et du noir, quoique dans ce païs il n'y ait « aucune carrière de marbre ouverte. Le logement estoit « couvert de briques plates épaisses de quatre doigts « qui avoient un revers en haut (tuiles à rebord). On y « en trouve de petites rondes qui se partagoint en quatre « parties égales. Il est à croire que c'estoint pour des « parures. J'y ai vu au fond où estoit le batiment le long « de la rivière, la terre tout à fait couverte de coquillages « d'huitre et si on fouilloit un peu dans la terre, on y « trouveroit beaucoup. On conjecture que cela pouvoit « estre pour des grottes.

« Il est assez particulier qu'on trouve à la campagne « en travaillant la terre, une si grande quantité de mé- « dailles dispersées et de divers caractères; de prétendre « que qand on brulla ce village, comme il paroist mani- « festement qu'il a été brullé, cette monnoie estoit dans « les maisons et qu'on les trouve présentement dans les « ruynes, cela ne peut pas estre, parce qu'on en trouve- « roit qu'aux endroits où il y aurait eu des maisons, et

« on en ramasse en bien d'autres endroits; de vouloir « qu'on ait caché ces médailles, on les trouveroit toutes « assemblées, on en trouve ordinairement qu'une seule; de « s'imaginer que parce que c'étoit la monnoie ordinaire « de ce temps là on en perdoit et qu'on la trouve pré- « sentement, il n'y a pas d'apparence, parce qu'on ne « pouvoit pas en perdre une si grande quantité, de « vouloir dire que les Romains jetoint exprès ces mé- « dailles pour servir de mémoire à la postérité, il n'y a « point de vraisemblance.

. . . . . . . . . . . . . . . . . . . . . . . . . . . . . . . . . . . . . . . .

« Je crois qu'il n'y a aucun endroit dans la province « et peut-être encore plus loing qu'on y trouve à propor- « tion plus de médailles dispersées qu'à ce méchant en- « droit; la raison est à ce que je pense que ce lieu « estant assez fréquanté tant à cause des bains que de « toute sorte de mines qu'on y trouve abondamment, il « y mourut assez de monde, c'est ce qu'on conjecture « par un si grand nombre de morceaux d'urnes qu'on « trouve non seulement dans le valon, mais encore dans « les montagnes des environs.

« Or, c'estoit la coustume des anciens de mettre une « pièce de monnoye dans la bouche ou parmy les cen- « dres de leurs morts; on appeloit cette pièce *Naulum*, « c'est-à-dire le droit que l'âme devoit payer pour le « passage de la barque de Caron, afin que cette âme ait « place dans l'autre monde et qu'elle ne restât pas er- « rante parmi les Lares. Ce qui est parmy nous une « fable, estoit parmy eux teollegio. Il est des auteurs « qui prétendent que cette monoye n'estoit ainsi enterrée « avec les morts que pour marquer le temps et le règne « de l'empereur sous lequel on estoit décédé. Si quelqu'un « avoit de meilleures raisons à donner, il me fairoit « plaisir de m'en faire part ».

## MEMOIRE DES MEDAILLES D'OR, D'ARGENT ET DE BRONZE QU'ON A PU TROUVER ET DECHIFFRER AU TERROIR DU LIEU DES BAINS DE MONFERRAN OU DE RENNES.

### I. — *Médailles d'or*

LVCIVS PLANCVS (1) perfectus Urbis cum laurea—ex altera parte: Victoria alata Caius dictator perpetuus.

PVBLIVS CLAVDIVS (2). Marci filius, cum septem planetis, sole radiente, ex una parte, ex altera, luna crescente, Claudiæ familiare.

« *Ces deux médailles sont en or très pur que nos louis confrontés semblent du leton* ». (Note du curé DELMAS).

Le curé DELMAS cite en ce point du manuscrit :
« *Une médaille d'or de Godefroy de Bouillon, roi de Jérusalem, avec un St-Jean, et de l'autre costé une grande feur de lys* ».

### *Médailles d'argent*

RAPTVS SABINAE cum capite Roma (3).

CASTOR et POLLVX equites cum Lanceis capite galeati, supra quos emicat stella cum capite Roma (4).

« Une petite monnaie d'argent où il y a un éléphant et au fond César; au revers hache des victimes et autres

---

(1) Lucius Plancus (Munatius), partisan de Pompée, puis de César, d'Antoine et d'Octave (710 de Rome. 43 av. J.-C.).

(2) De l'ancienne famille de Claudius, beau-frère de Lucullus. tribun du peuple. Il fit condamner Ciceron à l'exil. (693 de Rome. 59 av. J.-C.).

(3) Sabina Julia, femme d'Adrien 100 apr. J.-C.

(4) Dioscures, fils de Jupiter.

instruments. Je crois que c'est de la famille Julia qui est celle de Jules Cézar qui n'estoit encore que particulier et n'ozant faire graver sa teste, se contenta de metre d'un costé un éléphan avec ce mot Cezar équivoque pour marquer le nom de cet animal en langue punique, ou le sien est sur le revers en qualité d'augure et de pontife, il fit graver les simboles de ses dignités, sçavoir, le Scimpule et le Goupillon, la hache, les victimes et le « bonet pontifical.

Victoria alata Cezaris Julii Instrumentis Becuri elipeo et trophæo ».

ANTONIVS (1) triumvir Reipublicæ constituendæ cum navi prectoria et signis legionis.

CESAR AVGVSTVS divus Pater Patriæ (2). « Le « revers est beau, je n'ay pas sceu le dechiffrer ».

TIBERIVS CESAR Pontifex Maximus (3).

NERO JOVE cum Custode.

Imperator VESPASIANVS consul octovo pallax hazia et tropheo (4).

Imperator VESPASIANVS cum pegaso paci augustæ allatæ cum caduceo et serpente.

TIBERIVS CLAVDIVS GERMANICVS AVG. Imperator (5).

Imperator JVLIVS AVGVSTVS equitax augustorum, sinistra libram et dextera cornæ capitæ (6).

---

(1) Marcus Antonius, né en 88, tribun en 50 av. J.-C., serviteur zélé de César contre Pompée.

(2) Caius, Julius Cesar, Octavius, Augustus, né l'an 60 av. J.-C.

(3) Tiberius César, né en 42 av. J.-C., Empereur romain de 14 à 37 apr. J.-C.

(4) Tiberius Claudius Nero, empereur romain 14 à 37 apr. J.-C. 79 ap. J.-C.

(4) Tiberius Claudius Nero, empereur romain 14 à 37 àp. J.-C.

(6) Flavius Julius (Nepos), empereur d'Occident au Ve siècle.

GORDIANVS PIVS Imperator felix augustus Roma eternæ Romæ insidensibus armis, dextera hastam, sinistra (le reste est effacé sur le mémoire (1).

CAIVS LIMIVS in triumpho vigurum. Médaille consulaire.

## *Médailles de bronze*

CESAR AVGVSTVS pontifex maximus, in medio S. C. (Senatu consulto).

DIVVS AVGVSTVS pater patriæ cum aquilla volante Globo insidente.

IMP DIVI FILII cum capitibus AVG (usti) et AGRIPAE (2) coronatis. Corona rostrata cum crocodilo catena ligato ad palmam, corona et vexilla colonia nemausensis (COL. NEM.) (*Monnaie de Nîmes*) (2).

On en trouve quantité de cette espèce.

Une autre *cum navi et corona*.

CESAR AVGVSTVS, arcus triumphalis cum duabus Victoriis (3).

AVGVSTVS PATER PATRIAE. Ex altera parte templum Providentiæ (déesse providence).

CESAR AVGVSTVS GERMANICVS.

TIBERIVS, cum arcu triumphali (Tiberius Claudius Cesar Augustus). (4).

Une deuxième pièce de Tiberius Claudius Cesar cum Pallade (Minerve) armata; une troisième avec Libertas.

CAIVS Cesar cum Vesta (déesse) (3).

CLAVDIVS cum Pallade (Minerve).

---

(1) Gordianus Pius (Marcus Antonius), empereur romain 238-244 ap. J.-C.

(2) Agripa, gendre d'Auguste, 63 à 13 av. J.-C.

(3) J. Caius Cesar Augustus, 101 à 44 av. J.-C.

(4) Claude (Tiberius Claudius), né en 42 av. J.-C., empereur 14 à 37 ap. J.-C.

NERO cum Victoria alata mondum sustentans (1).

DOMITIANVS Augustus cum spe (2).

IMP. DIOCLETIANVS conservator Jovi. — Dextera hasta — sinistra fulmen.

Le même cum Genio populi romani (3).

COMMODVS AVG cum Pallade (4).
(*deux exemplaires*)

ANTONIVS cum cornu copiæ spoliis (5).

FAVSTINA AVG (usta) cum Deo salutis sedenti dextera (6).

JVSTINA AVG (usta) Julia Antonia (7).

MARCVS AGRIPPA. Lucii filius, consul tercum coronna rostrata, cum Neptuno, cum tridente et delphino. — S. C. (gendre d'Auguste).

MAXIMVS cum genio populi, dextera pantera cum arca ignita, senestra cornu copiæ (frappée à Lyon. — percussa Lugduno) (8).

MAXIMVS delectus (8).

CLAUDIVS cum Pallade.

MAXIMVS cum Jove Victoria (8).

TALIANVS cum serva Dianæ Augustæ.

---

(1) Lucius, Domitius Néro Claudius, fils de Domitius Œnobarbus et d'Agrippine, gendre de Claude, empereur 54 à 68 après J.-C.

(2) Titus Flavius Sabinus Domitianus, fils de Vespasien, empereur de 81 à 92 après J.-C.

(3) Caius, Valerius Aurelius, empereur romain 284 à 305 après J.-C.

(4) Lucius, Aurelius, Antoninus Commodus, empereur 180 à 192 de J.-C., fils de Marc Aurèle et de Faustine.

(5) Marc Antoine, triumvir romain, zélé serviteur de César contre Pompée.

(6) Faustine, la fille ou la femme d'Antonin le Pieux. 1er siècle.

(7) Impératrice romaine, femme de l'empereur Valentinien, en 368 de J.-C.

(8) Claudius Pupienus, Maximus, empereur romain après les Gordiens en 237 de J.-C. ou peut-être Maxime Petrone, empereur d'occident en 455.

ANTONIVS Germanicus.

DOMITIANVS IMP. (erator) Fortuna augusta : dextro Guberna, sinistra cornu copiæ (avec une Fortune tenant de la droite un gouvernail, de la gauche une corne d'abondance.

GORDIANVS PIVS.

GRATIANVS cum Victoria, Captivum sustentans (1).

IMP. (erator) PROBVS (2) cum templo.

Une médaille exprimant un vœu qu'on faisait à Esculape pour la santé d'*Auguste* qui était malade à Narbonne.

« Toutes ces médailles cy dessus ont été trouvées dans la paroisse des Bains par les païzans en labourant la terre, et il n'y en a aucune de contrefaite, les fourberies de *Paduan*, de *Parmézan* ni des *Cartron* les trois fameux contrefaiseurs des médailles antiques ne peuvent avoir lieu ici ». (Abbé DELMAS).

D'autres monnaies romaines ont été découvertes après celles dont le curé DELMAS donne la nomenclature dans son mémoire manuscrit. Ses héritiers vendirent à un moine de Sorèze ces monnaies qui ont disparu à tout jamais. Voici la détermination de quelques-unes des médailles découvertes par divers.

Une monnaie celtibérienne.

Une monnaie avec la contre-marque de Tibère.

TRAJANVS Imperator (Crinitus) emp. 98-117 de J.-C.

MARCVS-AVRELIUS IMP (erator) 222 à 235 (2).

A. SEVERVS IMP (erator) né en 209 m. en 235 (3).

(1) Flavius Gratianus, empereur romain chrétien, né en 359, mort en 383.

(2) Marcus-Aurelius-Valerius PROBUS, empereur romain, 276-282 de J.-C.

(3) Severus Alexandre (Marcus-Aurelius Alexianus), empereur 222-235.

Alexandre du Mège, ex-ingénieur militaire, membre de la Société des Antiquaires de France, de l'Académie des Sciences, Inscriptions et Belles-Lettres de Toulouse, etc..., etc..., a attribué aux empereurs suivants les monnaies que M. P. Urbain de Fleury, propriétaire des Bains de Rennes, lui confia pour la détermination.

| | |
|---|---|
| Jules César | Domitien |
| Auguste | Trajan |
| Caius César | Adrien |
| Tibère | Antonin Pie |
| Caligula | Marc-Aurele |
| Claude | Alexandre Sévère |
| Néron | Valerien |
| Vespasien | Constantin |

Du Mège, dans une lettre à M. de Fleury Urbain, fait remarquer que MM. Carbon et de Montégut, conseillers au Parlement de Toulouse, lesquels allaient passer le temps des vacances à Rennes, « *ont rapporté des Bains une grande quantité de médailles qui faisaient l'ornement de leurs cabinets* ».

Plus de quatre cents médailles en or, en argent et en bronze ont été recueillies à Rennes par l'abbé Bertrand, « antiquaire recommandable », et du Mège (Loco citato)), cite six monnaies de l'empereur Gallien, à revers différents : « On voit sur l'une une *biche*; l'autre offre le *Centaure* tenant une lyre avec la légende : APOLL... CONS...; la troisième une figure militaire et les mots : VIRTVS AVGVS...; la quatrième la *Fortune* avec la légende FORTVNA

REDVX; la cinquième la *Victoire* tenant une couronne VICTOR (ia) AVG (usta); la sixième, enfin, présente la figure de la Paix et les mots : PAX AVG (usta) ».

Du Mège cite encore huit médailles dont six de l'empereur *Galien*, une de l'empereur *Gordien*, la 8e est *celtibérienne* avec une tête d'homme à l'avers, et au revers un cavalier portant une branche de laurier.

Sage, dans un Mémoire lu à l'Académie des Sciences de Toulouse en 1746 signale dans le cabinet de feu le président de Caulet « antiquaire remarquable », un objet qu'il tenait du curé Delmas. C'était une *lampe sépulchrale* dont les Romains se servaient ».

Il existe encore à Rennes, incrustés depuis 1932 dans le mur de l'hôtel de la Reine, au-dessus de la buvette chaude :

1° *Deux pièces sculptées en pierre* du pays. *Chapiteaux* ou *socles de colonnes* ayant appartenu à des temples ou à des édifices d'une importance incontestable;

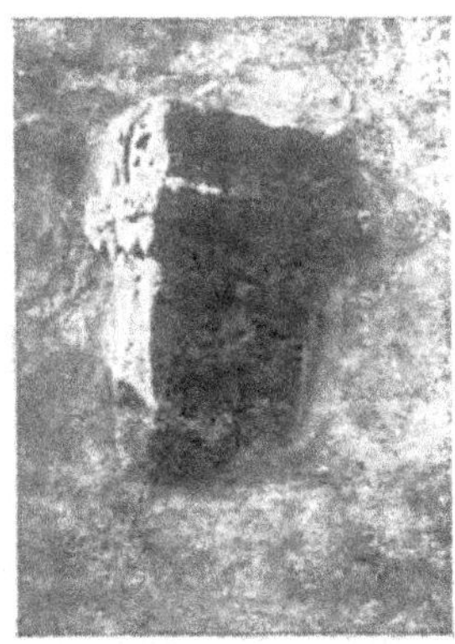

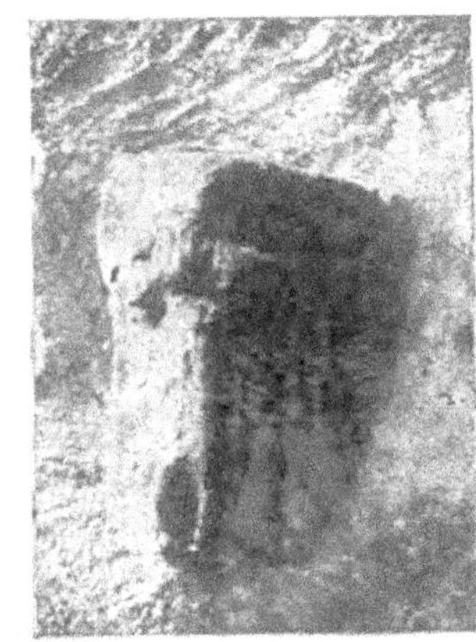

Chapiteaux romains

2° *Une très belle urne* antique de moyenne dimension, (10 litres), à large col, à corps renflé, sans anse, montée sur un pied. Sous le rebord en boudin de l'ouverture, court une frise à feuilles de laurier.

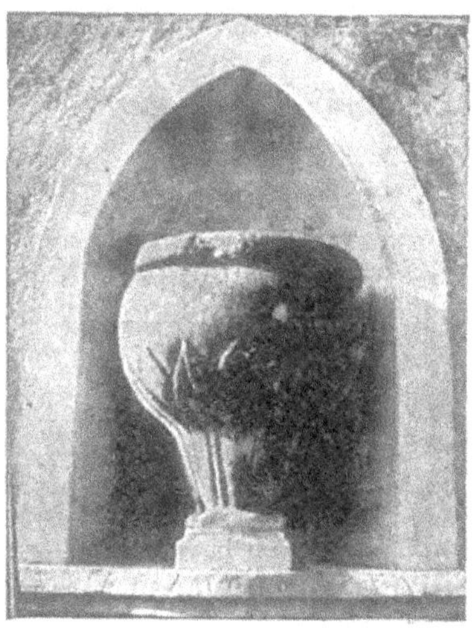

Vasque romaine

Ces 3 objets découverts dans des fouilles pratiquées à Rennes-les-Bains, ornaient autrefois la fontaine ferrugineuse du *Cercle* (Voir page 23).

On peut voir incorporée dans le mur du presbytère, côté jardin, une élégante *antéfixe* représentée par la figure 1 de la Planche I de notre monographie, planche empruntée à l'ouvrage du docteur Gourdon (1).

(1) Stations thermales de l'Aude : Rennes-les-Bains. — Toulouse: Hérail Durand et Delpuech. — 1874. — Docteur Gourdon.

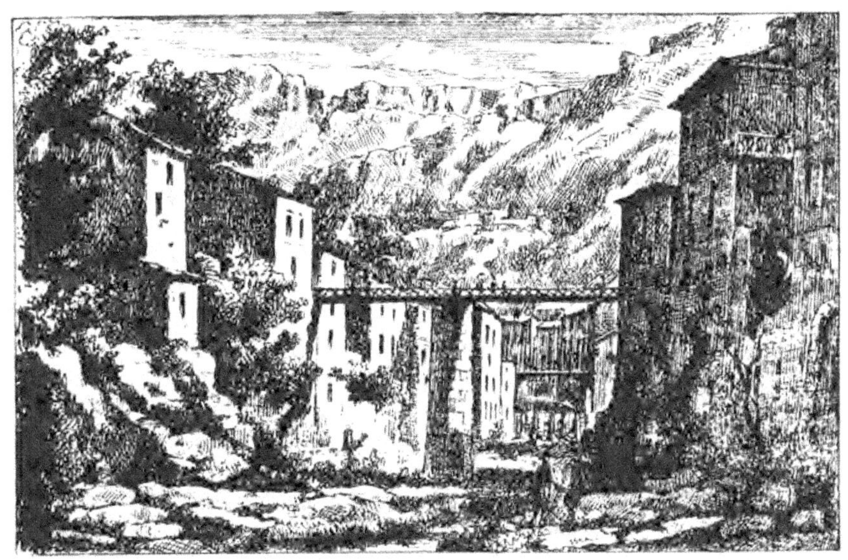

RENNES-LES-BAINS en 1870 : Vue sur la Sals, Ancien village et Bain Fort

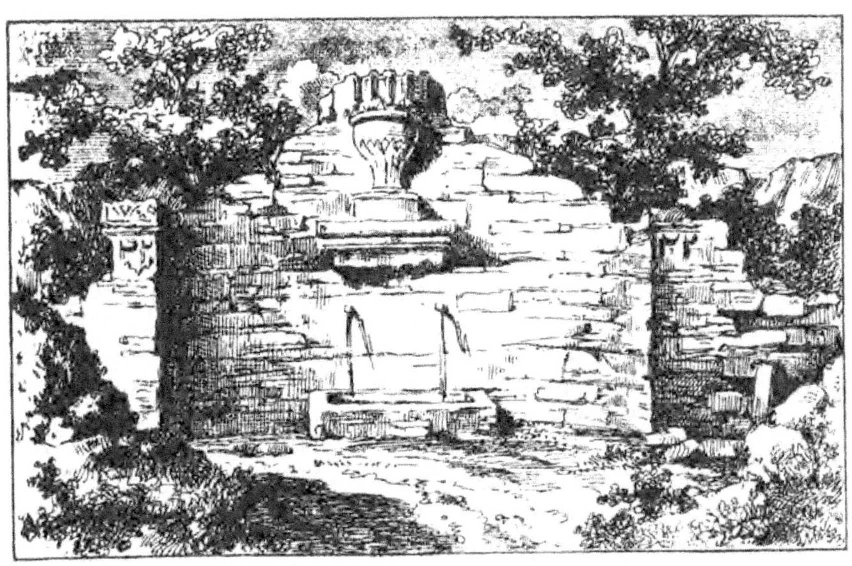

RENNES-LES-BAINS : Fontaine du Cercle — Vasque et Chapiteaux gallo-romaines

Gravures extraites de l'Ouvrage du Dr Gourdon " *Stations Thermales de l'Aude* "

Paul Urbain de FLEURY et son fils Henri Paul de FLEURY avaient créé un petit musée local avec les objets découverts à Rennes à des époques différentes et spécialement au commencement du XVIIIe siècle. Ils ont été longtemps conservés dans le cabinet de MM. de Fleury, en voici la nomenclature ; les planches ci-jointes en sont la représentation :

1° Des fragments de *briques à rebord* et de *tuiles à crochet* de facture gallo-romaine ;

2° Un beau fragment de corniche en marbre blanc, formant une plaque de 15 millimètres d'épaisseur ; les initiales en onciale

L - F - N -
P -

Pl. II fig. 13

3° Des fragments de *poteries vernies* (de la Graufesenque) avec frises et rinceaux.

Pl. II fig. 9

4° Des vestiges de statues, artistiquement traités : a) un bras complet avec une main tenant un œuf en marbre blanc ; ce membre détaché a une longueur de 0,60 centimètres (Pl. II. fig. 11) ; b) une main tenant un serpent enroulé dans une patère, en marbre blanc, de la longueur de 0 m. 36 cent. Pl. II. fig. 10) ; c) une main enserrant un linge, en marbre blanc, de 0,15 cm. (Pl. II. fig. 12). Cette dernière pièce doit être rapprochée d'une main ornée de bagues, tenant également un fragment de linge, et trouvée dans les ruines du temple de la Seine (1).

« La main à l'œuf indique la renaissance de la vie que procure l'usage des eaux thermales. La main, enserrant le linge, sert de symbole à une station thermale et indique le geste de l'essuyage et du

(1) La Gaule thermale. (Bonnard et Percepied).

massage; le serpent, enfin, est l'emblème de la médecine ».

Ces membres détachés de statues de marbre sont plus grands que nature et les symboles qu'ils représentent semblent prouver qu'ils ont orné des temples importants d'*Esculape* ou d'*Hygie* (1).

Mais Bonnard et Percepied estiment qu'il n'est pas obligatoire que ces mains et ce bras aient appartenu à des statues mutilées. On connait en effet des exemples de mains tenant divers objets qui sont des œuvres complètes par elles-mêmes et constituent tout simplement des ex-voto.

M. Marius Cathala, le savant archéologue et paléontologiste, ancien président de la Société d'Etudes scientifiques de l'Aude, croit personnellement à l'existence de la statue à laquelle appartenait la main à l'œuf. Il situe même la présence de cette statue dans l'hôtel meublé Chaluleau, à Rennes-les-Bains, au milieu d'une cour extérieure, où des sondages pratiqués par lui-même ont amené de la poussière de marbre qu'il croit venir de cette statue. Nous désirons que le propriétaire de cet hôtel ne continue pas à s'opposer à toute recherche.

Combien il serait intéressant, s'il est vrai que la statue existe, de la mettre au jour et de l'édifier sur la place de notre station!

L'hôtel *Chaluleau* semble d'ailleurs bâti sur des substructions fort anciennes. Des réparations opérées dans cette maison en 1928, ont fait découvrir des fondations à gros blocs que M. Rouzaud, ancien président de la *Commission archéologique de Narbonne*, attribue à d'anciens édifices romains, *temples* ou *palais*.

---

(1) Docteur Gourdon. — Stations thermales de l'Aude.

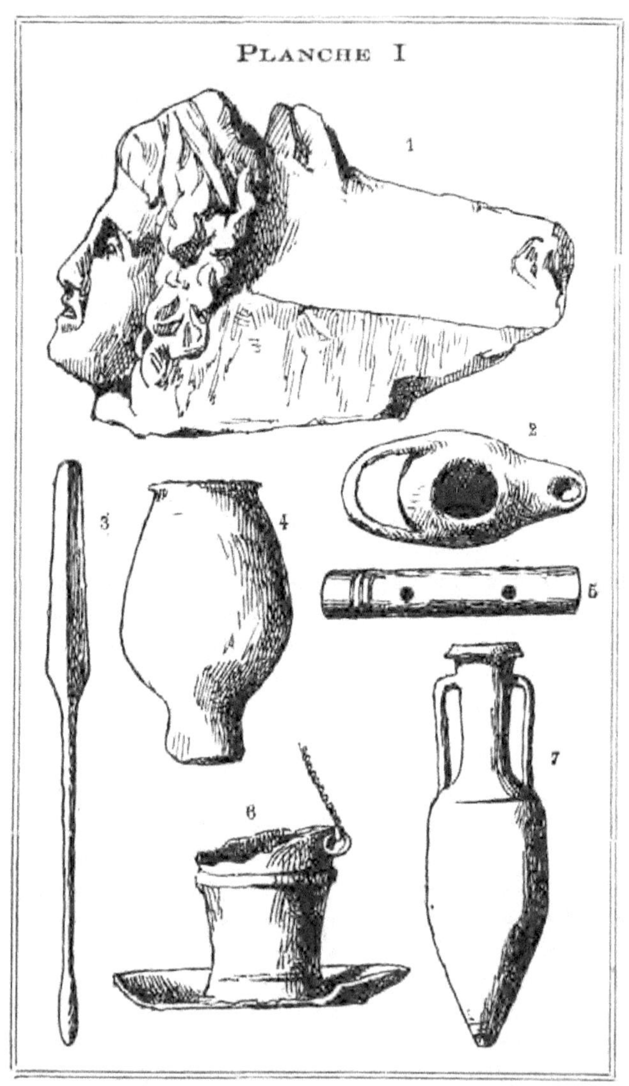


Objets Gallo-Romains découverts au XVIIIe siècle
dans le Territoire de Rennes-les-Bains

Extrait de l'Ouvrage du Dr Gourdon
" Stations Thermales de l'Aude "

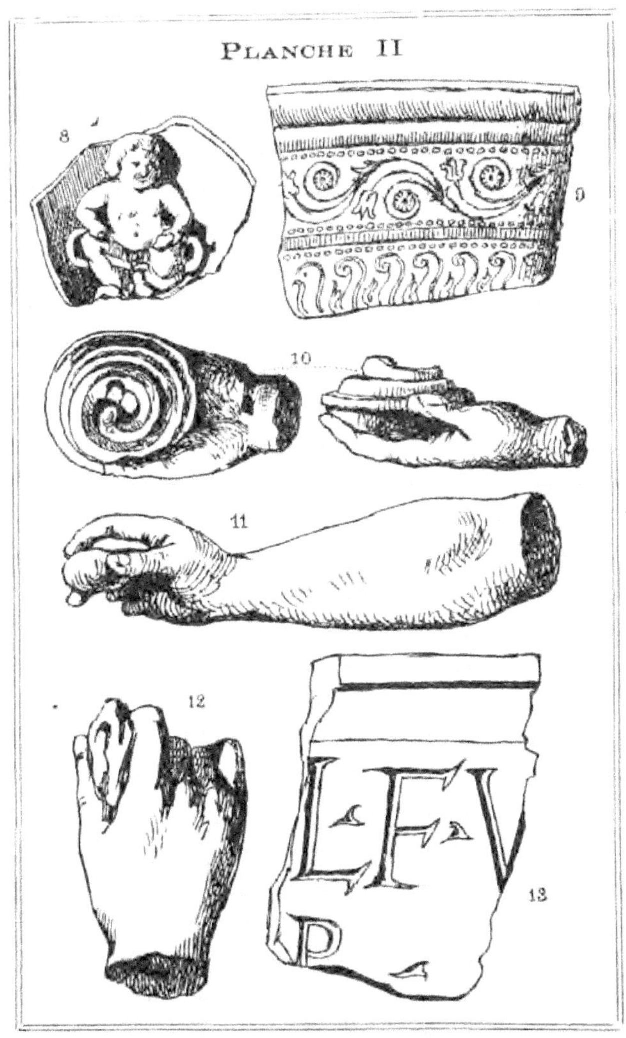


Objets Gallo-Romains découverts au XVIIIe siècle
dans le Territoire de Rennes-les-Bains

Extrait de l'Ouvrage du Dr Gourdon
" Stations Thermales de l'Aude "

Dans le petit musée créé par la famille de FLEURY, on trouvait encore : une *amphore* complète allongée, de 1 mètre de hauteur, à culot et à anses (Pl. I. fig. 7) ; un *petit vase en terre* **cuite** blanche, trouvée dans une urne ; un *Hercule enfant* étouffant deux serpents de ses bras, en *relief sur un fragment de poterie* (Pl. II. fig. 8) ; une *lucerna* (lampe romaine en terre (Pl. I. fig. 2) ; une *lampe en plomb*, oxydée ; des *stylets* (Pl. I. fig. 3) ; des *boucles en bronze* (fibulæ) ; un *instrument de musique*, sorte de *flûte* en ivoire percée de trous (Pl. I. fig. 5).

En faisant, en 1799, des réparations à la source de la Reine (1), on a découvert une voûte en pierre de taille, écroulée dans un bassin de 16 pieds de long et 12 de large, dont le fond était pavé en marbre blanc et entouré d'un schiste noir très dur et d'un très beau poli. Cette voûte a été détruite au cours de la construction de l'hôtel de la Reine.

Dans une des allées du parc de la Reine, on peut, encore en ce moment, constater à 15 mètres au-dessus de la galerie actuelle, la présence d'un bassin rectangulaire comblé de terre et dont les murs sont bâtis sur le roc avec un ciment fait de *chaux*, de *brique et de machefer*. JULIA et LIGNON (loco citato), signalent cette piscine et le docteur GOURDON affirme que, en 1874, on a découvert les restes d'une *canalisation en plomb*, qui, au moyen d'une pompe en bois (?), amenait l'eau de la source recueillie dans une piscine.

Signalons, d'après JULIA et le docteur GOURDON, de nombreuses substructions de *bâtiments* et d'*édifices importants*, de *mosaïques* découverts au commencement du siècle dernier.

(1) Julia. — Loco citato.

Il existe à l'entrée du territoire de Rennes, un peu au Sud de la Station, une pièce de terre à Pousseilo, Section B du plan cadastral de la commune de Rennes, dans laquelle, après des labours récents, il est possible de recueillir des *fragments de poteries* et de *vases en argile rouge* de toutes les formes, et qui présentent les caractères de *poteries gallo-romaines*

Un peu au-dessous des bains de la Reine, sur la rive droite de la Sals, on a découvert les débris d'une ancienne habitation possédant des *dallages à la mosaïque*, des *tessons de vieilles poteries*, des *tuiles à rebord*.

Nous avons nous-même recueilli dans le talus situé en face de l'hôtel des Bains de la Reine, des *tessons de poteries* de diverses formes, de la *vaisselle*, des *flacons de verre* à parfums, des *fragments d'enduits d'appartements*, des *ossements d'animaux comestibles*, des *écailles d'huitre* et d'autres *coquillages*. C'est dans cet endroit que Louis PECH, de Narbonne, en 1844 (1) avait deviné l'emplacement d'une maison romaine (rive gauche de la Sals, à l'entrée supérieure du parc); dans les ruines de cette maison, écrasée par un bloc de pierre, on a ramassé des *cendres*, du *charbon*, des *briques*, du *verre pilé*, des *ossements d'animaux*, des *écailles d'huitre* de la Méditerranée, des *clous de fabrication antique*, un *fragment de vitre épaisse et verdâtre*, semblable à ceux que l'on a retirés des fouilles de Pompéï.

BONNARD et PERCEPIED (2) rapportent que le docteur GOURDON signale dans son ouvrage sur « les *Stations thermales de l'Aude* » que, dans le lit de la Rivière de la Sals, tout près de la *Source ferrugi-*

(1) Greppo. — Etudes archéologiques sur les eaux thermales de la Gaule. 1846. Lettre de l'auteur.

(2) La Gaule thermale.

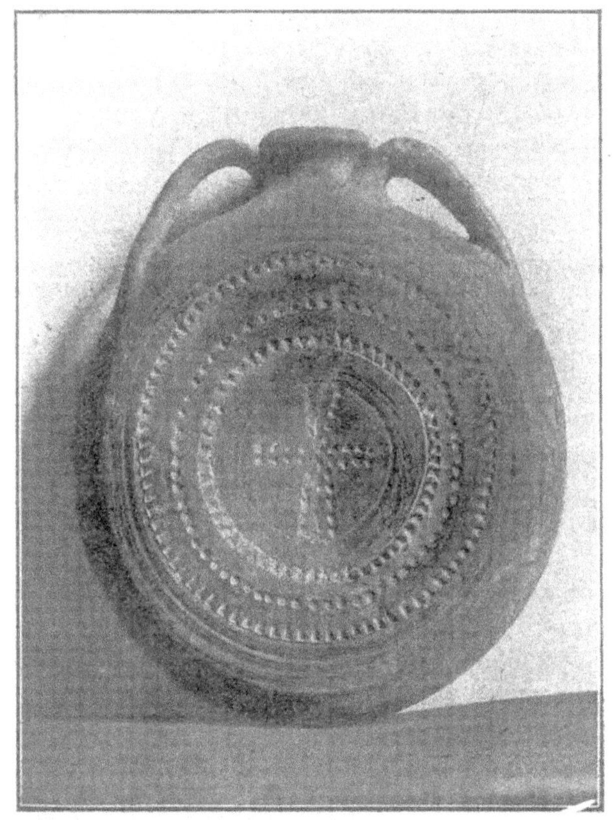

Cliché L. Collet

Gourde du V$^{e}$ ou VI$^{e}$ Siècle
découverte à Rennes-les-Bains

*neuse du Pont*, on voit percés dans la roche et régulièrement alignés sur deux rangs, distants d'environ deux mètres, des trous de pilotis, sans doute destinés à créer une force motrice, dont l'utilisation est aussi inconnue que l'époque à laquelle remonte ce travail en rivière.

M. le curé Boudet (1), desservant de Rennes, en 1886, a offert à M. Rouzaud, membre de la *Commission archéologique de Narbonne*, des objets romains découverts dans la station. Ce sont : 1° *Un vase de terre sigillé*, orné (1er ou 2e siècle de notre ère); 2° *Diverses poteries noires* plus tardives; 3° *Une gourde* du Ve ou VIe siècle, avec la croix *chrétienne estampée*. Nous reproduisons la photographie de ce dernier objet, après en avoir obtenu l'autorisation de notre ami, M. Rouzaud.

Nous avons, dans les pages précédentes, ressuscité le mémoire bien intéressant du curé Delmas, desservant de Rennes-les-Bains, en 1709, qui y rappelle la découverte par Catel (1633) de *l'inscription sépulturale* romaine et les deux statuettes de *Jupiter* et de *Mercure*, et l'on a pu se rendre compte de l'importance des découvertes qu'il signale : monnaies, urnes et poteries. Le curé Delmas fait aussi la description des bâtiments ruinés des Bains de la Reine et attire l'attention entre autres choses, sur des chambres contigües à l'établissement thermal, « appartements que l'on retrouve dans les thermes romains ».

Les monnaies d'or, d'argent et de bronze consulaires ou impériales donnent une date précise aux objets découverts, faciles d'ailleurs à déterminer,

---

(1) Auteur de la **Langue Celtique et Cromleck de Rennes-les-Bains**, Pomiès, 1886.

grâce à leurs formes et à leurs usages probables. Les fragments de statues plus grandes que nature, les substructions grandioses de constructions et d'installations religieuses et balnéaires, que l'on ne s'est pas malheureusement appliqué à conserver, nous permettent d'affirmer que, sur l'emplacement actuel du village de RENNES-LES-BAINS et dans les environs immédiats, s'élevait une ville thermale d'une certaine importance « *où se donnait rendez-vous la colonie romaine de Narbonne* », dit le rapport de M. BOTTIN, écrit sur les travaux de la *Société des Antiquaires de France*, T. II. 1820. (P. 358 de la *Gaule Thermale de* BONNARD *et* PERCEPIED).

« Lorsque l'on découvre une longue série de monuments « dans un lieu, que ces monuments sont de diverses « sortes, qu'ils attestent un long usage, on en conclut « que ce lieu a été anciennement habité, et selon le « caractère des monuments, on désigne le peuple qui a « possédé cette habitation. Les objets découverts à Ren- « nes sont presque tous romains ; on doit donc en conclure « qu'après la conquête des Gaules, les vainqueurs ayant « découvert les vertus des eaux minérales de cette station, « y formèrent un établissement important et qui, sans « doute, fut renommé ». (du MÈGE. — Lettre à M. de « Fleury. *Journal des Bains de Montferrand*, — 1819).

Si l'on tient compte qu'à côté des monnaies Romaines, DELMAS, SAGE, du MÈGE, signalent la découverte de monnaies celtibériennes, que du MÈGE affirme qu'il lui a été soumis, parmi les médailles trouvées à Rennes, une monnaie portant une tête inconnue et au revers un cheval courant surmonté d'un croissant, ainsi qu'une seconde monnaie portant une inscription grecque, il ne serait pas téméraire d'affirmer que la fondation de la station remontait à une plus haute antiquité.

## II. — LES BAINS DE RENNES DU XIIe SIÈCLE A LA FIN DU XVIIIme

D'après DELMAS, curé de *Rennes*, il a été découvert un assez grand nombre de monnaies du Moyen-âge, mêlées avec les autres monnaies antiques (1).

« Beaucoup de monnaies anciennes, écrit du MÈGE, et que vous conservez dans votre cabinet, annoncent que dans le Moyen-âge, les Bains de Rennes n'ont pas cessé d'être fréquentés » (2).

Ces pièces de monnaie ont été malheureusement perdues, comme tous les objets qui composaient le musée Fleury.

Mais il existe des documents écrits qui, s'ils sont muets sur la composition des sources chaudes de Rennes et sur les bâtiments construits au-dessus des sources, au moyen âge, n'en consacrent pas moins l'existence de ces eaux thermales depuis le XIIe siècle (3).

Dès 1162, il est fait allusion (*Gallia christiana*, T. VI, Inst. c. 109), à l'« *Ecclesia Sancti Nazari de* AQUIS CALIDIS qui est confirmée, par le pape Alexandre III, parmi les biens du monastère d'Alet dont BERNARD était abbé. Or, *Saint-Nazaire* est bien encore le patron de la commune de Rennes qui était appelée à cette époque moyennâgeuse AQUAE CALIDAE (Sources chaudes, bouillantes).

(1) Voir : Journal des Bains de Rennes, p. 16, 1819 et Mémoires de la Société des Antiquaires de France, T. III, 1821, p. 56 et suivantes.

(2) Lettre de du Mège à M. le marquis de Fleury.

(3) Abbé Sabarthès. — Dictionnaire topographique de l'Aude.

Fonds LAMOTHE, dans sa *Notice historique sur la Ville de Limoux*, à la page 5, signale pour l'année 1307, dans les environs de Limoux : VALNEI pour *Balnei*, faisant allusion à la communauté où sourdaient les Eaux thermales voisines de MONTFERRAND.

En 1347, les *Archives vaticanes* citent le « *Rector de* BALNEIS DE MONTEFERRANDI ».

Dans le tome VI, p. 269, les *Ordonnances des rois de France* signalent « *Locus de Monteferrando* et BALNEIS (1377).

En 1371, Noble Jean de VOIZINS dit tenir du Roy *Valneriis* (pour Balneriis), *Montferrand*, *St-Just*...

Et en 1406 (14 janvier) « Noble Jacques de MARGFRANC, fils et héritier de demoiselle Jeanne de Voizins, veuve de noble Sicard de MARGFRANC, prête serment de fidélité pour « les lieux de RÈGNES-LES-BAINS, « *Montferrand*, *Albézu*, *St-Just*... à lui appartenants « en toute juridiction et avec tous les habitans, hom- « mes et femmes nais et à naistre, ensemble la moitié « pour le lieu de Montazels ».... (Mss. de la Bibliothèque de Carcassonne, n° 9551, f. 12 et folio 73).

La station thermale de LIMONS, *Limous* ou *Lymous* est manifestement citée par Maître François RABELAIS (L. II. Ch. XXXIII) dans son remarquable roman satirique « les *Faicts et dicts du géant Gargantua et de son fils Pantagruel*, à propos de la maladie « qui tourmenta si fort le bon *Pantagruel* » et dont il guérit en prenant......

« *force drogues lénitiques et diurétiques qui lui firent*
« *pisser son malheur. Son urine tant estoit chaulde que*
« *despuis ce temps là elle n'est encore refroydie. Et en*
« *avez en France en divers lieux, selon qu'elle print*
« *son cours, et l'on appelle les bains chaulx comme*: *A*
« CODERETZ, *à* LIMONS, *à* DAST, *à* BALLERUC, *à* NÉRIC,
« *à* BOURBONNENSY et ailleurs...... Et je m'esbahis gran-
« dement d'un tas de fols philosophes et médecins, qui

« perdant temps à disputer dont vient la chaleur de « ces dictes eaulx, ou si c'est à cause du baurach, ou du « soulphre, ou de l'allun, ou du salpêtre qui est dedans « la minière; car ilz ne y font que ravasser, et mieux « leur vaudroit se aller frotter le cul au panicault que « de perdre ainsi le temps à disputer de ce dont ils ne « sçavent l'origine; car la résolution est aysée, il n'en « fault enquester davantage, que les dicts bains sont « chaulx parce qu'ils sont yssus par une chauldepisse « du bon Pantagruel...... ».

Voilà une façon bien rabelaisienne de critiquer l'ignorance des savants qui, à son époque, cherchaient à établir l'origine des eaux chaudes. Retenons de notre côté la citation de la ville de *Limons* ou *Limous* que le satirique écrivain compte au nombre des stations thermales de France, à côté de *Cauterets*, *Balaruc*, *Dax*, *Bourbon Lancy*.

Mais à LIMOUS, il n'existe pas d'établissement thermal et le docteur ALBAREL, célèbre félibre narbonnais, estime que la station qu'a voulu désigner son auteur préféré, RABELAIS est celle de RENNES-LES-BAINS, dont les eaux possèdent une thermalité élevée (38° à 48°), qui n'a pris que plus tard l'appellation qu'elle porte aujourd'hui, laquelle elle doit au voisinage de REDAE (*Rennes-le-Château*), capitale du *Comitatus Redensis*.

Les Archives départementales de l'Aude, au sujet des recherches du diocèse d'Alet, désignent simplement du terme « *Baings* » les sources chaudes de

---

Voir Bulletin de la Commission archéologique de Narbonne, année 1924. T. XVI. 1re partie, pp. 124 à 130. -- Dr Albarel. qui fait passer Rabelais à Carcassonne, Narbonne, Limoux, entre 1534 et 1537.



6

MONTFERRAND. (1594. — Recherches du diocèse d'Alet et assiette du diocèse d'Alet).

En 1632, le pape Urbain VIII autorise l'abbé d'Alet de prendre les revenus de l'Eglise de St-Nazaire des « *Baings de Montferrand* ».

Nous avons déjà cité CATEL, à propos de l'inscription romaine qui se trouvait, de son époque, dans l'église de la Communauté (1633). Il appelait Bains de *Regnes* (appellation que nous avons déjà signalée comme existant depuis l'année 1406), les sources de MONTFERRAND.

Les *Baings de Montferrand* sont encore indiqués aux Archives du département de l'Aude à l'assiette du diocèse d'Alet en 1647, et la carte de ce diocèse porte en 1781 la communauté des mêmes *Baings de Montferrand*. Une pièce justificative (affiche de la vente des sources de Rennes comme biens nationaux) désigne Rennes-les-Bains de la façon suivante « Municipalité des BAINS ». (Archives de l'Aude).

Nous voyons donc que, dès les temps les plus reculés du Moyen âge, les sources thermales de RENNES actuel n'ont pas été ignorées. Mais il faut arriver jusqu'au 17e siècle, avec CATEL, et au 18e avec DELMAS, et avec LAMARQUE, médecin de Louis XIV, pour constater qu'il était fait usage de ces bains par les malades, et que, malgré la difficulté d'accès « *ils étaient fort appréciés par les gens qui s'y rendaient* ». (CATEL). « *Ils produisaient des effets merveilleux dans les fluxions, pour les douleurs, si l'humeur est froide, dans la débilité des nerfs...* », écrit le curé DELMAS, qui, le premier, à côté des indications thérapeutiques, essaye d'en donner la composition chimique. C'est le curé DELMAS qui fait la discrimination des trois sources de Rennes. Lui, le premier, les appelle « BAINS DE MONTFERRAND », communément dénommés BAINS DE RENNES.

BASVILLE, intendant de la Province du Languedoc, dans ses *Mémoires pour servir à l'Histoire du Languedoc*, signalera en 1731, au diocèse d'Alet, près de Limoux « les *Bains chauds* qui étaient fréquentés « par les Romains et où l'on trouve des médailles « et des inscriptions ». Mais il ne les désigne pas du nom de *Montferran* ou de *Rennes* : il les dit sourdre du lieu de *Kirvins*.

SAGE, en 1746, communique à l'Académie des Sciences de Toulouse, un Mémoire dans lequel il analyse la monographie du curé DELMAS, sans y ajouter rien de personnel. Il avait tenté d'expliquer l'inscription de CATEL ; mais « *ses recherches, ses conjectures, n'ont produit aucun résultat satisfaisant* ». (du MÈGE, loc. citato).

Suivant ASTRUC (1), médecin consultant du Roi, professeur de médecine au collège royal de France, la ville de *Redæ* (près Carcassonne), était la capitale du *Comitatus Redensis* (aujourd'hui comté du Razez). Dès l'année 871, on trouve des traces de cette ville de Redæ, puisque le roi *Charles-le-Chauve* la donna à BERNARD, comte de Toulouse, avec celle de Carcassonne. Elle se conserva plus de 200 ans, puisque ROGER, comte de Carcassonne, donna à RAIMOND son fils, en 1062, le château de *Redæ* avec *le* comté (*Castrum Redæ cum suo comitatu*). Mais, ajoute ASTRUC :

« cette ville a si absolument disparu qu'on en ignore « aujourd'huy jusqu'à la position. Je crois pourtant qu'il « faut la placer au village de RENNES, à quatre lieues « de Limous, qui est célèbre par ses baings. La situa- « tion convient, car le village de RENNES est dans le

(1) Mémoire pour l'Histoire naturelle du Languedoc. Paris. Guillaume Cavelier MDCCXL, pp. 189 et 190.

« *Razez*, le nom est le même car RENNES vient de *Redenæ*, « diminutif de *Redæ*. Enfin, on a trouvé et on trouve « encore tous les jours, près de ce village, beaucoup « de médailles qui prouvent qu'il y a eu autrefois en « cet endroit, une ville considérable ».

Nous ne pouvons accepter l'opinion d'ASTRUC au sujet de *Rennes-les-Bains* considérée comme la capitale du *Comitatus Redensis*. Rien dans la constitution du village des Bains et de ses environs n'a les allures d'un oppidum, capitale d'un fief important, comme devait l'être le *Castrum de Redæ cum suo Comitatu*, qui eut d'abord ses vicomtes propres et passa plus tard aux vicomtes de Carcassonne.

Le *Pagus Redensis* fut dès le XIe siècle, le chef-lieu d'une baronnie qui comprenait : *Rennes*, le *Bézu*, les BAINS, *Montferrand*, *Montazels*, *Moissan*, la *Valdieu*, *St-Just* et *Belfort de Voizins* (1)... « La « ville de *Redæ* fut complètement détruite, dit As- « TRUC, et on en ignore aujourd'huy jusqu'à sa po- « sition ». Erreur! Car nous trouvons dans l' « Histoire du Languedoc de dom Vaissète », (1002 — 1067 — 1070 — 1125 — 1130 — 1179 et 1185), la certitude que *Castrum et Civitas quæ dicitur Redes*, était bien bâti sur l'emplacement de RENNES-LE-CHATEAU, cet ancien oppidum gallo-romain, sur lequel existent des documents : 1° dans les archives de la Haute-Garonne (en 1185 et 1244); 2° dans le Mss. de la Bibliothèque de Carcassonne, n° 9551 (1428-1559); 3° Dans les Archives de l'Aude (1778). — (Rennes-le-Château a quatre tours, trois carrées et une ronde).

Les vestiges et les ruines que l'on aperçoit à RENNES-LE-CHATEAU, véritable capitale du comté du Ra-

(1) Abbé Sabarthès (L. C.).

zès, remontent à l'époque romaine et au Moyen-âge. Ce sont bien ceux d'une vieille ville fortifiée importante et comparable à la Cité de Carcassonne. Tandis que RENNES-LES-BAINS d'aujourd'hui ne possède aucun vestige de place forte. C'est l'ancienne communauté de AQUIS CALIDIS (1162) de *Locus et Balnei de Monteferrando* (1307 et 1377) des Bains de *Regnes* (1406 et 1633), des Bains de *Montferrand* (1647... Cette communauté des « *Bains* » a existé et a évolué en même temps que le *castrum* de *Redæ*, aujourd'hui *Rennes-le-Château*, ancienne capitale du « *Comitatus redensis* ».

M. LABADE, archéologue à Alet, nous a communiqué le document ci-dessous, découvert dans les archives de cette ville :

« Jean SENAC, conseiller ordinaire du Roy en son conseil, premier médecin de Sa Majesté, intendant général des bains et fontaines minérales et médicinales du Royaume, à tous ceux qui ces présentes verront, SALVT. .

« Ayant plu au Roy HENRI IV par les édits et lettres patentes du 1er may 1605, de donner pouvoir au feu Sieur de RIVIÈRE, pour lors son premier médecin, successeur en la dite charge, de lui nommer et présenter des intendants de la capacité requisé dans le lieu du Royaume où il se trouve des sources et fontaines minérales et médicinales, d'y établir des Directeurs, Inspecteurs, concierges, gardes-fontaines, baigneurs, baigneuses et tous autres officiers de la capacité requise tant pour la conservation et entretien des bains et fontaines que pour la distribution fidèle de leurs eaux et de commettre de nouveau des personnes de probité et capacités suffisantes pour faire le transport, la vente et la distribution des dites Eaux où besoin sera, lequel pouvoir aurait été confirmé par lettres patentes de sa Majesté Louis XIV de glorieuse mémoire, en date du 7 septembre 1710, ensemble par autres lettres patentes accordées par sa Majesté heureusement régnant à feu M. Chicaneau, notre prédécesseur, le 8 février 1733, registré à mon Grand Conseil le 7 septembre suivant, et à Nous par lettres patentes du 20 août 1752.

« Nous, en vertu du dit pouvoir qui confirme en notre faveur la surintendance générale des dites Eaux, à notre charge de premier médecin, et désirant pourvoir à ce que le public tire des Secours de celle de Rennes, en Languedoc, et trouver sur les lieux une personne en état de traiter des malades, et gratuitement les pauvres à ces causes savoir faisons :

« Qu'étant bien et dûment informé des bonne vie et mœurs, probité, religion catholique, apostolique et romaine, le sieur Jean Icard, ancien chirurgien major des Vaisseaux du Roi, de ses capacités, expériences dans sa profession qu'il exerce avec honneur,. du bon et louable rapport qu'il nous a été fait de sa personne, avons nommé et choisi, nommons et choisissons par ces présentes le dit Sieur Icard pour être sous le haut plaisir de sa Majesté pourvu de l'état d'office de *Chirurgien Inspecteur* des Eaux minérales et médicinales des Bains de Rennes pour lui en jouir aux honneurs, privilèges, prérogatives, prééminences, immunités, franchises, droits, profits et semblables attachés au dit office.

« Sera cependant, le dit chirurgien inspecteur, subordonné à l'Intendant des dites Eaux de Rennes, soit qu'il y en est un, ou qu'à l'avenir nous jugions nécessaire d'y en nommer et seront les présentes enregistrées où besoin sera.

« En foi de quoi nous les avons signées, fait contresigner par notre Secrétaire ordinaire et à icelles apposer le sceau de nos armes.

Donné à Versailles, le Roy y estant, le 1er janvier 1765, SENAC, signé et plus bas par Nous, le premier médecin du Roy, LAMARQUE, signé ».

Enregistré le 11 août 1765.

Il n'est donc pas douteux que Rennes était exploité comme station thermale au XVIIIe siècle et que déjà à ce moment les médecins inspecteurs existaient et qu'il en existait un, à Rennes, M. ICARD, chargé de la conservation et l'entretien fidèle des Eaux médicinales, de leur application aux malades, et gratuitement aux pauvres ».

De GENSANNE (1), membre de l'Académie Royale des Sciences de Montpellier, correspondant de l'Académie royale de Paris, député pour la visite générale des mines, a décrit les trois sources de Rennes et leur aménagement. Nous ne saurions mieux faire pour bien apprécier le degré d'installation des établissements thermaux de la station, à cette époque, que de transcrire sa relation :

« Ce qu'on appelle les BAINS DE RENNES n'est qu'un petit village dont les maisons adossées au rocher, bordent la petite rivière de la *Sals*. Il y a trois sources principales qui ont différents degrés de chaleur.

« Celle qu'on appelle BAINS CHAUDS (2) est au cinquantième degré de chaleur au thermomètre Réaumur; les eaux de cette source ne servent que pour les douches,

(1) Histoire naturelle de la Province du Languedoc. T. IV. Montpellier, chez Rigaud Pons, rue de l'Aiguillerie. — 1778.

(2) Appelés **Bains de la Maison** par Delmas, plus tard **Bain Fort**, aujourd'hui **Bains Romains.**

parce que leur chaleur ne permet pas de résister longtemps dans le bassin (1).

« La source appelée BAIN DE LA REINE est au 36e degré de chaleur. Il y a un bain de deux toises de longueur sur environ huit pieds de largeur, entouré d'une mauvaise baraque en planches, où il n'y a pas la moindre commodité.

« La troisième source, connue sous le nom de BAINS MOYENS ou BAIN DOUX est au 32e degré de chaleur. Il y a un bain pour les hommes et un bain pour les femmes dans un bâtiment assez propre; on y entre par un vestibule qui aboutit à deux petites chambres, une pour chaque bain.

« Ce que j'ai remarqué de peu propre et même très dangereux, c'est que les eaux de ces bains sont communes et se communiquent. Je ne connais rien, en effet, de si malsain et de si malpropre, que de voir plusieurs personnes affectées de différentes maladies, se baigner à la fois dans une même eau.

---

(1) Le docteur **Lignon** (Journal des Bains de Rennes 1818), corrige cette donnée et attribue aux **Bains chauds (Bain fort)** 41° Reaumur.

(2) Un document authentique rapporté par **Fédié** (Histoire du Razès) (1880) et le docteur **Gourdon** (Stations thermales de l'Aude. 1874), raconte que la reine de Castille, **Blanche de Bourbon**, chassée en 1367 par son mari, Pierre le Cruel, se réfugia au château de **Pierre Pertuse** avec Henri de Transtamare, frère naturel de ce dernier. (Hist. Languedoc. Dom Vaissète). (Cartulaire de Mahul T. IV. p. 586). La légende raconte que c'est de Pierrepertuse que Blanche de Bourbon, reine de Castille fut transportée en litière, accompagnée d'une nombreuse escorte, aux Bains de Rennes (à ce moment Balnea de Monteferrando). Après quelques semaines de traitement, la Reine atteinte d'écrouelles, fut complètement guérie. Et c'est en considération et en souvenir de cette guérison que la source où elle s'était baignée fut baptisée : **Source de la Reine**, dénomination qu'elle porte encore aujourd'hui.

« Ne serait-il pas de la sagesse du gouvernement d'obliger les propriétaires des bains du Royaume, ordinairement très lucratifs, d'y établir le même ordre et la même police que j'ai vu pratiquer aux bains d'*Aix-la-Chapelle?* Ici, chaque bain est séparé et n'est que pour une seule personne. Il reçoit l'eau par un robinet qui aboutit au conduit commun de la source; on peut même, en se baignant, renouveler cette eau, ce qui ne contribue pas peu à l'efficacité et aux bons effets de ces bains.

« Dès qu'un malade a pris son bain, on le vide par un robinet qui est en bas, et on y fait tomber de l'eau commune qui vient d'un autre conduit et avec laquelle on le nettoye proprement, et pour lors, le bain est prêt à recevoir un autre malade qui s'y baigne à son tour.

« Il y a même dans cette ville de ces sortes de bains chez des particuliers que des gens de distinction louent pour eux seuls et où personne autre ne se baigne pendant leur séjour. C'est ainsi qu'on peut obtenir de ces sortes de remèdes les bons effets que l'on peut naturellement en espérer. Qu'est-ce qui empêcherait qu'on en fit autant chez nous? (1).

« Au surplus, les eaux de Rennes ne déposent aucun sédiment, ce qui caractérise leur bonté. Il y a, un petit quart d'heure au-dessous des bains, une source qui n'est que tiède et dont on boit. Cette source est laxative et on l'estime fort salutaire ».

---

(1) M. J. **Poux**, archiviste départemental, nous a communiqué une fort intéressante pièce justificative côtée dans les archives de l'Aude à la série Q, n° 423. C'est une affiche remontant au 25 novembre 1793 (ancien style), 5 fructidor, an II.

District de LIMOUX

Canton d'ARQUES

Municipalité des BAINS

« **Vente de biens nationaux saisis sur les frères Fleury, émigrés, dont le père réside à Toulouse.**

« **Vente en 3 lots :**

Le 1er lot comprend terres, Herms et Bois (suivent les noms des parcelles)

On indique 18° pour la source ferrugineuse du Pontet. Il semble bien que c'est la source à laquelle GENSANNE fait allusion.

Ce chapitre du livre de Gensanne sur les sources de Rennes, constitue un véritable programme d'amélioration et d'installation. Il devait être donné aux membres de la famille de FLEURY de le réaliser.

---

« Le deuxième lot est composé : 1° des **Bains doux**, placés sur un grand chemin, dont les bâtiments contiennent trente-six cannes, divisés en deux appartements et vestibule avec deux bassins dont l'un pour les hommes et l'autre pour les femmes. A côté se trouve encore un troisièle bassin destiné à faire baigner les pauvres, le tout situé section C n° 394.

2° Dans la même section n° 400, se trouve un couvert avec bassin à se baigner, situé près la rivière de la Sals, appelé **Bain** dit de la **Reine**, contenant le dit couvert 7 cannes.

3° Dans la même section n° 462, le bain appelé **Bain Fort**, avec une maisson servant d'auberge en contenance de 117 cannes composé des appartements (assez commodes et en quantité suffisante pour contenir environ 60 personnes).

4° Les écuries et paillés joignant la susdite maison en contenance de 45 cannes estimé le tout au prix de **28.000 livres.**

« Le 3e lot sera composé d'un moulin farinier moutant à deux meules sur la rivière de Sals avec sa chaussée, le tout limitrophe du susdit corps de logis divisé d'iceluy par un mur de refente et qui sera réuni au présent lot, le dit moulin affermé moyennant 64 setiers de blé, mesure de Limoux, estimé au prix principal de 8.000 livres.

Signé (Illisible).

« N. B .— Les entiers lieux ci-dessus désignés sont affermés à Pierre **Cros** par contrat du 3 mars 1789, pour finir en mai 1795. moyennent 3589 livres dans le prix duquel sont compris les meubles et effets attachés à l'auberge et qui ne sont pas compris dans l'estimation ci-dessus et par conséquent ne fairont point partie de l'adjudication des immeubles ».

Ce document fort intéressant, indique, grâce à la description des lieux, que les établissements thermaux se trouvaient en 1792, dans une situation absolument semblable à celle dans laquelle les avait vus de Gensanne 15 ans plus tôt, en 1778.

Il nous apprend encore qu'à la Révolution, les Bains de Rennes étaient la propriété de la famille de Fleury, laquelle nous trouverons en possession jusqu'en 1890.

Les fiefs de *Montferrand*, de la Communauté des Bains et du château de *Blanchefort*, appartenaient au XVIIIe siècle à Messire François d'HAUTPOUL, marquis de *Blanchefort*. Les sources thermales de la communauté des *Bains* passèrent en la possession de Messire Joseph d'Hautpoul, chevalier, marquis d'Hautpoul, qui épousa le 26 septembre 1752, sa cousine, noble Marie d'Hautpoul-Blanchefort, comme il appert de l'acte de mariage dont copie suit, et que M. POUX, archiviste de l'Aude, a bien voulu extraire du registre paroissial de la communauté de *Rennes-le-Château*.

## PIÈCE JUSTIFICATIVE

« *L'an mil sept cens cinquante deux et le vingt* « *sixième jour du mois de septembre, après avoir* « *fait la puplication d'un ban le vingt quatrième* « *dud. mois, quatrième dimanche du courant, du* « *futur mariage entre messire Joseph Marie d'Haut-* « *poul, fils légitime et naturel de messire Jean An-* « *toine d'Hautpoul, chevalier, marquis d'Hautpoul,* « *et de feu dame noble Catherine de Bermond de* « *Puyserguier, de la paroisse dud. Hautpoul-Félines,* « *diocèze de St-Pons, d'une part, et demoiselle noble* « *Marie d'Hautpoul, fille légitime et naturelle de mes-*

Comment les de Fleury, anciens seigneurs émigrés, de **Montferrand**, les **Bains** et **Blanchefort** devinrent-ils nouveaux acquéreurs en l'an IV ? Aucune pièce des Archives ne l'indique. Le procès-verbal d'adjudication a été égaré. Nous savons par un opuscule de M. Prosper de Fleury, Préfet à Mende (**Sources minérales de Rennes, canton de Couisa**, édité par l'imprimerie Leconte, à Crépy-en-Valois, Oise), que ces sources furent achetées par la famille de Fleury, le 27 Floréal, an IV, époque à laquelle avait été fixée par l'affiche d'expropriation la vente des biens et des sources de Rennes comme biens nationaux.

« *sire François d'Hautpoul, chevalier, marquis de* « *Blanchefort, et de dame noble Marie de Nigri* « *d'Ablès, d'autre part, au prone de la messe par-* « *roissielle, réverendissime père en Dieu Monseigneur* « *l'évêque et comte d'Allet ayant donné dispense du* « *second et troisième ban, comm'il paroit par ses* « *lettres en forme du vingt deuxième du courant,* « *insinuées et conterollées le même jour au bureau* « *des insinuations du présent diocèze ; et semblable* « *puplication ayant été faite en l'église parroissielle* « *du lieu d'Hautpoul-Félines, avec même dispense* « *du second et troisième ban accordée par Monsei-* « *gneur l'évêque de St-Pons, comme il conste par* « *ses lettres en forme du dix neuvième du présent* « *mois duement insinuées et conterollées au greffe* « *des actes eclésiastiques du diocèze dud. St-Pons* « *et visées par mond. seigneur évêque et comte d'Al-* « *let, ayant gardé le tout devers moy, ensemble le* « *certificat de la puplication d'un ban faite aud.* « *lieu d'Hautpoul par Mr me Cresme, prêtre curé,* « *lequel certificat a été visé par mesd. seigneurs* « *evêques, et ne s'y étant trouvé aucun empêche-* « *ment de part ni d'autre, mond. reverendissime* « *père en Dieu Monseigneur l'évêque d'Allet a pro-* « *cédé à la célébration du mariage, et ayant inter-* « *rogé les parties et reçu leur mutuel consentement* « *les a solennelement conjoints par parolles de pré-* « *sent, ez presences de Mr me Pierre Félix Mercier,* « *prêtre, résident à Allet, Mr Jean Rougeat, notaire* « *royal de Peyriac, résident aud. lieu, Mr Pierre* « *Laran, avocat en Parlement, résident à Quillan,* « *et du Sr Barthelémy Captier, habitant aud. Rennes,* « *pris pour témoins, signés avec messire François* « *d'Hautpoul, marquis de Blanchefort, dame Marie*

« *de Nigri d'Ablès* (1), *père et mère de l'épouse, Mon-*
« *seigneur l'évêque et comte d'Allet, procureur fondé*
« *de messire Jean Antoine d'Hautpoul, père de*
« *l'époux, lesd. seigneur et dame épouse, autres pa-*
« *rents, et nous curé dud. lieu.*

+ f. Evesque d'alet. Dhautpoul

Marie Dhautpoul

Dhaupoul blanchefort

Dablés de Blanchefort  Le cte Dhaulpoul

Le chr. Dhautpoul D'argentieres

mercier  Rougeac  Sarant

Coynier  Bigou curé

(1) Marie de Nigri d'Ablès, dame de Blanchefort, seigneuresse de la paroisse de Rennes-le-Château, décédée à Rennes-le-Château, le 17e jour du mois de janvier 1781, à l'âge de 61 ans. (Registres de Rennes-le-Château. — Archives de la Préfecture de l'Aude.

(2) Fac-simile des signatures des personnalités ayant assisté au dit mariage.

Du mariage de Messire Joseph-Marie d'HAUTPOUL avec demoiselle Marie d'HAUTPOUL-BLANCHEFORT, sa cousine, naquit demoiselle Anne-Gabrielle-Elisabeth d'HAUTPOUL-BLANCHEFORT, seigneuresse de Blanchefort, Rennes-les-Bains, Rennes-le-Château, Montferran. . . . . . . .

Cette dernière fut épousée par Messire Paul-François-Vincent de FLEURY, originaire de la communauté de Caux qui se trouve aujourd'hui dans le département de l'Hérault.

Messire P.-F. Vincent de FLEURY eut deux fils qui en 1793 furent expropriés, pour cause d'émigration, des biens qu'ils possédaient, entre autres de ceux des BAINS (terres, habitations, sources thermales), que dame Anne-Gabrielle-Elisabeth d'HAUTPOUL-BLANCHEFORT avait portés en dot à M. P.-F. Vincent de FLEURY.

L'un d'eux, Paul-Urbain de FLEURY, né en 1778, racheta le 27 floréal an IV, ces propriétés vendues comme biens nationaux.

Paul-Urbain de FLEURY épousa dame Henriette de GIRONS et mourut le 7 août 1836 à Rennes-les-Bains, à l'âge de 58 ans.

Son fils Henry-Paul-Elie de FLEURY, né en 1820, mourut le 10 septembre 1875, à Rennes-les-Bains, à la survivance 1° de ses quatre enfants : Gabrielle, Louise, Jeanne et Geneviève ; 2° de sa veuve Jeanne de CASTILLON DE SAINT-VICTOR.

Ses biens et les établissements thermaux en particulier, furent vendus à la barre du tribunal civil de Limoux, le 11 juillet 1884 et adjugés à ses filles aînées, Gabrielle et Louise de FLEURY. Mais les adjudicataires n'ayant pas satisfait aux conditions du cahier des charges, les biens et leurs dépendances furent revendus sur folle enchère, le 7 juin 1889, à MM. Coll, Satgé et Bories.

(1) Pour la généologie des membres de la famille de **Fleury**, voir les registres paroissiaux et les registres de l'état civil de **Rennes-le-Château** et de **Rennes-les-Bains**.

*« Dans la 3e partie de notre Bulletin, M. le Dr Courrent nous conte l'historique des Bains de Rennes depuis le 18e siècle jusqu'à nos jours, et nous apporte ainsi la suite attendue de la notice historique de 1934. A la lecture vous serez empoignés par l'intérêt passionnant de ce récit qui ne doit cependant rien à l'imagination, mais seulement à la confrontation de documents historiques indiscutables, à ce seul caractère on peut reconnaître un auteur qui domine parfaitement son sujet, sujet qui lui est cher d'ailleurs, puisqu'il s'intègre étroitement à sa vie, à sa carrière médicale et scientifique si magnifiquement remplie. »*

R. HYVERT

Président de la Société d'Etudes Scientifiques de l'Aude

Séance de Janvier 1938

## CHAPITRE II

# Les BAINS de RENNES

(Leur développement depuis la fin du XVIII^e siècle)

« Les études sur les origines d'une « Station Thermale nous renseignent « effectivement sur la composition des « eaux, leurs indications et leurs usa- « ges. Ce n'est pas chercher ici de « pures satisfactions d'historien. »

Dr CAZAINTRE.

Nous avons analysé, dans le chapitre précédent, des documents sur les familles d'HAUTPOUL-FÉLINES, marquis d'Hautpoul, d'une part, et d'HAUTPOUL-BLANCHEFORT, seigneur de *Montferrand*, des Bains (Rennes) et de Blanchefort, d'autre part. De l'union des deux derniers descendants de ces familles : Messire Joseph-Marie d'HAUTPOUL-FÉLINES et demoiselle noble Marie d'HAUTPOUL-BLANCHEFORT, naquit une fille unique, demoiselle Anne-Gabrielle-Élisabeth d'HAUTPOUL-BLANCHEFORT, qui apporta en dot tous ses biens, entre autres, les *Sources thermales de Rennes et leurs établissements*, à son époux, Messire Paul-François-Vincent de FLEURY, originaire de la communauté de Caux (Hérault).

Ces derniers laissèrent en héritage à leurs deux fils, Jean-Baptiste-Vincent-Eléonor et Paul - Urbain, les Bains de Rennes dont ces derniers furent expropriés en 1793, ainsi que de tous leurs biens, pour cause d'émigration.

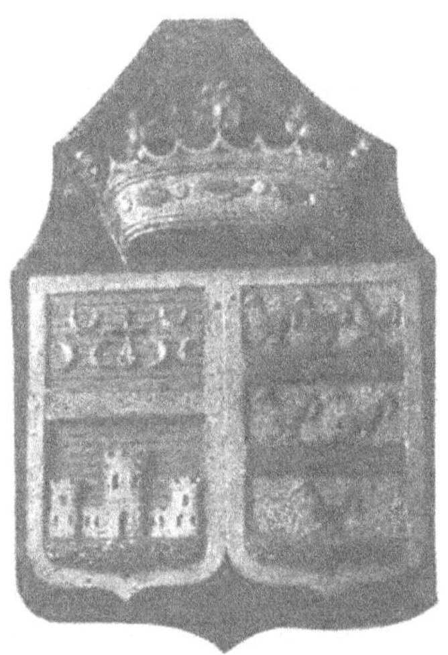

Blason des Fleury-d'Hautpoul (1)

Mais en l'an IV, Paul-Urbain de FLEURY racheta les terres et les établissements thermaux de Rennes, et sur les instances des médecins du département « qui désiraient connaître les principes des sources chaudes et froides de Rennes, desquelles les effets salutaires se répandaient dans les provinces méridionales de la France », il se préoccupa, dès son acquisition, de faire procéder, pour la première fois, à l'analyse chimique des eaux.

(1) Les Fleury d'Hautpoul portent : « d'azur à fasce d'or, accompagnée en chef d'une hermine accostée de 3 croissants d'argent mal ordonnés, et en pointe d'un château d'argent ajouré et maçonné de sable, qui est de Fleury.

« D'or à 2 fasces de gueules, accompagnées de 6 coqs de sable, la patte droite levée crêtés et barbés de gueules posés 3, 2 et 1 qui est d'Hautpoul-Blanchefort.

En 1803, Julia FONTENELLE et LABOUISSE-ROCHEFORT étaient installés en baigneurs aux bains de Rennes, et ce dernier nous apprend, dans son livre (*Voyage à Rennes*) (1) que son compagnon commença ses premières analyses des eaux au cours de cette première visite à Rennes. Quant à ses observations personnelles, Labouisse-Rochefort les consigne en phrases lapidaires : « *les eaux de Rennes produisent vraiment des miracles ; j'y ai vu un jeune homme perclus et que les premiers jours on était obligé de porter à la piscine dans une chaise, commencer à agir après le douzième bain, et moi-même, je me sens déjà très soulagé de mes douleurs par ceux que j'ai pris* ».

M. de FLEURY (Paul-Urbain) « voulant mettre à profit le bienfait que la chimie a rendu à la médecine, en décelant les composés dissous dans les eaux thermales », s'adressa à M. le Sénateur, comte de BERTHOLLET, gouverneur de la *sénatorerie* de laquelle dépendaient les bains de *Rennes*, pour en rechercher la teneur. Ce savant chimiste chargea son élève et collaborateur, J.-S.-E. Julia Fontenelle, ex-professeur adjoint et préparateur en chef de chimie pharmaceutique, membre de plusieurs Sociétés savantes, de procéder à cette enquête.

JULIA avait déjà effectué, comme nous le disions plus haut, des investigations personnelles sur la composition chimique de ces eaux, poussé qu'il était, par sa curiosité personnelle de savant. Il s'adjoignit M. Dominique REBOULH, pharmacien chimiste à Carcassonne, fort avantageusement connu et, le 12 fructidor an XIII (1805), JULIA-FONTENELLE et REBOULH, accompagnés par FRÉJAQUE, médecin, membre du

(1) Edité en 1832 à Paris, chez Achille Desanges.

jury médical, Fabre, pharmacien à Narbonne, chimiste réputé, se rendirent aux *Bains de Rennes*, anciennement appelés les *Bains de Montferrand*, pour procéder, sur place, à l'analyse des eaux chaudes minérales et des sources froides, « *persuadés qu'ils étaient de l'utilité absolue de ce déplacement, car cette opération faite sur des échantillons transportés et qui ont séjourné dans des bocaux, ne peut rendre un compte exact de leur composition* ».

A la suite de très importants travaux, Reboulh et Julia établirent un long rapport intitulé : « *Analyse des Eaux minérales de Rennes, au 4e arrondissement du département de l'Aude* ». Les résultats de leurs recherches furent consignés dans le tome 56 des *Annales de chimie*, et dans les *journaux de médecine de Montpellier et de Paris*.

Nous avons la bonne fortune de posséder dans nos archives l'exemplaire original de ce rapport. Les auteurs y font la topographie des lieux, étudient les propriétés physiques des eaux, exposent les résultats de leurs analyses chimiques, posent les indications et affirment les effets thérapeutiques des différentes sources.

Nous ne saurions mieux faire, au lieu d'en faire une analyse incomplète, que de reproduire in-extenso cet important rapport. Nous livrerons ainsi au public la silhouette de Rennes, de ses eaux médicamenteuses et de ses établissements, tels qu'on les trouvait aux premières années du XIXe siècle.

# TOPOGRAPHIE

« Les bains de **Rennes** étaient autrefois désignés sous le nom de bains de Montferrand. Le village de Rennes, dont la population n'excède pas 350 personnes, est situé dans une gorge étroite formée par deux chaînes de montagnes dont la direction est Sud-Nord, à 6 lieues Sud de Carcassonne et 15 S.-O. de Narbonne. La petite rivière de Salz traverse à peu près tout le territoire de cette commune et la divise elle-même en deux parties, dont la plus considérable est située sur la rive droite; elle est adossée aux racines d'une montagne argileuse, siliceuse et calcaire sur la croupe de laquelle il existe, à hauteur d'environ 40 mètres, un filon de fer, où l'on remarque des traces d'ancienne exploitation. En parcourant cette montagne, on rencontre, au Sud du village, des mines de jayet contenant du succin. Elles ont été pendant longtemps l'objet d'une exploitation, à l'époque où l'usage de cette espèce de bijouterie était très répandu. Elles ont été abandonnées à cause des trop grands frais d'une exploitation difficile. Les mines de jayet ont été délaissées depuis plus de 50 ans, et cependant, après un si grand laps de temps, on peut encore trouver dans les décombres des fragments de jayet et de succin.

« A côté de ces mines de jayet, on peut reconnaître quelques-unes de fer sulfaté. Au Nord et près de Montferrand, l'on découvre des traces de travaux considérables sur des mines de sulfure de plomb, de plomb vert, de houille et de ce même métal à l'état de sulfate et de sulfure. On rencontre aussi des carrières de marbre très dur.

« La Montagne qui est au Sud-Est de ce dernier village, offre une quantité prodigieuse de coquillages pétrifiés; on y remarque surtout des **cornes d'Ammon**, des **Turbinites** de diverses sortes, des **oursins**, des **bivalves**, etc., etc.

« Sur la rive gauche de la rivière, les montagnes présentent plusieurs mines de fer, de cuivre, des terres à foulon actuellement exploitées; une mine d'argent et quelques efflorescences que nous avons jugées être de nature cobaltique.

« Nous aurions voulu pouvoir nous convaincre de l'existence d'une mine d'or que les traditions du pays placent du côté de

Blanchefort. Elle a été indiquée par MM. Catel (1), de Basville, intendant de la province de Languedoc (2), de Gensanne (3) et en dernier lieu de Barante, préfet de l'Aude (4); mais toutes ces recherches que nous avons faites à cet égard, ont été inutiles.

# LES SOURCES

« Les sources des eaux minérales de **Rennes**, sont au nombre de cinq, dont trois thermales et deux froides.

« Les sources thermales forment ce qu'on appelle le **Bain Fort**, le **Bain de la Reine** et le **Bain Doux** ou **Bain des Ladres** (5).

« Les sources froides sont connues sous les noms de Source du Cercle et de Source du Pont. On nous a assurés que, pendant l'hiver, cette dernière conserve une température supérieure à celle de l'atmosphère.

« Le Bain Fort est dans l'une des auberges du village, l'auberge Tiffou, à la droite de la rivière. Toutes les autres sont situées sur la rive opposée et de telle manière qu'à environ 550 mètres du Bain Fort que nous prendrons pour repère, on trouve, dans la direction du Sud-Ouest, la source du Cercle, au Nord et à 100 mètres de distance celle de la Reine; celle du Bain doux ou bain des Ladres coule à 130 mètres plus bas dans la même direction; et la cinquième enfin, à 100 mètres au-dessous de cette dernière est en aval du Pont.

---

(1) Mémoires sur l'Histoire du Languedoc. — **Catel.**

(2) Mémoires sur l'Histoire du Languedoc. — **Basville**, 1734.

(3) Histoire naturelle de la province du Languedoc. Montpellier chez Rigaud Pous.

(4) Essai sur le département de l'Aude. — Carcassonne. — **Barante** 1802.

(5) Le curé **Delmas** (1709) désigne ces sources sous les dénominations suivantes : Bain de la **Maison (Bain Fort)**. Bains de la **Reyne** et Bains des **Ladres.**

**De Gensanne** les appelle : **Bains Chauds, Bains de la Reine Bains moyens** ou **Bains des Ladres.**

« Les montagnes de Rennes forment le premier appendice des Pyrénées et une continuation de la chaîne connue sous le nom de Hautes-Corbières, qui va se rattacher à l'Ouest, à cette espèce de nœud qui forme, vers le col de Naurouze et Castelnaudary, le point de partage entre les eaux de l'Océan et celles de la Méditerranée; et à l'Est aux montagnes de la Clape qui communiquent elles-mêmes avec celles de l'arrondissement de Saint-Pons et des Cévennes.

« La gorge où sont situées les sources de Rennes, est perpendiculaire à la grande chaîne des Pyrénées et forme une vallée transversale qui est évidemment de formation secondaire.

## PROPRIÉTÉ PHYSIQUE DES EAUX

« Les eaux des cinq sources sont claires et incolores; celles du Cercle exhalent cette odeur forte qui caractérise les eaux ferrugineuses. Celle que répand l'eau des Ladres est véritablement hépatique; elle devient encore plus sensible, au moment où l'on vide les bassins. Les eaux des autres sources sont inodores.

« Exposée à l'action de l'air, l'eau du Cercle donne un principe que nous avons reconnu être un oxyde de fer; l'eau de cette source est la seule qui ne dissout pas bien le savon.

« Ces eaux diffèrent par leur saveur; celle du Bain Fort s'annonce par une amertume légère; on reconnaît celle du Cercle à sa saveur fortement styptique et à un peu d'acidité; celle de la Reine est austère (âpre, astringente); celle des Ladres est d'une amertume prononcée et un peu salée; celle du Pont n'est que fade. L'eau du Bain Fort laisse échapper à la source du gaz acide carbonique. On trouve à côté de ce Bain une source qui a la même propriété; elle est dans le lit de la rivière, mais nous avons cru superflu d'en faire mention, parce qu'elle nous a paru n'être qu'une émanation du Bain Fort dont elle n'est séparée que par un mur.

« La température du Bain Fort est au 41° Réaumur; la température du Bain de la Reine au 32°; mais la chaleur doit nécessairement augmenter et d'une manière considérable, lorsqu'on aura terminé des réparations qui ne sont encore qu'ébauchées.

« Les travaux actuellement entrepris dans le bain de la Reine, ont spécialement pour objet de conserver aux eaux le plus de calorique qui se dégage et se perd aujourd'hui, le réservoir qui les contient et sert à les distribuer dans les baignoires se trouvant mal recouvert et en contact presque immédiat avec l'air atmosphérique. Le Bain de la Reine est le seul où les baignoires soient isolées. Il serait à désirer que le Gouvernement, en donnant au propriétaire de cet établissement des témoignages d'encouragement et de protection, prit l'engagement de faire jouir des mêmes avantages le Bain Fort et le bain des Ladres (1).

L'eau des Ladres est au 32° 1/2. Nous nous sommes enfin convaincus qu'elle possède cette onctuosité qu'on avait indiquée, et sur laquelle Reboulh, dans un premier mémoire, n'avait pu se prononcer, parce qu'il n'avait pu la reconnaître dans les échantillons transportés sur lesquels il avait opéré d'abord. Il n'est pas inutile de remarquer que cette onctuosité se manifeste d'une manière peu sensible dans les premiers instants de l'immersion; qu'on n'en éprouve bien les effets qu'après un séjour de quelques minutes dans le bain. Cette eau a en outre la propriété de conserver la peau dans un grand état de flexibilité et de moueteur (sic), de ne pas l'attaquer comme font communément les eaux vives, et de ne pas la rider, quelque temps, d'ailleurs qu'on y séjourne. Les eaux de ce bain ont en outre la propriété de colorer en jaune-brun, et en peu de temps, les pièces d'argent qu'on y plonge ».

..........................................................

Nous ne suivrons pas les auteurs de ce remarquable rapport dans le détail des expériences et des analyses chimiques qu'ils ont effectuées. Nous nous contenterons d'enregistrer les résultats de leurs opérations.

---

(1) Du temps de Gensanne, le Bain de la Reine était lui aussi constitué par une piscine.

Pour étudier la composition chimique des sources de Rennes, Julia et Reboulh ont fait évaporer 40 kilos d'eau de chaque griffon.

Nous transcrivons ci-dessous les chiffres des différents composés chimiques contenus dans ces 40 kilos d'eau, et en face, pour servir de terme de comparaison, les quantités de ces mêmes éléments contenus dans un litre d'eau.

## BAIN FORT

| 40 k. d'eau contiennent : | | 1 litre d'eau contient : | |
|---|---|---|---|
| Acide carbonique | 2 déc.-cub. | Acide carbonique | 50 c. c. |
| Muriate de magnésie | 24 gr. | Chlorure de magnésie | 0,665 |
| id. de chaux | 5 | id. de chaux | 0,125 |
| id. de soude | 2 | id. de soude | 0,065 |
| Sulfate de magnésie | 5 | Sulfate de magnésie | 0,125 |
| id. de chaux | 9 | id. de chaux | 0,225 |
| Carbonate de magnésie | 9,5 | Carbonate de magnésie | 0,237 |
| id. de chaux | 8,2 | id. de chaux | 0,205 |
| id. de fer | 4,5 | id. de fer | 0,113 |
| Substance silicieuse | 0,3 | Silice | 0,008 |
| Perte | 0,5 | Perte | 0,012 |
| | 68 gr. | | 1,780 |

## BAIN DOUX

| 40 k. d'eau contiennent : | | 1 litre d'eau contient : | |
|---|---|---|---|
| Gaz $H^2S$ | Indet. | Gaz $H^2S$ | Indet. |
| Muriate de chaux | 23 gr. | Chlorure de chaux | 0,575 |
| id. de magnésie | 5 | id. de magnésie | 0,125 |
| id. de soude | 8 | id. de soude | 0,200 |
| Sulfate de magnésie | 11 | Sulfate de magnésie | 0,275 |
| id. de chaux | 2,5 | id. de chaux | 0,0625 |
| Carbonate de chaux | 2,2 | Carbonate de chaux | 0,055 |
| id. de magnésie | 0,8 | id. de magnésie | 0,020 |
| id. de fer | 3 | id. de fer | 0,075 |
| Perte | 0,5 | Perte | 0,012 |
| | 56 gr. | | 1,3959 |

# BAIN DE LA REINE

| 40 k. d'eau contiennent : | |
|---|---|
| Muriate de Magnésie | 10 gr. |
| id. de chaux | 5 |
| id. de soude | 12 |
| Sulfate de magnésie | 3 |
| id. de chaux | 13 |
| Carbonate de magnésie | 9 |
| id. de chaux | 4 |
| id. de fer | 3,5 |
| Perte | 5 |
| | 60 gr. |

| 1 litre d'eau contient : | |
|---|---|
| Chlorure de magnésium | 0,250 |
| id. de chaux | 0,125 |
| id. de sodium | 0,300 |
| Sulfate de magnésie | 0,075 |
| id. de chaux | 0,325 |
| Carbonate de magnésie | 0,225 |
| id. de chaux | 0,100 |
| id. de fer | 0,088 |
| Perte | 0,012 |
| | 1,500 |

# SOURCE DU PONT

| 15 k. d'eau ont donné : | |
|---|---|
| Muriate de chaux | 1 gr. |
| id. de magnésie | 1 |
| id. de soude | 1 |
| Sulfate de magnésie | 1,5 |
| id. de chaux | 5 |
| Carbonate de magnésie | 1,3 |
| id. de chaux | 5 |
| id. de fer | 1 |
| Perte | 0,2 |
| | 8 gr. |

| 1 k. d'eau a donné : | |
|---|---|
| Chlorure de chaux | 0,067 |
| id. de magnésie | 0,067 |
| id. de soude | 0,067 |
| Sulfate de magnésie | 0,100 |
| id. de chaux | 0,034 |
| Carbonate de magnésie | 0,086 |
| id. de chaux | 0,030 |
| id. de fer | 0,067 |
| Perte | 0,001 |
| | 0.519 |

# SOURCE DU CERCLE

| 40 k. d'eau ont donné : | |
|---|---|
| Gaz carbonique | 1 déc. cube |
| Muriate de magnésie | 5 gr. |
| id. de calcaire | 2,5 |
| id. de soude | 7 |
| Sulfate de magnésie | 3 |
| id. de chaux | 4,5 |
| id. de fer oxygéné | 2 |
| Carbonate de magnésie | 3 |
| id. de chaux | 3 |
| id. de cuivre | 0,5 |
| id. de fer | 3 |
| Perte | 0,5 |
| | 34 gr. |

| 1 k. d'eau donne : | |
|---|---|
| Gaz carbonique | 425 mm. cub. |
| Chlorure de magnésie | 0,125 |
| id. de chaux | 0,063 |
| id. de soude | 0,175 |
| Sulfate de magnésie | 0,075 |
| id. de chaux | 0,118 |
| id. de fer oxygéné | 0,050 |
| Carbonate de magnésie | 0,075 |
| id. de chaux | 0,075 |
| id. de cuivre | 0,012 |
| id. de fer | 0,075 |
| Perte | 0,012 |
| | 0,855 |

La haute température du *Bain Fort*, semble s'opposer au mélange de l'acide carbonique libre dans son eau, et quoique la source en dégage une assez grande quantité, nous en avon peu obtenu par l'appareil hydrargyropneumatique.

Les eaux de cette source sont propres à remplir avantageusement les mêmes indications que les eaux de Balaruc. La petite portion de carbonate de fer qu'elles contiennent, semblerait même leur assurer une vertu plus fondante.

Ces eaux sont employées en bains et en fomentations. L'acide carbonique qu'elles dégagent les rend propres à être employées en vapeur.

*Il serait avantageux que le propriétaire se décidât à conduire hors de la rivière, la source qui sourd dans son lit et que nous regardons comme une émanation du Bain Fort*. La perte du calorique que ces eaux éprouveraient dans le trajet, la rendraient plus propre à être prise à l'intérieur (1).

La source du *Bain doux* ou des *Ladres* est la plus fréquentée; cette préférence lui est due à bien juste titre, à raison des propriétés des eaux et des effets qui en résultent. C'est la seule où la présence du *gaz hydrogène sulfuré* s'annonce par les réactifs et même par l'odorat (2).

D'après nos expériences, son *onctuosité* qui, jusqu'à ce jour, l'a fait regarder comme *huileuse* et *bitumineuse*, est due à la grande quantité de *muriate calcaire* qu'elle contient. Notre opinion est, à cet

(1) Ce griffon est aujourd'hui capté et vient augmenter le débit du Bain Fort).

(2) La présence d'$H^2S$ constatée par Julia est due à une autre cause que celle que ce dernier a indiquée. Nous donnerons plus loin l'origine de ce gaz.

égard, conforme à celle de M. FOURCROY; mais ce qui ne l'est point aux principes de ce célèbre chimiste, c'est l'existence simultanée dans cette même eau, du muriate calcaire et d'une certaine quantité de sulfate de magnésie. Nous y avons évidemment reconnu ces deux sels à la fois.

L'expérience suivante nous a prouvé que leur exclusion réciproque peut avoir des bornes; en effet, après avoir filtré un mélange de deux liqueurs composées, l'une de 5 grammes de muriate de chaux dans 30 grammes d'eau distillée; l'autre de 5 grammes de sulfate de magnésie dans pareille quantité d'eau, nous avons obtenu, après deux fois 24 heures, un précipité du poids de 2 décigrammes et 3 centigrammes. La liqueur abandonnée à elle-même pendant 15 jours, laissa sur le filtre un précipité du poids de 1 décigramme et 4 centigrammes; un mois après, la liqueur était parfaitement claire. C'est d'après ce fait que nous n'avons plus balancé à admettre simultanément le muriate calcaire et le sulfate de magnésie, dans les eaux minérales de Rennes.

« Le *Bain doux* est employé avec succès contre toute sorte *d'affections cutanées* et *vices psoriasiques*. On les administre avantageusement dans les *affections nerveuses*, la *suppression des menstrues*, les *douleurs rhumatismales, sciatiques* et les *affections goutteuses*.

« Les eaux du *Bain de la Reine* ont la propriété de déterger la peau d'une manière particulière. On les emploie avec succès dans les *engorgements des membres* à la suite des maladies aigues; contre toute espèce d'engorgement glanduleux, les épanchements laiteux, la chlorose, etc., etc. Elles cicatrisent rapidement les vieilles plaies, ou ulcères, même fistuleux qui ont longtemps résisté à des méthodes ou des traitements combinés. On les emploie contre les maladies cutanées, lorsque surtout elles ont résisté aux bains des Ladres.

« On fait, en ce moment à ces bains, des réparations essentielles; lorsqu'elles seront terminées, les eaux en seront encore plus efficaces.

« Les eaux du *Pont*, prises intérieurement, sont légèrement laxatives; mais les buveurs rempliraient mieux les indications qu'ils se proposent, s'ils donnaient leur préférence aux eaux de la source que nous avons dit être une émanation du Bain Fort.

« Les eaux de la source du *Cercle* ont en tout l'aspect phisique (sic) des eaux de Wals, auxquelles elles ressemblent parfaitement, abstraction faite de l'infiniment légère quantité de sulfate de cuivre qu'elles contiennent. La propriété qu'elles ont, à la source, de rougir fortement la teinture végétale, prouvent qu'elles contiennent des gaz acide carbonique libre. Le dépôt d'oxide (sic) de fer qu'elles laissent précipiter par une courte exposition à l'air, l'espèce de bouillonnement qu'elles éprouvent à l'impression du plus léger degré de chaleur, confirment aussi l'existence de cet acide.

« Ces eaux sont employées en boisson depuis des siècles, sans que personne ait éprouvé les effets des substances cuivreuses; l'on a seulement remarqué qu'elles ne conviennent qu'aux tempéramments robustes. Les enfants et les personnes délicates ne les supportent que mitigées avec l'eau d'orge.

« 4 à 5.000 (1) personnes se rendent annuellement à ces Bains. Ce nombre augmenterait encore de beaucoup, si les malades n'avaient à craindre de

---

(1) Ce chiffre de 5.000 personnes est certainement exagéré. Les renseignements donnés après Julia contredisent cette opinion. Julia et Reboulh ont certainement voulu dire que l'on donnait à Rennes 4 ou 5.000 bains par saison.

manquer de logement, et surtout si le chemin de troisième classe, par lequel on y arrive, était réparé, ce qui engagerait le propriétaire à exécuter ses projets d'agrandissement ».

*Signé* : JULIA, REBOULH.

Le rapport de l'an XIII, de JULIA et REBOULH que l'on vient de lire, fut l'amorce d'une monographie fort importante sur les *Bains de Rennes* (1). JULIA seul la publia et la dédia à M. le Baron TROUVÉ, Préfet de l'Aude, qui, dans son ouvrage de 1818 (2), consacra lui-même un intéressant chapitre aux sources et à la station de *Rennes*.

Cette dissertation de JULIA est précédée d'une *introduction*, dans laquelle l'auteur affirme que vers la fin du XVIIe siècle, BAYLE et DUCLOS firent les premières tentatives pour la découverte des principes minéralisateurs des *eaux médicinales*, et consigne la très efficace influence de M. Paul Urbain de FLEURY, sur l'étude analytique des eaux de *Rennes* en 1805.

L'ouvrage est divisé en quatre parties :

Dans la première, il expose la topographie des Bains de Rennes. Il en fait l'historique suivant les écrits de CATEL, ASTRUC et BASVILLE, rappelle son origine romaine et analyse le mémoire du curé DELMAS (1).

---

(1) **Dissertation sur les eaux minérales des Bains de Rennes**, par H. S. E. **Julia.** — Toulouse : Imprimerie de J.-M. Douladoure, 1814.

(2) **Description générale sur le département de l'Aude.** T. II. p. 56. — Baron **Trouvé.** — Firmin Didot, Paris, 1818.

La deuxième partie n'est que la reproduction de son rapport de 1805, écrit en collaboration avec Reboulh, et dans lequel il reproduit les analyses chimiques des cinq sources de Rennes : *Bain Fort*, *Bain de la Reine*, *Bain Doux* ou des *Ladres*, *Source du Pont*, *source du Cercle*. Pour la première fois sont imprimés les résultats d'expériences chimiques ; pour la première fois sont exposées les propriétés physiques et thérapeutiques des eaux, sont énoncés, discutés, critiqués les modes d'application de ces eaux et énumérées les maladies dans lesquelles elles sont employées.

Dans le troisième chapitre, Julia fait l'exposé d'une quarantaine d'observations médicales, qu'il tient, dit-il, du docteur Alary, l'élève et l'ami du grand Barthez, du docteur Sizaire, ancien médecin des armées d'Espagne et de Portugal, lesquels, tous deux, surveillent et dirigent les malades qui viennent demander aux eaux de *Rennes* soulagement à leurs maux. Parmi ces observations, nous en avons compté plus de la moitié, qui ont trait à des sujets atteints d'*affections rhumatismales*. Déjà, de ces observations, peut-on déduire la spécialisation thérapeutique des sources de *Rennes-les-Bains*.

Nous aurons, dans le cours de notre monographie, l'occasion fréquente de nous reporter à la dissertation de Julia, laquelle constitue la première étape d'une série de travaux d'hydrologie et de thérapeutique thermale qui ont successivement été publiés jusqu'à nos jours sur les eaux de *Rennes*.

En précurseur averti, Julia, à la suite des observations médicales publiées dans sa *dissertation*, fait très judicieusement connaître qu « *il est dans les* « *eaux médicinales un je ne sais quoi que les plus* « *savants chimistes n'ont pas encore découvert. Ce*

« *qui prouve en faveur de cette assertion, c'est que* « *les bains minéraux factices, quels que soient les* « *talents du chimiste qui ait analysé l'eau qu'on* « *imite, ne produisent jamais de si grands succès;* « *dans l'emploi des eaux minérales l'analyse chimique* « *et l'expérience surtout, sont les flambeaux qui doi-* « *vent éclairer le médecin* (1).

JULIA consacre le quatrième chapitre à l'exposition des moyens propres à seconder ou activer l'effet salutaire des bains en choisissant la saison et l'heure du jour les plus favorables pour faire usage de l'eau, en suivant un régime approprié à chaque cas, en *s'aidant des directives, des prescriptions et des conseils d'un homme de l'art.*

Nous développerons ces points divers lorsque nous écrirons le chapitre médical de cette monographie.

A ce moment précis où JULIA et REBOULH procédaient à la première analyse des eaux de Rennes, le village et ses environs présentaient un aspect lamentable.

LA BOUISSE-ROCHEFORT décrit autour de Rennes, des sites nus, sauvages, et sans cultures. Le village n'était constitué que par un groupe de maisons archaïques et inconfortables de la rive droite de la Salz, maisons qui existent encore, et sont séparées par une rue étroite de l'ancienne auberge Tiffou, dans laquelle sourd le griffon du *Bain Fort.*

La rive gauche, aujourd'hui coquettement bâtie le long du chemin de G. C. nº 14, n'était qu'un talus élevé, descendant jusqu'au niveau de la rivière, occupé vers le Nord par l'emplacement de la *piscine*

(1) Duo sunt prœcipui medicinœ cardines, ratio et observatio; observatio tamen est filum ad quod dirigi debent medicorum ratiocinia. — (Baglidi. repert. omnia, caput II).

de la Reine. Le Bain doux ne pouvait être atteint qu'au moyen d'un petit sentier suspendu dans cette partie du talus allant de la Reine à l'établissement du Bain des Ladres.

La Bouisse-Rochefort (1), avec beaucoup d'humour raconte comment en 1803, il arriva à la station, monté sur un cheval étique et parcourut les 20 kilomètres qui séparent Alet des Bains de Montferrand; tout autre moyen de locomotion était impossible dans cet étroit sentier qu'il fallait suivre, aux environs de Rennes, à mi-hauteur du Mont Cardou, sur la rive droite de la Salz. On arrivait ainsi en face de l'établissement de la Reine, puis un peu plus loin, par la ruelle unique du village, jusqu'à l'établissement du Bain Fort.

Les établissements thermaux que déjà en 1785, Carrère J.-B.-F. avait décrits sous les trois dénominations de Bain doux, Bain Fort, Bain de la Reine, n'offraient pas plus de confort que le village lui-même et ses moyens d'accès.

Le *Bain Doux*, qui était déjà indiqué comme le plus fréquenté, malgré son éloignement, ne possédait que des piscines. Il comprenait quatre bassins dont les eaux étaient communes et dans lesquels plusieurs personnes pouvaient se baigner à la fois. On pénétrait dans l'établissement par une porte en face de laquelle s'ouvrait un vestibule qui séparait une double série de salles : à gauche, ces salles étaient destinées aux hommes, à droite se baignaient les dames.

Chaque compartiment, à droite et à gauche, comportait trois salles séparées; la première servant de

(1) Voyage à Rennes-les-Bains. — Paris, chez A. Desonges. 1832.

déshabilloir; à la suite se trouvait un local voûté avec sa piscine qu'on dénommait le *bain chaud* et dans laquelle l'eau arrivait directement de la source; un troisième compartiment appelé *bain tempéré*, n'en différait que par l'abaissement de la température de l'eau chaude venant de plus loin. JULIA affirme que l'eau de la source, placée directement au-dessus des piscines, se rendait dans les bassins et séparément par quatre tuyaux de plomb.

Les piscines destinées aux dames étaient aménagées de la même façon à droite.

L'eau sortant des *bains tempérés* était dirigée dans un réservoir souterrain (à l'emplacement même où se trouvent les douches actuelles du *Bain doux*), dans lequel les indigents étaient autorisés à se baigner gratuitement.

Le *Bain de la Reine* se réduisait au temps de Gensanne (1778) (1), à un bassin de deux toises de longueur sur huit pieds de largeur, protégé par une baraque en planches « sans le moindre confort ».

En l'an VII, M. Paul-Urbain de FLEURY, justement préoccupé du bien-être indispensable qu'il fallait d'abord donner à ses clients, fit recouvrir d'une voûte cette piscine, dans le but d'éviter la déperdition de chaleur de l'eau thermale, et peu de temps après, il établit trois cabinets contenant chacun deux baignoires, et chaque baignoire était alimentée d'eau chaude seulement, au moyen d'un tuyau de plomb venant du bassin de captage (ancienne piscine). L'établissement n'avait rien de luxueux et se trouvait sur le bord de la Salz, à 7 ou 8 mètres de la route actuelle.

(1) Loco citato.

Quant au *Bain Fort*, dont le griffon sourd dans l'intérieur même de l'auberge Tiffou, plus tard hôtel du *Bain Fort*, il était réduit à un établissement contenant d'abord un simple bassin d'immersion voûté qui existe encore et dans lequel arrivent les 550 litres de débit de cette source. On y plongeait pendant deux, quatre ou six minutes au plus, les malades dont la guérison ne s'était pas produite à la *Reine*.

Au moment même où JULIA et REBOULH effectuaient leurs expériences et leurs analyses, on commença au Bain Fort l'installation bien primitive encore de douches diverses : ascendantes, descendantes, en pluie, d'une douche pour injections utéro-vaginales. Ces diverses douches étaient administrées au moyen d'une pompe garnie de divers tuyaux de longueurs et de diamètres différents. On faisait aussi à cette époque, au *Bain Fort*, un traitement contre les douleurs, par la sudation dans un bain de vapeur ou étuve (1).

En présence d'installations aussi primitives, et aussi insuffisantes, nous n'avons pas de peine à comprendre et à partager le désir exprimé par JULIA, de voir le Bain Doux et le Bain Fort participer aux améliorations esquissées au Bain de la Reine, à la fin du XVIIIe siècle.

Dès la publication des expériences faites par JULIA et REBOULH, la station acquit une vitalité remarquable grâce aux efforts de M. Urbain-Paul de FLEURY et grâce encore à la protection que ne ménagèrent pas les pouvoirs publics, grâce enfin au zèle que prodiguèrent les docteurs qui, dès cette époque, exer-

(1) Voir la dissertation de **Julia**, le Journal de Rennes-les-Bains du docteur **Lignon** et le livre du docteur **Gourdon**, sur les stations thermales de l'Aude.

cèrent la médecine thermale dans cette station renaissante. Nous avons déjà cité les noms des docteurs ALARY et SIZAIRE-VIOLET ; le premier était l'ami et l'élève du professeur BARTHEZ de Montpellier ; le second écrivit à ce moment « *un essai historique topographique, phisico-chimique et médical sur les eaux minérales de Rennes* » (1).

Le docteur Louis SIZAIRE-VIOLET, de Peyriac, posa le premier sa candidature aux fonctions de médecin-inspecteur de la station des Bains de Rennes. M. le Ministre de l'Intérieur, intéressé par cette demande qui dévoilait l'existence d'une station thermale peu connue, sinon inconnue dans le midi de la France, fit auprès de M. le Baron TROUVÉ, préfet de l'Aude, une enquête, aux fins de savoir quel était le degré d'importance des Bains de Rennes, appelés Bains de Montferrand, et quelles maladies on y traitait. Était-il opportun d'y nommer un médecin-inspecteur ? (2).

Nous n'avons pas trouvé dans les archives du département, une réponse du Préfet de l'Aude à M. le Ministre de l'Intérieur. Mais le chapitre que M. le baron Trouvé a consacré dans un livre publié sur le département de l'Aude (3), peut être considéré comme le rapport demandé à ce magistrat. Il y cite un travail d'*Estève*, sur les Bains de Montferrand et s'y inspire très largement de la dissertation et des expériences de JULIA.

Il ne nous paraît pas impossible qu'à ce rapport ait été jointe une pièce authentique du 20 août 1814 (4) dans laquelle nous relevons le texte suivant :

(1) Bibliothèque médicale. T. II, p. 49.

(2) Archives départementales de l'Aude. — Rennes-les-Bains.

(3) T. II. — Description générale sur le département de l'Aude. — Firmin Didot. 1818.

(4) Archives départementales. — Dossier de Rennes-les-Bains.

*Les soussignés baigneurs* (au nombre de 30) *affirment qu'il existe à très petite distance d'eux, une piscine salutaire* (*Bains de Montferrand*), *dans laquelle ils trouvent un soulagement certain à leurs maux, s'ils n'en obtiennent pas la complète guérison* ».

Louis SIZAIRE-VIOLET ne fut pas nommé médecin-inspecteur, parce que la fonction ne fut pas immédiatement créée, pas plus d'ailleurs que son confrère le docteur LIGNON, qui en 1819 publia le premier et unique numéro du *Journal des Bains de Rennes*, contenant des observations médicales des années 1816, 1817 et 1818.

Le *Journal de Rennes* annonce les améliorations et les embellissements créés tous les ans par M. Paul-Urbain de FLEURY. Le nombre des cabinets de bains a été déjà augmenté à la Reine, une buvette y est ouverte; le parc est ébauché, et l'on va commencer en 1819 au *Bain-doux*, une grande bâtisse dont la moitié renfermera plusieurs cabinets de bains à une ou deux places; la partie existante contiendra les piscines « suivant l'ancien usage ».

Le docteur LIGNON annonce enfin qu'il sera tenu par les médecins de la Station et les médecins étrangers un registre des cures les plus remarquables qui seront publiées chaque trois ou quatre ans, dans le *Journal de Rennes*.

Le poste de médecin-inspecteur des Bains fut créé par un arrêté du Ministère de l'Intérieur, le 19 avril 1822. Le docteur ESTRIBAUD, de Toulouse, fut appelé le premier à remplir ces fonctions et on lui donna comme inspecteur-adjoint, par le même arrêté, le docteur MONDOUIS.

Les archives départementales de la Préfecture de l'Aude possèdent un remarquable mémoire sur les

*Eaux Minérales de Rennes*, œuvre du docteur Estribaud. La partie descriptive est inspirée par la *Dissertation* de Julia ; le médecin-inspecteur rapporte les analyses de ce dernier et il tire de ces analyses la conclusion suivante : « *On doit considérer ces eaux comme salines, ferrugineuses et gazeuses* ». Des observations personnelles lui permettent d'affirmer « qu'elles n'éprouvent pas de grandes modifications par les grandes perturbations atmosphériques. Comme l'avait fait observer Julia, Estribaud affirme aussi « *qu'à l'époque du tremblement de terre à Naples, les eaux du Bain Fort demeurèrent troubles pendant huit jours* ».

Estribaud, le premier, signale que la température du *Bain doux* diminue pendant l'hiver et dans la saison pluvieuse et reprend son degré ordinaire dans l'été et en temps sec. Cette constatation, relatée plus tard par tous les observateurs, jouera, dans l'avenir de la source du *Bain doux*, un rôle important dont nous aurons à reparler dans le courant de notre monographie.

Le confort des établissements est manifestement augmenté, puisque le docteur Estribaud constate que « *l'état actuel consiste en cinq sources minérales, trois thermales et deux froides, qu'il existe à chaque source thermale, des baignoires, seize au* Bain doux, *plus deux piscines ; neuf à la* Reine et deux au Bain Fort, qui seront portées à six à la saison prochaine, et de plus deux cabinets pour les douches et une petite piscine pour immersion de 10 à 12 minutes ».

« Les eaux froides sont absorbées à raison de 4 ou 5 verres ».

Nous relevons dans les observations générales de ce Mémoire des remarques qui constituent un véritable chapitre de médecine et de thérapeutique générales et offrent un tel intérêt que nous les publions in-extenso ; elles ont un caractère médical si vrai qu'il serait bien regrettable qu'elles fussent perdues.

« Les eaux minérales de Rennes possèdent une « action tonique résultant de ses principes consti- « tuants et d'un calorique qui varie de 30 à 40° « Réaumur. Ces principes ne peuvent et doivent être « conçus dans l'état actuel de la science que comme « produits par une *action électrique galvanique, ré-* « *sultante de la masse de divers métaux dans le* « *sein de la terre d'où sourdent ces eaux, et qui* « *peuvent y être composés de toute pièce.*

« Ayant à opérer avec de pareils moyens, la mé- « decine peut donner aisément des impressions rela- « tives aux diverses affections morbides qu'on a à « traiter, en ayant cependant égard aux exceptions « que nous essayons d'indiquer.

« Mais on doit d'abord convenir que l'empirisme « a presque toujours présidé à l'usage des eaux des « Bains de Rennes. On voit encore, chaque jour, des « malades qui, sans avoir égard aux périodes de leurs « maladies, aux circonstances qui ont précédé, à la « susceptibilité dont leur constitution est affectée, « prennent des bains à la même température, passent « dix jours à la station, se hâtent de prendre vingt « bains et n'en continuent pas moins ce moyen per- « turbateur, malgré les mécomptes qu'ils en éprou- « vent.

« Cependant, une médecine rationnelle, observe « continuellement tant de nuances dans les résultats « des bains, tant de modifications dans leur emploi, « qu'on ne peut que gémir de l'imprudence avec « laquelle on se livre à un traitement aussi irréfléchi. « Dans ce rapport, nous réclamons un mode d'admi- « nistration plus régulier et plus sévère. Si *on a*

« *souvent à regretter l'inconsidération qui dirige tant*
« *de malades et les funestes effets qui en sont les*
« *suites, on peut assurer que les personnes qui se*
« *laissent diriger par des méthodes plus réfléchies,*
« *obtiennent des effets avantageux, des résultats et*
« *des améliorations durables et des guérisons com-*
« *plètes.*

« Ainsi, on peut être certain que les *dartres*, les
« *rhumatismes*, les *chloroses*, les *leucorrhées*, les *con-*
« *gestions* et *engorgements utérins*, les *tumeurs* et
« autres *vices*, dépendant de l'altération du vice lym-
« phatique, les fausses ankiloses, les inflammations
« passives, cèdent le plus souvent à l'usage des eaux
« de Rennes, prises en boisson, en bains, en douches ;
« mais il faut se pénétrer de cette vérité qu'il *faut*
« *mettre en rapport les diverses nuances que doit*
« *subir le remède avec la nature de la maladie et*
« *les affections de la constitution en général et des*
« *organes en particulier.*

« Ainsi, ayant à opérer avec un moyen puissant,
« qui exerce un degré d'action remarquable sur l'or-
« ganisme, qui excite la circulation, la respiration, les
« sécrétions et qui produit des changements si sen-
« sibles dans l'économie vivante, quand on a à com-
« battre un état d'atonie, de torpeur, de faiblesse, il
« n'en est pas de même quand il prédomine dans la
« constitution un état d'excitation, que les malades
« sont encore dans leur période d'irritation et que les
« organes sont doués d'une susceptibilité redoutable.

« *Dans tous les cas, les eaux de Rennes employées*
« *sans directives, sont dangereuses* ».

Le docteur ESTRIBAUD soulève dans ces observations la question si importante de l'étude des indications et contre indications dans l'application rationnelle et l'usage des diverses sources qui possèdent des propriétés bien différentes de sédation, d'excitation ou de résolution. Il fait ressortir, d'une façon péremptoire, la nécessité d'une direction médicale avertie. Enfin, en peu de mots, il indique la spécialisation des eaux de Rennes, dans l'anémie et la chlorose essentielles ou consécutives à des états morbides aigus dans toutes les manifestations de l'arthritisme.

Nous aurons à reprendre toutes ces questions, quand nous traiterons le chapitre purement médical de notre travail. Revenons, après cet aparte, sur l'évolution de la station dans les premières années du XIXe siècle.

Les Etats généraux du Languedoc, en 1789, avaient projeté et même commencé le chemin qui devait se diriger de la vallée de l'Aude vers Narbonne, avec embranchement dans le vallon de la Sals, par Rennes, vers Sougraigne et Bugarach.

En 1825, rien ou presque rien n'avait été fait, malgré le vote, par le Conseil général, de crédits importants pour la continuation de cette voie d'accès au-delà d'Alet. M. le Préfet Angellier, avait, dès ce moment, utilisé ces sommes à la réfection de parties de chemin détruites par les inondations et à la réalisation de quelques travaux neufs. En 1823, on n'arrivait encore que très difficilement à Rennes et le nombre de baigneurs qui s'y étaient fait transporter à cette date ne dépassait pas, d'après le docteur Estribaud, le chiffre global de 1.250, 700 hommes et 550 femmes, chiffres plus vraisemblables et plus vrais que ceux de 5.000 indiqués par Julia en 1805, de 6.000 donné par le baron Trouvé, en 1818.

Il faudra arriver jusqu'en 1834 pour voir ouverte la grande route de Foix à Narbonne par Lavelanet,

Couiza et Mouthoumet et presque en même temps le chemin de grande communication n° 14 dans la vallée de la Sals. Rennes aura, sur la rive gauche de la Sals, un quai le long duquel on construisit de coquettes maisons, un second hôtel qui portera plus tard l'enseigne d'*Hôtel de la Terrasse*, et tout autour de la source de la Reine, un parc ombragé, ménagé dans le massif des *Escalades*. Le *Bain Doux* est dès lors agréablement et commodément accessible par la route qui coupe le parc à 7 ou 8 mètres au-dessus du lit de la Sals.

La sollicitude et les sacrifices que s'imposa M. Paul-Urbain de Fleury furent incessants, et après la création de cabines de bains au *Bain Doux* et à la *Reine*, de cabinets de douches au *Bain Fort*, une période d'épanouissement succéda à cet état de primitive exploitation, qui avait caractérisé l'époque révolutionnaire et les premières années du XIXe siècle.

Premier magistrat de la commune, Paul-Urbain de Fleury, usa de son influence pour faire créer par l'Administration des postes, à la station de Rennes, « dont l'antiquité remonte à l'ère chrétienne, et qui est fréquentée depuis quelques années par plusieurs milliers de personnes », un *Bureau de lettres* destiné à rendre plus faciles les relations des baigneurs avec leurs parents ». (19 mai 1824).

La notoriété de la Station s'étend au delà des limites du département. Dès l'année 1826, S.-L. Alibert, premier médecin ordinaire du roi, professeur à l'Ecole de médecine de Paris, médecin de l'Hôpital Saint-Louis, membre de l'Académie royale de médecine, consacre à Rennes-les-Bains, dans son ouvrage sur les Eaux minérales, un long chapitre inspiré des travaux de Julia et Reboulh, et dans lequel il affirme que « Rennes-les-Bains pourrait, comme autrefois,

« devenir un établissement thermal fort important à « cause de la variété de ses sources propres à remplir « des indications différentes ».

Le savant professeur donne la composition et les indications de chacune des trois sources chaudes: *Bain Fort*, destiné à traiter les vieilles blessures comme à *Bourbon-les-Bains* et à *Bourbon-l'Archambault*, les rhumatismes invétérés, comme à Balaruc-les-Bains, et en général les maladies chroniques invétérées, qui ne cèdent qu'à des perturbations énergiques; les Bains de la *Reine* pour les femmes chlorotiques et atteintes de spasmes et d'atonie utérine; le *Bain Doux* ou des *Ladres*, dont sa vieille nomination justifie en quelque sorte son action puissante, pour les maladies de la peau. Et ici, le professeur ALIBERT signale lui aussi, comme les auteurs précédents (JULIA, LIGNON, ESTRIBAUD), dans la teneur de ses eaux, une certaine proportion d'hydrogène sulfuré (1).

Le baron Trouvé a, dans son livre sur le département de l'Aude, relevé cette erreur de ses prédécesseurs. Il est exact que les eaux du *Bain Doux* dégageaient, quand on vidait les piscines, une odeur d'H2S. Cette odeur provenait de la décomposition de l'épiderme détergé que laissaient au fond des bassins les baigneurs, riches et pauvres, qui s'y traitaient. Des analyses faites des eaux à l'émergence du griffon, démontrent que ces eaux sont comme celles de la *Reine* et du *Bain Fort*, des sources sulfatées et carbonatées mixtes, chlorurées sodiques et ferrugineuses, mais nullement sulfurées.

(1) Précis historique sur les eaux minérales les plus usitées en médecine, suivi de quelques renseignements sur les eaux minérales exotiques. — **Alibert**. Chez Rechet jeune, place de l'Ecole de Médecine, n° 4, Paris, 1826.

Le docteur ESTRIBAUD, médecin-inspecteur depuis 1822, n'exerça ses fonctions que jusqu'en 1825, et c'est le docteur MONDOUIS, médecin-inspecteur adjoint, qui rédigea le rapport annuel, adressé à M. le Préfet de l'Aude, cette année même, du point de vue du traitement thermal et de l'action des eaux. Nous n'avons rien trouvé de nouveau dans ce rapport. Nous y apprenons seulement que les malades des deux sexes y sont venus plus nombreux, 2.200, au lieu de 1.200.

Au décès du docteur ESTRIBAUD, le docteur MONDOUIS ne fut pas nommé médecin-inspecteur. Par arrêté du 18 juin 1825, le docteur CAZAINTRE, de Limoux, fut chargé de ces fonctions; les docteurs MONDOUIS, VIÉ et AZAÏS, de Carcassonne, n'ayant pas accepté le poste d'inspecteur-adjoint, celui-ci fut supprimé et le docteur CAZAINTRE assura seul le service pendant de longues années, au cours desquelles la notoriété de la station s'étendit au delà des limites du département de l'Aude. La compétence et l'action du docteur Cazaintre, jointes aux excellentes dispositions de Paul-Urbain de Fleury, qu'il inspira de ses conseils, ajoutèrent à la prospérité de plus en plus grande de Rennes.

De 1825 à 1833, le docteur CAZAINTRE, réunit de précieux documents, de très nombreuses et fort démonstratives observations médicales et il présenta en 1833 un rapport fort nourri, basé sur des faits précis et ce rapport eut l'honneur de l'impression (1).

En un mémoire de 76 pages, le docteur CAZAINTRE rappelle dans son *Avant-Propos* les expériences et

(1) Notice sur les Eaux thermales et minérales de Rennes, avec quelques considérations thérapeutiques. — Docteur **Cazaintre**, médecin-inspecteur. — Imp. Douladoure, Toulouse, 1833.

la *Dissertation de* JULIA *et* REBOULH. Son premier chapitre *Statistique* est un rappel des opinions de CATEL, ASTRUC, BASVILLE, GENSANNE sur les Eaux minérales de Montferrand. Il pose, sans chercher à la résoudre, la question de l'origine géologique des Eaux minérales chaudes et froides, proclame l'efficacité de leur action thérapeutique. « Il répugnerait, dit-il, « de penser qu'une eau minérale, à laquelle on ne « pourrait rapporter aucune guérison, eût jamais pu « acquérir la moindre réputation », et, citant les paroles du professeur Fodéré, il ajoute : « il est « impossible que le monde se soit constamment « trompé pendant de longs siècles; il faut que des « vertus réelles aient été constatées dans ce genre de « médicaments ».

Ensuite le docteur CAZAINTRE décrit la Station et ses sources, envisage les améliorations qui y ont été apportées depuis un demi-siècle, l'aménagement des nouvelles cabines de bains; l'installation d'une double robinetterie dans les baignoires, va permettre de refroidir les eaux trop chaudes, et de « mettre « les bains au degré de température que l'on désirera « suivant le tempérament et le cas clinique de chaque « malade ».

Toulouse, Castelnaudary, Carcassonne, Béziers, Narbonne, Montpellier, Castres, Albi et les départements dont ces villes sont les chefs-lieux et les Sous-Préfectures, adressent à Rennes une clientèle de plus en plus nombreuse, attirée par les améliorations créées dans la station, et l'efficacité de ses eaux.

Suit un chapitre sur la composition physique et chimique des sources chaudes et froides, qui n'est d'ailleurs que la copie du *Mémoire de* JULIA. Aucune expérience nouvelle n'a été faite à ce sujet.

Des considérations générales de thérapeutique, le mode d'emploi des sources, un tableau des indications et des contre-indications des eaux de Rennes, complètent la partie technique et didactique de cette importante Monographie qui se termine par l'exposé de 63 observations médicales ayant trait : 22 à des malades atteints de rhumatismes subaigus ou chroniques ; 11 à des cas d'affections génito-urinaires de la femme ; les autres observations rapportent l'histoire clinique de personnes atteintes de maladies diverses : ankyloses, fractures, entorses, trajets fistuleux, douleurs générales, anémies, lésions dartreuses.

La notoriété des Bains de Rennes s'était répandue non seulement dans les départements voisins, mais encore à Paris. Nous en avons une preuve irréfutable dans les écrits d'ALIBERT (1826).

Nous possédons la copie d'un document qui se trouve aux archives du département de l'Aude, document qui indique qu'un certain nombre de chimistes ont visité les sources de Rennes depuis les travaux de JULIA et REBOULH, les ont analysées, loin des sources, avec des échantillons transportés dans leurs laboratoires et ont déclaré ne pas avoir trouvé dans ces eaux, le fer en proportion aussi considérable que les premiers observateurs.

L'Académie Royale de médecine, émue de ces affirmations, déclare en un rapport datant de 1839 (1) « qu'il était utile d'analyser ces eaux pour apprécier « si, après une période de plusieurs années, leur « nature est restée la même, ou a subi quelques modi- « fications. C'est ce motif, ajoute le rapport, qui a « déterminé la Commission à soumettre récemment « à de nouvelles expériences les eaux minérales de

(1) Archives départementales de l'Aude.

| SUBSTANCES | Bain Fort | Bain doux | Bain de la Reine | Eau du Pont | Eau du Cercle | Eau de la Salz |
|---|---|---|---|---|---|---|
| | T. 51° C. | T. 40° C. | T. 41° C. | T. 12° C | T. 12° C. | T. 12° C. |
| Acide Carbonique | 0,162 | 0,148 | 0,155 | Indéterminé | Indéterminé | Traces |
| Acide Hydrosulfurique | » | » | Traces | » | » | » |
| Carbonate de Chaux | 0,250 | 0,140 | 0,120 | 0,140 | 0,060 | 0,750 |
| Carbonate de Magnésie | 0,070 | 0,030 | 0,100 | 0,070 | 0,050 | |
| Chlorure de Sodium | 0,071 | 0,181 | 0,285 | 0,060 | | |
| Chlorure de Magnésium | 0,280 | 0,244 | 0,320 | 0,150 | | 2,030 |
| Chlorure de Potassium | Traces | Traces | Traces | Indéterminé | Indéterminé | Indéterminé |
| Sulfate de Soude<br>Sulfate de Magnésie | 0,090 | 0,120 | 0,200 | 0,120 | 0,100 | 1,030 |
| Sulfate de Chaux | 0,162 | 0,162 | 0,170 | 0,025 | 0,084 | 1,010 |
| Sulfate de Fer | » | » | » | » | 0,150 | » |
| Silice<br>Alumine<br>Phosphate d'Alumine<br>Phosphate de Chaux | 0,049 | 0,037 | 0,040 | 0,050 | 0,017 | 0,050 |
| Oxyde de fer carbonaté et sans doute crénaté | 0,031 | Traces | 0,006 | 0,003 | 0,002 | inappréciable |
| Magnésie | Traces | » | » | Traces | Traces | Traces |
| Matière organique | 0,040 | 0,020 | 0,020 | 0,030 | bitumineuse | Indéterminé |
| TOTAL | 1,005 | 1,382 | 1,416 | 0,648 | 0,463 | 4,870 |

Archives départementales de l'Aude.
Bulletin de l'Académie de Médecine (t. III, p. 907).

« Rennes (Aude), analysées il y a plus de vingt-cinq « ans, avec beaucoup de savoir et de soin par MM. « REBOULH et JULIA ».

Une caisse de 40 bouteilles fut expédiée à l'*Académie Royale de Médecine* et les expériences furent faites dans le laboratoire de l'Académie par le docteur O. HENRY (1).

Pour la seconde fois, étaient analysées les eaux de Rennes et voici le résultat de ces recherches, faites sur 1.000 grammes ou 1 litre d'eau minérale (2) :

Il n'est pas douteux, si l'on compare les résultats obtenus par M. O. Henry, dans le laboratoire de l'Académie, d'un côté et par Reboulh et Julia, de l'autre, que la quantité de fer découverte par ces derniers est supérieure à celle décelée par M. Henry. Pour 1.000 grammes d'eau, pendant que ce dernier ne relate que des traces de fer, sous forme d'oxyde de fer carbonaté, dans les sources froides dites ferrugineuses, Reboulh et Julia indiquent 0 gr. 113, 0 gr. 083 0 gr. 075 et 0 gr. 067 de sulfate de fer.

Les eaux froides continuent à présenter un goût styptique très marqué à l'émergence et donnent un dépôt rouillé très abondant d'oxyde de fer dans la vasque d'écoulement.

Il est constant d'observer que toutes les eaux ferrugineuses ne contenant pas une quantité suffisante de CO2 en dissolution, se transforment à l'air libre et perdent leurs éléments. Or, JULIA et REBOULH ont analysé les eaux à l'émergence ; l'Académie de Médecine n'a expérimenté que des eaux transportées

(1) Bulletin de l'Académie de Médecine, T. 3, p. 907.

(2) Voir tableau précédent.

à Paris, et plusieurs semaines après leur prélèvement. Ces dernières analyses ne doivent pas être retenues.

De 1833 à 1853, le docteur Cazaintre est toujours le médecin inspecteur, le directeur médical de la Station de Rennes. Avec un zèle d'apôtre, il aide, de toute sa science et de toute son initiative, M. de Fleury qui s'inspire de toutes ses suggestions. A cette dernière date, M. Cazaintre publie un nouveau mémoire dans lequel il rapporte les récentes analyses effectuées à l'Académie de médecine, mais il ne relève en aucune façon la carence du fer que M. O. Henry y avait constatée.

Après avoir situé le village de *Rennes*, dont la population est de 333 habitants, dans une gorge des Corbières, aux collines peu élevées, il fait une allusion heureuse à son climat doux, « *moins susceptible de transitions que celui des stations pyrénéennes* » ; il donne de précieux renseignements sur les moyens d'accès et sur l'installation des baigneurs dans les deux hôtels existants (de la *Terrasse* et du *Bain Fort*, ancienne auberge Tiffou) et chez plusieurs logeurs.

Le docteur Cazaintre expose brièvement les propriétés médicales des sources chaudes et froides, comme il l'avait fait dans son premier mémoire de 1833, propriétés sur lesquelles nous reviendrons au cours du présent mémoire. Il met en évidence les améliorations effectuées par M. Henry de Fleury, successeur de Paul-Urbain de Fleury, son père, et, à propos de l'établissement du *Bain Fort*, il annonce qu'en 1854, douze cabines seront créées, dont dix salles de bains et deux douches agencées de façon à passer dans les cabines de bains après la douche; dans les cabines de douches seront installées des douches *ascendante*, *descendante*, en *arrosoir* et une douche à *injections*.

Les pompes ne fonctionneront plus à la main de l'homme, mais seront actionnées par des turbines, et fourniront l'eau nécessaire aux douches et aux baignoires.

Le trop plein de l'eau ira se refroidir dans un bassin, et cette eau sera utilisée pour atténuer la température de l'eau trop chaude qui, faute de ces moyens, n'avait pu être utilisée en bains jusqu'à la réalisation de cette modification importante.

Dès 1837, le docteur CAZAINTRE avait adressé à l'Académie de médecine, à fin d'analyse, l'eau de la rivière de la Salz, qui passe au pied du *Bain Fort*. Les sources fortement salées de cette rivière sortent de la montagne de Sougraigne, à 700 mètres d'altitude et ont un très important débit (10 à 12.000 hectolitres par jour). L'évaporation de cette eau prise au griffon ne donne pas moins de 35 à 40 grammes de sel par litre et cette richesse en NaCl avait poussé l'Administration à construire aux environs des sources, une caserne de douaniers chargés d'empêcher les habitants des villages voisins de fabriquer du sel en contrebande. L'eau recueillie avant le confluent de la Salz et de la Blanque fut analysée en 1839, et les résultats consignés dans le tome III, page 907 du Bulletin de l'Académie de médecine et du traité des eaux thermales de Durand-Fardel (1).

---

(1) SOURCE SALÉE DE SOUGRAIGNE

(Après l'embouchure de la Blanque)

| | |
|---|---|
| Eau | 1 litre |
| Carbonate de Chaux | 0 gr. 750 |
| Chlorure de Sodium (sel marin) | 2 gr. 030 |
| Chlorure de Magnésium | 2 gr. 030 |
| Sulfate de Soude | 1 gr. 030 |
| Sulfate de Magnésie | 1 gr. 010 |
| Alumine | 0 gr. 050 |
| Oxyde de fer | inappréciable |
| Matière organique | indéterminée |

Sur les conseils de M. CAZAINTRE, M. H. de FLEURY dès 1855, aidé par une subvention de 1.500 francs accordée par M. Debeaux, Préfet de l'Aude, fit ménager une prise d'eau de la rivière de la Salz, au-dessus du confluent de la Blanque, au moment même où il réalisait les nouvelles installations du *Bain Fort*; et dès cet instant, les baignoires de cet établissement furent alimentées: 1° par l'eau hyperthermale; 2° par l'eau refroidie; 3° par l'eau salée prélevée dans la *Salz*.

Le problème de l'eau salée de la station de Rennes aurait été résolu si, après la chaussée, on avait établi un filtrage de cette eau, si la canalisation jusqu'au *Bain Fort* ne s'était pas trouvée à ciel ouvert.

Néanmoins, tels qu'ils avaient été réalisés, ces travaux présentaient un certain avantage, mais irrégulier et incomplet, les pluies troublant cette eau et la diluant en proportion trop appréciable. Aussi, lorsque en 1873 une inondation emporta la chaussée et une partie de la canalisation, M. de FLEURY ne songea pas à les rétablir.

Trois ans après le captage de l'eau salée à l'embouchure de la Blanque, le docteur CAZAINTRE, écri-

---

En 1886 le professeur WILM de la faculté des sciences de Lille a analysé l'eau à l'émergence des sources salées. En voici le détail :

| | |
|---|---|
| Cabonate de Calcium | 0,1460 |
| Carbonate de Magnésium | » |
| Carbonate ferreux | 0,0024 |
| Sulfate de Calcium | 3,3970 |
| Sulfate de Magnésium | 2,5450 |
| Chlorure de Sodium | 46,4025 |
| Chlorure de Potassium | 1,5936 |
| Chlorure de Magnésium | » |
| Chlorure de Lithium (code) | 0,0022 |
| Bromure de Sodium | 0,0242 |
| Bromure de Silice | 0,0216 |
| Matières organiques par différence | 0,0292 |
| Total par litre | 66,8494 |

vit en 1858 un nouveau rapport sur les résultats obtenus par l'association de cette eau salée avec les eaux sulfatées et carbonatées calciques, magnésiennes, ferrugineuses de la source du Bain Fort.

« Les faits nouveaux que je présente, écrit l'Inspecteur de la Station, démontrent, mieux que ne pourrait le faire toute espèce de réclame, que les principes chimiques, notamment le sel marin, qu'elle renferme, combiné avec les principes ferrugineux toniques de la source du *Bain Fort*, peuvent être appliqués avec de grandes probabilités de succès au traitement de quelques *affections atoniques de la matrice* et de diverses maladies chroniques dépendant des altérations morbides du système lymphatique ».

En 1863, le docteur Cazaintre présenta un dernier rapport officiel qui fut l'objet d'une nouvelle monographie imprimée à Limoux, chez J. Route. Il y redonna l'historique des eaux de Rennes, la description de ses sources, leur composition suivant les analyses de Reboulh et Julia, leurs propriétés thérapeutiques, en insistant sur l'utilité d'un captage de l'eau salée de la Salz, et termina son travail par la publication des principales observations ayant trait à des maladees soignés dans la station.

Rennes-les-Bains, dont la réputation s'augmentait tous les jours, grâce à l'efficacité de ses sources, à la haute valeur de son médecin-inspecteur, aux améliorations continues, effectuées par M. Henry de Fleury, donnait des revenus matériels de plus en plus intéressants.

En 1818, MM. Julia et Reboulh indiquent que le nombre de bains donnés à cette époque était de 4 à 5.000. En 1824, M. le docteur Estribaud fixe à 15.000 francs l'évaluation approximative du produit de la Régie dans l'exploitation des établissements.

En 1825, M. le docteur Mondouis, médecin-inspecteur, indique que le produit de cette régie de l'exploitation des sources s'est élevé à 17.000 francs. Et on assiste, à partir de l'année 1868 jusqu'en 1878, à une progression fort intéressante de ces revenus.

24.912 fr. pour 1868.
25.936 fr. pour 1869.

L'année de la guerre franco-allemande en 1870, vit diminuer d'une façon sensible le chiffre d'affaires; le revenu descendit à 15.597 francs pour remonter immédiatement à partir de l'année suivante à :

24.038 fr. pour 1871.
26.058 fr. pour 1872.
32.897 fr. pour 1874.
28.569 fr. pour 1875.
31.163 fr. pour 1876.
30.900 fr. pour 1877.
35.500 fr. pour 1878.

date de l'ouverture de la ligne de chemin de fer Carcassonne-Quillan.

Après la mort du docteur Cazaintre, dont on ne peut préciser la date, mais qui survint quelques années avant celle de M. Henry de Fleury (15 septembre 1875), la station prospéra encore quelques temps, mais elle ne tarda pas à péricliter. De 1875 à 1880, les revenus furent gaspillés, sans profit pour les établissements. L'administration se trouvait entre les mains de Mademoiselle Gabrielle de Fleury, seule fille majeure d'Henry de Fleury, appelée à entretenir sa mère et ses 3 sœurs plus jeunes. Elle était tenue de servir une pension de 2.350 francs à sa grand'mère, une rente de 1.100 francs à sa mère, Madame veuve de Fleury, mariée en deuxièmes noces à M. de Castillon, payer les honoraires de 1.000 francs à un médecin-inspecteur et des intérêts s'élevant à 9.650 francs, arrérages de l'emprunt réalisé par M. de Fleury pour la construction de l'Hôtel de la Reine, grand établissement de 5 étages édifié sur la galerie des bains du même nom, et le pavillon de Fleury, confortable demeure de la famille. Inéluctablement, l'entretien des Etablissements se trouva abandonné.

Nous avons découvert dans le dossier de Rennes-les-Bains copie d'une délibération du Conseil municipal (9 juillet 1881), contresignée par M. le docteur Vaysse, médecin-inspecteur, signalant à M. le Ministre de l'Agriculture et du Commerce, l'état déplorable dans lequel se trouvaient les établissements.

« En présence de l'intérêt général, la situation dans laquelle se trouvent les établissements thermaux de Rennes-les-Bains, ne peut se prolonger plus longtemps.

« La famille de Fleury ne peut, à cause de l'insuffisance de ses moyens matériels, aggravée par la discorde de ses membres, être une cause de ruine pour une station dont la richesse thermale est patente et pour laquelle le département s'est déjà imposé des sacrifices afin de faciliter la menée au Bain Fort des eaux salées de la Salz ».

Cette plainte grave et motivée donna lieu à des enquêtes de M. le Secrétaire général de la Préfecture en 1883 et de M. le Sous-Préfet de Limoux, en 1884.

(1) Subvention de 1.500 francs, accordée à M. H. de Fleury, pour le barrage de la Salz, au-dessus de l'embouchure de la Blanque.

Ces enquêtes avaient été suscitées par des récriminations de certains clients.

Dès 1882, Mademoiselle Gabrielle de Fleury répondit à la campagne soulevée contre les Etablissements de Rennes-les-Bains. Elle et son oncle, M. de Fleury, firent remarquer que des sommes très importantes avaient été dépensées pour l'installation des 3 sources chaudes et le captage des sources froides ferrugineuses depuis l'an IV et qu'il était juste d'accorder un peu de crédit à la famille de Fleury, en considération de la création, par ses soins, de la Station de Rennes.

Par une lettre du 28 janvier 1882, à M. le Ministre de l'Agriculture, elle demanda communication des rapports de M. le docteur Vaysse, médecin-inspecteur, et en même temps elle introduisit auprès de M. le Préfet une demande d'autorisation d'exploiter les 7 sources de Rennes, dont quelques-unes acquises par sa famille en l'an IV (Bain Doux, Bain Fort, Bain de la Reine, Source salée, le Pont, le Cercle, la Madeleine). Elle déclare qu'après la mort de M. H. de Fleury, son père, des pouvoirs lui ont été conférés par le Tribunal civil de Limoux, à la suite d'un jugement du 1er août 1881.

La demande de Mademoiselle de Fleury donna lieu à un rapport fort circonstancié de M. l'Ingénieur des Mines, le 16 août 1883.

S'il était exact, dit le rapport, que les autorisations d'exploitation des sources de Rennes aient été données à la famille de Fleury en 1830 et 1860, il n'était pas moins vrai que ces sources n'avaient été l'objet d'aucune déclaration d'utilité publique, et qu'elles restaient soumises à l'ordonnance du 18 juin 1823 (1)

Après avoir étudié la situation topographique des sources chaudes exploitées dans les établissements, M. l'Ingénieur fait connaître que les Sources de la Reine et du Bain Fort possèdent une température constante, quelles que soient les intempéries atmosphériques et la température du lieu, qu'il n'en est pas de même du Bain Doux (2).

Pour la première fois, les infiltrations d'eau sauvage dans cette source sont signalées par l'Administration des mines. Le document est si important et empreint de telles données techniques, que nous jugeons à propos de le transcrire en entier.

(1) Un règlement intérieur, dont nous possédons une copie en bonne et due forme, est daté du 8 septembre 1860 et approuvé par le ministre de l'Agriculture et du Commerce Rouher, le 9 octobre 1860. Il semble donc bien établi que l'autorisation d'exploitation avait été donnée pour les Sources de Rennes, puisque un règlement intérieur est approuvé par le Préfet et le Ministre compétent, sans en excepter aucune des sources.

(2) Dès l'année 1824, le médecin-inspecteur Estribaud avait consigné dans son mémoire sur les eaux minérales, de Rennes, que « la température du Bain doux diminuait en hiver et dans la saison pluvieuse et reprenait son degré ordinaire dans l'été et en temps sec; celle du Bain Fort et de la Reine étaient constantes ».

# BAIN DOUX

Voici comment le captage a été fait; on a creusé sous le roc un bassin prismatique qui a été cimenté sur son pourtour et au plafond, sauf le passage du griffon, bien entendu. Ce bassin est recouvert par une voûte de maçonnerie. Il est, par conséquent, impossible d'y pénétrer sans le démolir.

On ne voit de suintement d'aucun côté; il n'y a pas non plus d'eaux vives dans le voisinage immédiat, et, ce qui va suivre, paraît indiquer que ce n'est pas dans le captage direct qu'il faut chercher un remède à la situation.

Je ne veux pas dire par là qu'il n'y ait pas peut-être lieu de modifier ce captage, fait très simplement.

Il y aura certainement lieu de l'examiner de près, après avoir démoli la voûte, ce qui est relativement facile ici, puisqu'il n'y a aucun étage ni appartement construit au-dessus.

Signalons d'abord les faits dont M. le Médecin-Inspecteur s'est plaint à plusieurs reprises à M. le Préfet de l'Aude.

La température et le débit de la source varient brusquement à certaines époques, et, naturellement, en sens inverse l'un de l'autre. En outre, l'eau se trouble lorsque la température baisse et que le débit augmente.

Cela signifie que des eaux boueuses de l'extérieur, qui n'ont pas eu un parcours souterrain très long, envahissent à certains moments les collecteurs de l'eau thermale.

La température normale du Bain Doux, lorsque l'eau est bien limpide varie de 38 à 40° (?). Elle était tombée en juin jusqu'à 27°, d'après M. le Médecin-inspecteur, au point que les malades ne pouvaient prendre des bains et que cet établissement n'a pu être, cette année-ci, ouvert que depuis le 6 juillet.

Ajoutons que la température actuelle aux robinets des cabines de bains atteint 31° et que, par conséquent, au griffon, elle doit probablement être de 36 à 37°.

Feu M. de Fleury nous avait déjà parlé, il y a 9 ans, des variations que subit la source du bain doux et des remèdes qu'il avait cherché à apporter à cette situation. Nous avons en outre consulté l'ancien chef baigneur qui à Rennes a exercé ses fonctions pendant 10 ans et dont le père avait lui-même, avant lui.

exercé les mêmes fonctions pendant des années. Les explications qu'il nous a données coïncident avec celles que feu M. de Fleury nous avait lui-même fournies.

La tradition des faits que nous allons citer nous paraît donc bien établie.

D'abord les altérations de la source surviennent toujours après les pluies et surtout les pluies d'orage.

M. de Fleury, jugeant, avec raison, qu'il devait exister dans le voisinage, un endroit où les eaux d'orage étaient rapidement absorbées par le sol, trouva fortuitement l'origine du mal.

Un jour, la source charria de la poussière de briques en abondance. D'où provenaient ces briques? On en trouva des débris dans un ravin que je désigne par A (voir carte annexée) et à une hauteur verticale d'environ 100 mètres au-dessus

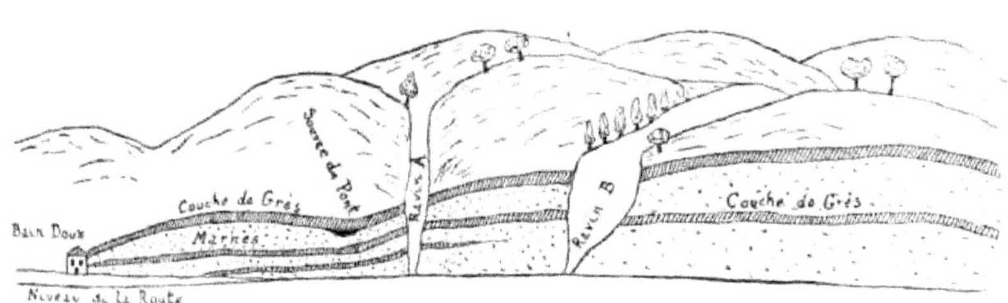


de la route. Une roche éboulée avait obstrué le ravin et les eaux troubles retenues par cet obstacle, étaient absorbées par les fissures du terrain.

Nous avons escaladé ce ravin peu accessible et qui est à sec en temps normal, et nous avons trouvé que dans la partie inférieure il présente une série de ressauts d'où l'eau tombe en cascade lors des orages et doit évidemment être absorbée en grande partie par les cuvettes fissurées qui se trouvent au bas des cascades.

Le terrain est formé par de puissantes couches de grès (du crétacé supérieur) alternant parfois avec des couches de marnes. Les grès sont extrêmement fissurés et les fissures peuvent absorber de grandes quantités d'eau. Les marnes sont très perméables et se remplissent d'eau par imbibition.

Enfin, les couches que présente leur tranche à la vallée ont l'allure que j'indique dans le croquis ci-dessus qui est une coupe verticale avec perspective suivant le développement de la route (ou de la rivière, car c'est tout un).

Ce dessin fait bien comprendre comment la couche principale de marne qui aboutit précisément au bain doux peut y conduire les eaux qui tombent dans le ravin A.

Or donc, M. de Fleury, pour vérifier l'exactitude de son hypothèse, jeta, dans la cuvette naturelle où il avait trouvé des débris de briques, de la balle de blé et, 8 heures après, il en retrouva dans la source du bain doux. L'expérience était concluante.

C'est alors qu'il fit une espèce de dallage grossier dans le ravin, sur une longueur de plus de 100 mètres, dans la région moyenne où la déclivité était moins forte, les dalles ou pavés étant joints par du ciment. Les variations de la source furent moindres à partir de cette époque. Il est vrai que depuis, ce bétonnage a été plus ou moins mal entretenu et l'on n'a pas aveuglé toutes les fissures qui se sont produites. La chose n'est pas d'ailleurs facile. Le ravin très étroit (2 mètres à peine de largeur) est de forme fort contournée, à flancs abrupts, hérissés de végétation touffue et sauvage et se prête mal à un travail de maçonnerie complet.

Il faut ajouter que depuis la mort de M. de Fleury (il y a 5 à 6 ans), la situation des héritiers est plus pénible. Il y a là une histoire triste et douloureuse dont le récit ne peut trouver place dans un rapport administratif. Dans cet intervalle, assaillis de procès de toute sorte, plusieurs héritiers étant mineurs, il est certain que les constructions faites par M. de Fleury se sont partiellement dégradées.

Il est juste de reconnaître cependant qu'il y a dans le ravin des traces de réparations récentes du pavage et que d'autres précautions ont été prises dans ces derniers temps.

Le plan et la coupe ci-contre sont des croquis destinés à l'intelligence de notre explication, a-b est une petite canalisation placée dans la partie la plus perméable du ravin, la moins inclinée aussi et destinée à prendre les eaux par un petit barrage en a, pour le reporter en b, dans la partie abrupte où l'écoulement à la surface puisse se faire rapidement. La partie supérieure de ce canal est formée de tuiles creuses cimentées sur le pavage fait par M. de Fleury, pavage qui, avons-nous dit, porte des traces de restaurations récentes et la partie inférieure est en bois. On évite par ce moyen, le séjour des eaux pluviales dans les parties dangereuses.

Ajoutons que la grande couche marneuse absorbante affleure entre a et b.

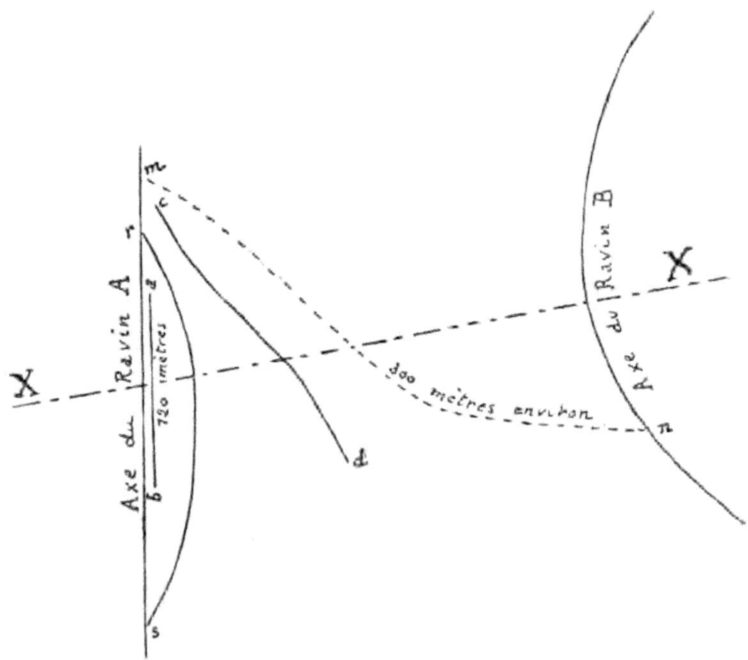


r-s est un fossé également destiné à reporter plus bas les eaux qui pourraient être absorbées; enfin c-d est un petit fossé de la dimension d'un sillon, également destiné à écouler l'eau qu'on a vu s'accumuler dans un petit creux du ravin. Ce canalicule a été fait, il y a fort peu de temps. Il serait donc inexact de prétendre que même dans la période critique que traverse la propriété thermale de Rennes, il n'ait été rien fait pour la conservation du Bain Doux.

Les anciens travaux se sont détériorés dans le cours des années et ont été plus ou moins habilement entretenus, voilà la vérité.

Il serait difficile, en présence d'une tradition déjà ancienne, de prétendre que les infiltrations par le ravin sont hypothétiques, lorsque d'ailleurs la disposition hypothétique du sol plaide en faveur de la théorie qui a guidé M. de Fleury. Mais il serait téméraire de prétendre à priori qu'il n'y a pas d'autre cause en jeu. Je n'en vois pas jusqu'ici, mais j'estime que ce n'est qu'après une étude minutieuse de toute la montagne qu'on pourra affirmer que tout le mal vient exclusivement du ravin et quelque probable que cela paraisse aujourd'hui.

Pour ce qui concerne ce ravin, que nous avons suivi plus d'une fois sur toute sa longueur, nous estimons qu'il est impossible de reprendre avec succès les essais de M. de Fleury, sans s'exposer à perdre sans une garantie complète contre les accidents, des sommes énormes.

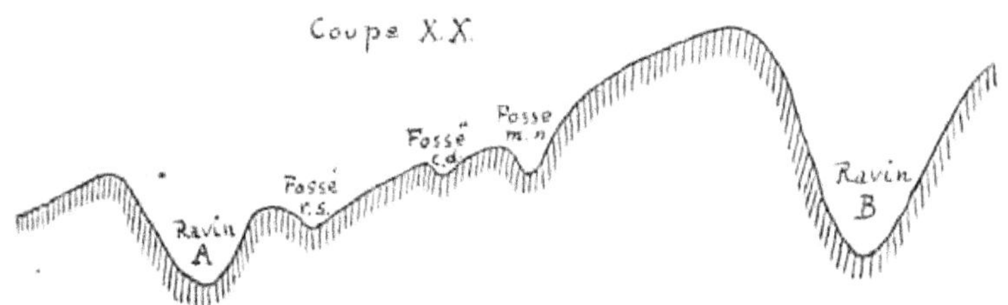


Coupe entre le ravin A et le ravin B

Il serait au contraire facile de remédier à ces accidents avec une dépense de quelques milliers de pavés en creusant une forte tranchée à travers le col qui sépare les deux ravins A et B. Cette tranchée aurait à peu près la position mn, le point m étant en amont de tous les travaux faits jusqu'ici. En ce point, on ferait un radier solide avec barrage cimenté en tête pour détourner le ravin et toutes les eaux de pluie pour le verser dans le ravin B lequel, en raison de son étendue peut débiter une masse d'eau au moins cinquante fois plus considérable que le ravin A.

J'ajoute que ce ne sera qu'après un nivellement complet qu'on pourra décider si une partie de la tranchée ne devra pas être remplacée par une galerie.

Quoiqu'il en soit, l'Etat n'a pas à imposer un projet de captage aux demoiselles de Fleury. Mais l'Administration peut les mettre en demeure de faire dresser par un ingénieur de leur choix des plans et devis utiles.

(Ingénieur GOUREAU. — 16 août 1883).

Ce rapport étant parvenu au Ministère de l'Agriculture et du Commerce, Mademoiselle de Fleury fut invitée à adresser 15 à 20 litres d'eau de ses sources à Paris, pour être soumises à l'analyse par l'Académie de médecine.

Nous donnons ci-dessous les résultats de ces analyses.

| | B. Fort<br>T. 49°<br>Débit 400 l. | B. de la Reine<br>T. 40°<br>débit 150 l. | B. Doux<br>T. 39°<br>débit 120 l. |
|---|---|---|---|
| Acide Carbonique .......... | 0,162 | 0,155 | 0,148 |
| Acide hydrosulfurique...... | » | traces | » |
| Carbonate de chaux ........ | 0,250 | 0,120 | 0,140 |
| Carbonate de magnésie...... | 0,070 | 0,100 | 0,030 |
| Chlorure de Sodium........ | 0,071 | 0.285 | 0,181 |
| Chlorure de Magnesie....... | 0,280 | 0,320 | 0,244 |
| Chlorure de Potassium...... | traces | traces | traces |
| Sulfate de Soude........... | | | |
| Sulfate de Magnésie........ | 0,090 | 0,200 | 0,120 |
| Sulfate de Chaux .......... | 0,162 | 0,170 | 0,162 |
| Sulfate de Fer............. | » | traces | » |
| Silice..................... | | | |
| Alumine.................... | 0,049 | 0,40 | 0,037 |
| Phosphate d'Alumine et de Chaux .. | | | |
| Oxyde de fer, Carbonate et Crénate..... | 0,031 | 0,006 | traces |
| Manganèse ........ ...... | traces | » | traces |
| Matières organiques ........ | 0,040 | 0,020 | 0,020 |
| | 1,005 | 1,416 | 1 gr.382 |

Pendant toutes ces démarches, en haut lieu, de Mademoiselle de Fleury, l'administration municipale de Rennes-les-Bains ne suspendait pas ses attaques contre l'administration exploitante. A la date du 14 octobre 1884, M. le Maire rappelle l'état de délabrement dans lequel se trouvent depuis de longues années les établissements thermaux et il ne demande rien moins que d'être autorisé « *à faire des fouilles dans le terrain communal et tâcher de découvrir quelque source thermale, puisque les établissements actuels ne sont pas autorisés* ».

« Notre avis, écrit M. l'ingénieur Braconnier, en réponse à la demande du Maire de Rennes, est qu'il existe une autorisation d'exploitation des Sources de Rennes datant de 1860.

« Il est douteux que la commune de Rennes consente à risquer ses ressources dans une entreprise aussi délicate... d'ailleurs Mademoiselle de Fleury, propriétaire des établissements actuels « *doit posséder dans ses papiers certains titres de possession sur les eaux thermales de Rennes en général* ».

« Enfin, il est possible que Mademoiselle de Fleury, au courant des travaux communaux, fasse une demande de déclaration d'intérêt public avec périmètre de protection, obtienne gain de cause et fasse suspendre les travaux communaux.

« Si le Conseil voulait tenter la recherche d'une source thermale, il devrait en demander l'autorisation au Ministre au moyen d'une délibération du Conseil municipal ».

Dès le 26 septembre 1885, Mademoiselle de Fleury obtenait en effet, en faveur de la Source du Bain Fort et pour le bain de la Reine, une nouvelle autorisation d'exploitation et de vente (déclaration signée par A. Picard, directeur des Ponts et Chaussées, des Mines et des Chemins de fer, en lieu et place du Ministre des Travaux publics).

Ce que M. Gastilleur, maire de Rennes, n'avait pu obtenir de l'Administration, au sujet de la recherche de nouvelles sources minérales dans le terrain communal, des circonstances fortuites l'aidèrent à l'exécuter en son nom personnel. Le 9 mars 1886, Mademoiselle Marie Gastilleur, sa sœur, demanda à M. le Préfet de l'Aude, l'autorisation d'exploiter « *une source d'eau ferrugineuse chaude qui se trouvait dans la maison Auguste Girard qu'elle venait d'acquérir à Rennes-les-Bains, le long du chemin de grande communication n°* 14, *sur la rive gauche de la Salz* ».

Cette source fut captée à 12 mètres de profondeur.

Mademoiselle Gastilleur accompagna sa requête d'un rapport de M. le docteur Vaysse, médecin-inspecteur, rapport dans lequel ce dernier rappelle des observations thermométriques faites sur les eaux de cette source. La source dite « Source Marie », d'après les observations médicales recueillies pendant deux ans, peut être assimilée aux eaux des autres sources existant à Rennes, du point de vue de leur effet thérapeutique et principalement aux eaux de la Source de la Reine. Le Médecin-Inspecteur conclut que « *l'autorisation d'exploitation de la Source Marie peut et doit être accordée* ».

La demande de Mademoiselle Gastilleur et le rapport de M. Vaysse furent soumis à l'Académie de médecine qui, arguant de deux analyses faites l'une à l'Académie de médecine, l'autre à l'Ecole des Mines, conclut à l'ajournement de l'une et de l'autre, parce que ces analyses ne concordaient pas; que la première (de l'Académie de médecine) décelait un total de matières organiques s'élevant à 369 milligrammes de matières extractives, la deuxième (de l'Ecole des mines), indiquait 713 milligrammes.

Dans un nouveau rapport à l'Académie de médecine, on affirme que le débit de la Source Marie s'élève à 24.000 litres en 24 heures et qu'une nouvelle analyse a décelé 734 milligrammes de matières extractives, chiffre à peu près égal à celui de l'Ecole des Mines, et le 29 décembre 1888, après avis favorable de l'Académie, M. le Ministre des Travaux publics signifie à M. le Préfet de l'Aude que « par arrêté du 28 octobre 1888, *autorisation d'exploitation et de vente de l'eau minérale de la source dite « Marie » sur le territoire de Rennes-les-Bains, était accordée à son propriétaire, Mademoiselle* GASTILLEUR ».

Les travaux entrepris pour le forage de la Source « Marie » portèrent un préjudice patent au débit de la Source « La Reine » jusqu'à tarir cette dernière pendant quelques jours.

Aussi Mesdemoiselles de Fleury, dans le but de défendre leur exploitation, introduisirent-elles auprès de l'Administration, par une lettre du 15 mars 1886, adressée à M. le Préfet, conformément à la loi du 14 juillet 1856, une demande en déclaration d'utilité publique pour les sources minérales du Bain Doux, du Bain Fort et du Bain de la Reine et en établissement d'un périmètre de protection d'une étendue de 7 hectares. Toutes pièces utiles furent annexées à cette requête : analyse chimique, et débit des sources, leurs indications médicales; nombre de malades soignés annuellement; état descriptif des appareils de balnéation; plan des Etablissements thermaux; mémoire justificatif; plan des terrains à comprendre dans le périmètre, avec la minute cadastrale.

En réponse à la demande des demoiselles de Fleury, M. l'Ingénieur FUMEY, traitant de la question du Bain

Doux, constate que quelques travaux ont été exécutés au sujet du captage et il dit tenir de M. VAYSSE, Inspecteur des eaux, que depuis les travaux exécutés par M. H. de FLEURY, « *il n'aurait pas été relevé, à la suite de nouvelles pluies abondantes de la saison dernière, des variations de température pas plus que des apports de matières boueuses. L'intervention de M. de Fleury a été heureuse* ».

Parlant du régime normal du Bain Doux, M. l'Ingénieur Fumey fait observer que cette température normale de 38° comparée aux températures des autres sources, 40°, 47° et 52° indique que le régime du Bain Doux « *doit être considéré comme constant assurant à l'eau minérale une température invariable et provient d'un refroidissement constant de la source primitive par des filons d'eau douce, refroidissement aggravé par de nouvelles quantités d'eau douce en temps d'orage*.

Ce n'est pas de cette façon que nous interprétons nous-même cette température du Bain doux (38°).

Et d'abord, si l'on acceptait cette théorie, la Reine et la source Marie qui n'ont que 40° seraient refroidies elles aussi par des filons d'eau douce, puisque les sources du Bain fort accusent 47° et 52°.

Si par comparaison, nous examinons les températures des sources d'autres stations thermales (Ax, Escouloubre, Luchon,...) nous constaterons que ces divers griffons constituent une gamme de températures très variée, et on n'a jamais songé à prétendre que les sources tempérées étaient refroidies par des infiltrations d'eaux douces.

Nous attribuons, et avec raison, à notre avis, ces différences de températures, au trajet plus ou moins long de ces courants d'eau thermale depuis le bassin collecteur commun naturel jusqu'à l'émergence de la source, trajet pendant lequel les eaux peuvent dissoudre des matériaux nouveaux dans les couches traversées (tales sunt aquæ, qualis est terra per quam fluunt).

Et d'ailleurs, en ce qui concerne le Bain Doux, au moment où les eaux émergent à 38°, le poids des matières extractives, la composition chimique, la radioactivité, la résistivité se rapprochent sensiblement comme nous le verrons plus loin, de ces mêmes propriétés aux sources du Bain Fort, Marie et de la Reine.

Que le Bain Doux reçoive par infiltration des eaux sauvages à la fonte des neiges et au moment des grands orages, le fait a été constaté de tout temps, mais les infiltrations terminées, le Bain Doux reprend sa température, sa radioactivité, une résistivité semblable à celle des autres sources, sa composition chimique et ses propriétés thérapeutiques.

C'est à cause de ces infiltrations que l'Administration a toujours refusé de délivrer pour cette source une déclaration d'utilité publique. « *Je ne crois pas impossible*, dit M. Fumey, *de réaliser l'étanchéité du captage du Bain Doux par des travaux spéciaux, mais l'amélioration qui en résulterait pour la source serait-elle en proportion avec les dépenses qu'entraînerait pareil travail* ». Fumey. — Rapport du 22 janvier 1887.

Tout le monde est d'accord (1), affirme un nouveau rapport de l'Assistance et hygiène publique, sur l'utilité de la reconnaissance d'utilité publique des sources en question (Reine et Bain Fort), qui ne ferait que sanctionner l'appréciation de plusieurs siè-

(1) Ingénieurs des Mines. Comité consultatif d'Hygiène de France. Académie de Médecine.

cles, mais la disparition des eaux de la Reine constatée dans maints procès-verbaux des Ingénieurs des Mines, commande à la Commission de faire des réserves pour elle. En ce qui concerne cette source, la demande des demoiselles de Fleury lui semble ne pouvoir être discutée que le jour où cette source aura recouvré son débit invariable, suffisant pour assurer le bon fonctionnement de l'établissement.

En ce qui regarde le Bain Fort, la Commission est d'avis d'accorder la déclaration d'utilité publique et le périmètre, et à la date du 29 juillet 1889, le Ministre de l'Intérieur signe par décret cette déclaration d'utilité publique et le périmètre demandé est fixé d'ailleurs par ce décret.

Parallèlement aux démarches faites par les demoiselles de Fleury, Mademoiselle Marie Gastilleur de son côté introduisit le 11 juillet 1889 une demande auprès de M. le Préfet à l'effet de déclarer la Source Marie, nouvellement installée et autorisée, d'utilité publique et de lui fixer un périmètre de protection.

Malgré l'avis de M. le Préfet qui plaida la cause de la Source Marie dans une lettre au ministère de l'Intérieur du 11 décembre 1889 où il renouvela les plaintes suscitées par la mauvaise tenue des anciens établissement des demoiselles de Fleury, les Ingénieurs des mines, le rapporteur de l'Académie de Médecine, le rapporteur du Comité consultatif d'hygiène publique, l'Inspecteur général des Mines n'estiment pas qu'il y ait lieu d'accepter la demande de Mademoiselle Gastilleur, pour les raisons suivantes :

« Indépendamment d'un captage qui pourrait laisser à désirer sous peu d'années, si le débit était assez actif, l'établissement lui-même est très exigu (6 cabines de bains et une cabine de douches) et il n'offre ni l'étendue, ni l'aménagement, ni les modes variés d'administration des eaux qui comporte une déclaration d'utilité publique.

« Il est établi de la manière la plus nette tant par l'analyse chimique des eaux que par les considérations géologiques et par l'action de la Source Marie sur le Bain de la Reine, que la première n'est autre qu'une dérivation du canal souterrain qui amène la deuxième à son point d'émergence. Cette dérivation et la précarité qui en est le résultat pour la source de la Reine a été la raison pour laquelle dans l'instruction antérieure, on n'a pu comprendre cette dernière source (La Reine) dans la déclaration d'intérêt public, et dans la fixation d'un périmètre de protection qui ont été proposés et adoptés en principe pour le Bain Fort.

« Il est inadmissible, il serait contraire à l'équité, contraire aussi à l'esprit de la législation sur la conservation des sources minérales, que la dérivation (Source Marie) qui a compromis une des sources exploitées à Rennes-les-Bains, de temps immémorial, bénéficiât pour garantir son existence, des dispositions de la loi.

« Enfin, il paraît prudent, en présence de l'action judiciaire intentée à la demoiselle Gastilleur par les propriétaires de l'ancien établissement ou leurs ayant-droit, de ne pas créer, au bénéfice de la dite demanderesse, un titre administratif qui pourrait être opposé par elle, le cas échéant, aux décisions judiciaires.

*L'Inspecteur général,*

Signé : VILLOT.

Le Conseil général des mines, après avoir entendu lecture du rapport, adopte ses conclusions.

Signé : *L'Ingénieur en Chef secrétaire du conseil*

Signé : R. ZELLER.

A la suite de ce rapport défavorable à la Source Marie, il se produisit un rapprochement entre les Conseils d'administration de la Société de la Source Marie représentée par M. Gastilleur et les nouveaux propriétaires des sources anciennes : MM. Coll, Bories et Satgé, rapprochement qui avait été suggéré maintes fois par l'administration des mines, la Commission d'hygiène et par l'Académie de Médecine.

Le 8 avril 1896, fut constitué entre les concurrents, une « *Société particulière et civile d'administration des Bains de Rennes* ».

Nous reproduisons les articles les plus intéressants de ce contrat dans le but de servir à l'histoire de la station de Rennes-les-Bains.

Article premier. — Les soussignés mettent en commun, sous la dénomination de « *Société particulière et civile d'administration des Bains de Rennes,* la jouissance de tous les biens meubles et immeubles dont ils sont propriétaires dans la commune de Rennes-les-Bains.

Article 2. — Cette Association a pour but de confier à une administration unique tous les intérêts thermaux que les soussignés ont dans la dite commune jusqu'à la formation d'une grande société d'exploitation destinée à donner satisfaction à tous ces intérêts et dont la Constitution ne pourra être faite que le jour où sera obtenu un périmètre de protection commun aux deux sources thermales appelées Bain fort et Source Marie et où pourra aussi être utilement payé le prix d'adjudication des immeubles situés dans la dite commune et expropriés sur la tête des demoiselles Gabrielle et Louise de Fleury.

ARTICLE 3. — Madame Veuve Coll, M. Louis Satgé et M. Armand Bories (1) apportent à la dite communauté la jouissance des sources thermales dites: Bain fort, Bain doux, Bain de la Reine, le Pontet, le Cercle et la Madeleine avec tous leurs annexes, bâtiments d'exploitation et parcelles où elles sont situées ainsi que la jouissance des hôtels, cafés avec leurs contenus et tous autres meubles et immeubles dont ils sont propriétaires dans la commune de Rennes-les-Bains, à l'exception toutefois du Pavillon, annexe de l'Hôtel de la Reine et de son mobilier, avec écurie et remise qu'ils réservent pour leur usage personnel.

Mademoiselle Marie Gastilleur et M. Antoine Gastilleur apportent à leur tour la jouissance de la source thermale dite « Source Marie », avec l'immeuble et tout le matériel servant à son exploitation, celle du Grand Hôtel, de sa remise et du Café Casino

(1) Les sources anciennes et les appartenances avaient été acquises, entre temps, par voie d'expropriation (jugement du 17 juin 1889) par MM. Coll, banquier à Limoux, Satgé, à Carcassonne et Bories, ancien notaire à Narbonne.

Pendant que, pour mettre fin à leurs divisions, les propriétaires de la Source Marie d'une part et les exploitants du Bain Doux, du Bain Fort et du Bain de la Reine de l'autre, constituaient entre eux « une Société particulière et civile d'administration des Bains de Rennes ». M. Gieulles, alléché par le succès des recherches de la Source Marie, fit connaître à la Préfecture, le 14 mars 1896, qu'il avait découvert en 1893, dans la cave de sa maison, un griffon d'eau chaude à 49°, d'un débit de 550 litres minute, et le 31 mai 1897, il fit une demande régulière d'exploitation de cette nouvelle source qu'il appela source **Gieulles.**

L'analyse chimique décela une composition qui se rapprochait de celle du Bain Fort, dont elle est distante de 30 mètres environ.

avec leurs dépendances et leur mobilier, celle de la source « d'Amour » avec les parcelles de terre où elle se trouve et enfin celle de tous autres immeubles dont ils sont propriétaires dans la commune de Rennes-les-Bains, à l'exception cependant du logement avec jardin qu'ils ont au-dessus de la remise de l'hôtel avec le passage par le jardin terrasse du dit hôtel et avec tout le mobilier y contenu qu'ils réservent pour leur usage, ainsi que de la parcelle en nature de potager-fruitier appelé jardin de l'Eglise et situé dans le village.

ARTICLES 4, 5 et 6, relatifs à la nomination d'un gérant et d'un délégué.

---

Voici l'analyse de cette source effectuée par Cazeaux, directeur du monde thermal.

| | |
|---|---|
| Résidu fixe à 180° | 0,5385 |
| Résidu sulfaté | 0,6037 |
| Alcalinité (en c. c. de liqueur normale) | 3,2 |
| *Analyse Elémentaire* | |
| Acide carbonique des Carbonates | 0,0704 |
| Acide sulfurique ( S O 3 ) | 0,0398 |
| Acide chlorhydrique | 0.1295 |
| Silice | 0,0200 |
| Chaux | 0,1302 |
| Magnésie | 0 0377 |
| Soude | 0.1258 |

Le service des mines, par un rapport du 23 juillet 1897, conclut que l'autorisation d'exploitation de la source Gieulles ne devait pas être accordée. « Cette exploitation, dit le rapport, est contraire à l'intérêt de la station; elle peut causer des dommages sérieux à l'avenir du Bain Fort, la plus belle source de Rennes ».

Malgré ce rapport, l'Académie de Médecine (Commission permanente des eaux minérales), en proposa l'autorisation, le 29 novembre 1898, et un décret d'autorisation fut signé par le Ministre de l'Intérieur, le 14 décembre de la même année.

Il est vrai que depuis, il n'a été fait aucun geste par le propriétaire actuel de la source Gieulles (Société des Eaux thermales et minérales de Rennes), pour effectuer cette exploitation.

Article 7. — A la fin de la saison thermale et le 1er octobre de chaque année, le gérant rendra compte aux soussignés de son administration.

L'excédent des recettes sur les dépenses sera attribué, un tiers à Mademoiselle et M. Gastilleur, les deux autres tiers à MM. Satgé, Bories et Madame veuve Coll.

L'excédent des dépenses, si elles sont supérieures aux recettes incombe dans les mêmes proportions à chacune des parties.

Article 8. — Inhérent aux réparations (chaque partie répare sés immeubles.

Article 9. — La présente Société est constituée pour une durée de deux années à partir du 13 avril 1896. A l'expiration de cette période, elle pourra être renouvelée pour une ou plusieurs années avec le consentement de tous les soussignés, à la condition que ce renouvellement soit formulé d'une façon expresse au plus tard le 1er mars 1898.

Elle ne pourra prendre fin par la mort de quelqu'un des associés, auquel cas, elle continuera avec son héritier.

La dissolution ne pourra être demandée avant le terme convenu, par aucun des associés.

Article 10. — Siège social à Carcassonne.

Article 11. — Tous les soussignés, unis par la communauté de leurs intérêts, ainsi que par la ferme volonté d'assurer l'avenir de Rennes-les-Bains dont ils ont la garde, feront auprès des pouvoirs publics toutes demandes et démarches pour obtenir dans le plus bref délai possible que les Sources du « Bain Fort » et « Marie » soient déclarées d'utilité publique et qu'il leur soit accordé un périmètre de protection conformément à la loi du 14-22 juillet 1856.

ARTICLE 13. — Lorsque le périmètre commun sera obtenu, et lorsque aussi le prix de l'adjudication des immeubles expropriés sur la tête des demoiselles de Fleury aura été utilement payé, tous les soussignés prennent l'engagement d'honneur de rechercher de bonne foi les meilleures bases d'une *Société civile ou commerciale constituée dans le but* :

1° *de construire un établissement neuf conformément aux nouvelles règles de l'architecture thermale pour y recevoir et y aménager de la façon la plus confortable les eaux des deux sources Marie et Bain fort* ;

2° d'apporter à toutes les dépendances de ce nouvel établissement ainsi qu'à tous les immeubles communs, toutes les améliorations d'utilité et d'agrément nécessaires pour placer la station thermale au même niveau que les principales stations thermales de France.

ARTICLE 13. — relatif à la vente des meubles et immeubles des associés pendant la durée de la Société.

ARTICLE 14. — Valeur des meubles et immeubles 80.000 francs.

(Suivent les signatures des associés).

Ce nouvel accord entre les exploitants de Rennes, provoqua, comme il fut convenu à l'article XI, l'établissement d'une demande en déclaration d'utilité publique; le périmètre de protection devait en résulter. Consécutivement furent présentés des rapports à ce sujet : 1° de M. l'Inspecteur général des mines (20 juin 1896); 2° de la Commission préfectorale (5 juillet 1897) ; 3e de l'Ingénieur des Mines (22 juillet 1897) ; 4e du Comité consultatif d'Hygiène publique (6 décembre 1897) et enfin de l'Inspecteur général (1 février 1898).

Retenons seulement le rapport de M. Jacquot, rapporteur du Comité consultatif d'Hygiène publique, comme pièce justificative. Il expose d'une façon intéressante la situation morale et matérielle de *Rennes*, et constitue une fort intéressante page d'histoire de la Station.

## PIÈCE JUSTIFICATIVE

*Rapport sur une demande tendant à obtenir la déclaration d'intérêt public et un périmètre de protection pour les Sources des Bains de Rennes, connues sous les noms de* « BAIN FORT » *et* « SOURCE MARIE ».

« Dans les neuf dernières années, l'attention du Comité d'Hygiène a été appelée, à deux reprises, sur les **Bains de Rennes**, « qui constituent la principale station minérale de la région des « Corbières. Le rapport qui lui a été présenté dans la séance « du 3 décembre 1888, a conclu à l'octroi de la déclaration « d'intérêt public et à l'attribution d'un périmètre de protection « d'une étendue de 3 hectares 72 ares de la source du **Bain Fort**.

« Dans la séance du 25 janvier 1892, le Comité ayant eu « à se prononcer sur une pareille demande présentée par la « source rencontrée au fond du puits **Marie**, a, au contraire, « émis un avis défavorable.

« Il résultait en effet, des constatations faites au cours de « l'enquête à laquelle cette demande avait donné lieu, que la « Source Marie n'était autre chose qu'une dérivation opérée « sur le canal d'alimentation de la source de la station connu « sous le nom de **Bain de la Reine**.

« Les deux demandes sont d'ailleurs restées sans solution.

« Dans ces dernières années, les intérêts en cause dans « la propriété des Bains de Rennes, ont été profondément modi- « fiés. Les demoiselles de **Fleury**, dont la famille était proprié- « taire des bains, depuis la vente qu'en avait faite l'Etat en « 1796, ont dû céder la place à leurs créanciers.

« Ces derniers n'ont pas tardé à s'entendre avec les proprié- « taires de la source **Marie** en vue de poursuivre en commun « l'obtention de la déclaration d'intérêt public et d'un périmètre « de protection pour les sources de Rennes-les-Bains. Tel est « l'objet de la Société qui a été constituée entre les parties « intéressées, par un acte en date du 15 avril 1896, sous le titre « de « **Société civile d'administration des Bains de Rennes** ». « La durée en a été fixée à deux années.

« La Société ainsi constituée a fait le 12 mai 1896, une pre- « mière tentative pour obtenir un résultat. A la suite de l'accord « intervenu, le Conseil général des Mines, modifiant les pre- « mières conclusions qui étaient conformes à celles du Comité, « avait émis, le 26 juin 1896, un avis favorable à la déclaration « d'intérêt public en faveur de la source Marie. Pour éviter « les délais que comportent les enquêtes, la Société a demandé « à bénéficier immédiatement de cette solution. Mais le Conseil « d'Etat a pensé qu'une pareille manière de procéder, constitue- « rait une grave irrégularité. Dans sa séance du 13 janvier « 1897, il a émis l'avis que la pétition du 12 mai devait être « considérée comme une nouvelle demande et, comme telle, « soumise à l'enquête.

« Cette manière de voir ayant été partagée par le Ministre « de l'Intérieur, les pétitionnaires ont été invités à s'y con- « former.

« Telle est donc l'origine de la demande, la troisième en « date, que le Comité est appelé à examiner. Si l'on considère « que les deux premières ont donné lieu à de volumineux rap- « ports dans lesquels la situation de Rennes-les-Bains a été « étudiée sous les divers aspects, il nous sera permis de n'y « revenir que d'une manière sommaire.Il faut bien reconnaître « d'ailleurs, que la tâche du rapporteur se trouve singulièrement « simplifiée par l'accord survenu entre les parties intéressées.

« La demande tendant à obtenir la protection édictée par la loi « de 1856, a été présentée le 14 avril 1897 par M. Gastilleur, « ancien maire de Rennes, agissant au nom et comme fondé « de pouvoir de la Société d'administration des Bains. Elle « réclame la déclaration d'intérêt public et un périmètre de « protection pour deux des sources de la Station: le **Bain Fort** « et la **Source Marie.**

« La pétition, qui était accompagnée de toutes les pièces dési- « gnées par les règlements, ayant été trouvée régulière, a été « soumise à l'enquête, en conformité d'un arrêté du Préfet de « l'Aude, du 6 mai 1897.

« Dans le compte qu'il en a rendu, M. l'Ingénieur Vieira « constate que l'enquête a été régulière.

« Elle accuse une notable détente dans les oppositions que « les demandes précédentes avaient soulevées.

« En effet, au lieu de s'étendre à toute la région, elles ne « dépassent plus guère les limites de la commune de Rennes. « Elles ne font d'ailleurs que reproduire les objections que sou- « lève l'établissement du périmètre de protection: atteinte au « droit de propriété et à la liberté commerciale. Le Conseil « Municipal a pris, le 8 juin, une délibération dans le même « sens; il a notamment fait remarquer que l'Etablissement du « Bain Fort possédait autrefois une canalisation à ciel ouvert « amenant l'eau empruntée à la Salz et qu'il y aurait un grand « intérêt à rétablir cette canalisation détruite en partie à la « suite d'une crue de la rivière. Il convient de signaler égale- « ment, comme se rattachant à l'enquête, l'adhésion donnée à « la demande par 17 médecins en résidence à Carcassonne.

« La composition des sources de Rennes-les-Bains était bien « connue par les analyses qui en ont été faites au Bureau d'essai « de l'Ecole des Mines en 1886 et 1889 et par celles qui ont « été entreprises en 1890 par M. Wilm, pour la révision de « l'Annuaire des eaux minérales. Toutefois, l'article 6 sur le « décret du 8 septembre 1856 est à cet égard tellement impé- « ratif qu'à l'occasion de la demande, le Préfet de l'Aude a « cru devoir prier M. Carnot de reprendre ce travail précé- « demment exécuté dans les laboratoires dont il a la direction. « Sur le refus parfaitement motivé qui lui a été opposé, le

« Préfet s'est adressé à un pharmacien de Carcassonne. Les « résultats obtenus figurent au dossier en regard de ceux « donnés par MM. Carnot et Wilm. Nous aurons à revenir sur « ces analyses qui accusent toutes une minéralisation faible « dans les sources de Rennes.

« On savait qu'elles ont au contraire un débit considérable. « Les jaugeages effectués par l'ingénieur ordinaire, n'ont fait « que confirmer cette appréciation. Deux opérations entreprises « le 15 juin 1897 sur le Bain Fort, la source la plus importante « de la Station, ont donné une moyenne de 552 litres à la minute, « dépassant de 50 litres le chiffre inscrit dans la statistique de « l'Administration des Mines. Pour la source Marie, M. Vieira « donne le chiffre de 206 litres, en faisant remarquer qu'il « est notablement inférieur à ce qu'ont obtenu ses prédécesseurs « dans le service de l'arrondissement de Carcassonne.

« Dans son rapport, M. Vieira signale, au sujet de la puis- « sance de la nappe hydrominérale, un fait intéressant, qui « était, à ce qu'il paraît, connu, mais qui avait été passé sous « silences dans les précédentes enquêtes. A l'instar de ce qui « a lieu dans l'Adour, aux abords de la fontaine chaude de Dax, « des griffons d'eau chaude émergent du lit de la Salz, de telle « sorte que les sources utilisées ne représentent qu'une partie « du débit de la nappe. On signale notamment deux émergences « dans le voisinage du Bain Fort, dont une, très importante, connue « sous le nom de **Gouffre.**

« Comme, se rattachant au même ordre d'idées, il convient de « signaler la source récemment découverte par Gieulles, dans « le sous-sol d'une maison qu'il habite. Elle est en face du « Bain Fort sur la rive opposée de la Salz. Un puits creusé « sur ce point, a rencontré, comme pour la source Marie, « à 11 m. 55 de profondeur, l'eau minérale avec une température « de 49°. La mise à jour de cette nouvelle source n'a pas « influencé le Bain Fort, quoiqu'elle n'en soit qu'à 35 mètres. « On suppose qu'elle est en relations avec le **Gouffre.**

« Il est manifeste que, étrangère au Syndicat de Rennes, elle « n'est pas sans compliquer la situation.

« Tous les renseignements propres à éclairer la Commission « d'enquête ayant été rassemblés par l'ingénieur ordinaire, celle-

« ci a pu se réunir à la Préfecture de Carcassonne, le 8 juillet « 1897. Après en avoir délibéré, elle a émis à l'unanimité l'avis « suivant, que je crois devoir citer textuellement :

« **Sans s'arrêter aux oppositions produites au cours de l'enquête, la Commission estime qu'il y a lieu d'accorder aux Sources** Bain Fort **et** Marie, **le bénéfice de la déclaration d'utilité publique et de leur assigner un périmètre de protection. Elle appelle l'attention de l'Administration sur la nécessité qui s'impose, au point de vue du développement de la Station thermale d'agrandir et d'embellir les établissements thermaux actuels et de rétablir l'ancienne canalisation de la Salz, et émet le vœu que ces améliorations soient imposées par tous les moyens légaux** ».

« Les ingénieurs des Mines ont donné des avis favorables à la « déclaration d'utilité publique de la source du Bain Fort et « de la source Marie. Il ont également accepté l'institution d'un « périmètre de protection de 4 hectares 27 ares.

« L'Ingénieur ordinaire qui a examiné la demande dans un « rapport très volumineux n'a pas été sans méconnaître qu'elle « soulevait quelques critiques. Ainsi l'établissement créé par « la source Marie, qui ne comprend que six baignoires, réparties « dans quatre cabines, sans douches ou autres appareils acces- « soires (1) paraît insuffisant. M. Vieira ajoute, il est vrai, que « M. Gastilleur a déjà commencé à poser, le long de la route, « une conduite de 150 mètres qui amènera l'eau de la source « dans un hôtel qui lui appartient et où l'on doit créer un nouvel « établissement (2).

« D'un autre côté, il considère que la découverte de la « source Gieulles est venue compliquer la situation en forçant « presque les propriétaires associés des Bains de Rennes à « s'en rendre acquéreurs.

« Enfin, il ne faut pas perdre de vue que la Société pétitionnaire « constituée spécialement pour faire auprès des pouvoirs publics « les demandes nécessaires au succès de la demande, n'a plus

(1) Depuis cette époque, il a été créé et installé à la Source Marie une salle de douches (en jet, en pluie, en cercle), des douches sous-marines et 3 cabines de bains supplémentaires.

(2) Au moment où nous écrivons, ce projet n'est pas encore réalisé.

« que quatre mois d'existence et que l'attention du Conseil d'Etat « sera certainement appelée sur la situation précaire qu'elle pré- « sente.

« En transmettant le dossier au Ministre, le Préfet de « l'Aude a émis un avis favorable à la demande.

« Le Comité d'Hygiène est appelé à se prononcer à son tour. « J'estime qu'il faut examiner la demande en oubliant l'origine « passablement particulière de la Source Marie et essayer de « prévenir des nouveaux désordres en appliquant la loi de 1856 « à la station.

« Quand on l'étudie avec attention, on reconnait que la « station de **Rennes-les-Bains tient une place élevée dans l'hy- « drologie de la région pyrénéenne.** Les sources de Rennes « sont pour ainsi dire inépuisables. D'un autre côté, le Bain « Fort, le principal d'entre elles, a une température élevée « voisine de 50°. Quant à la minéralisation, il faut bien recon- « naître qu'elle est faible. On ne mentionne, en effet, dans le « Bain Fort que 0 gr. 470 de principes fixes, par litre, et « encore faut-il remarquer, que la moitié environ est représen- « tée par des Carbonates de Calcium et de magnésium qui « constituent un élément banal (1). (V. à la page suivante).

« Le point le plus intéressant pour reconnaître le gisement « des sources de Rennes est à 8 kilomètres au S.-E. de la « Station, à la naissance de la rivière de la Salz, sur le terri- « toire de Sougraigne. Il y a là plusieurs sources salées émer- « geant d'un pointement de couches irrisées, intercalé par faille « dans un terrain crétacé, qui constitue presque exclusivement « le sol de la région. L'accident auquel les sources chaudes « de Rennes doivent leur existence, est donc bien mis en « évidence et on peut remarquer qu'il est également très nette- « ment accusé dans les escarpements abrupts du flanc sud de « la vallée de Sougraigne.

« La minéralisation de la Salz qui, à sa naissance, s'élève à « 56 grammes par litre, rend également compte de la composition « des sources. Elles en dérivent manifestement par l'addition d'une forte proportion d'eau douce, comme cela résulte du tableau suivant qui a été dressé avec les analyses de Wilm : (1)

Nous estimons qu'il y a lieu, de la part du Comité d'Hygiène, de s'approprier les conclusions de l'unanimité des avis exprimés au cours de l'enquête, savoir :

1° La déclaration d'intérêt public pour les sources du **Bain Fort** et **Marie.**

2° L'attribution à ces mêmes sources d'un périmètre de protection d'une étendue de 4 hectares 27.

« A raison de la faible minéralisation des sources, il conviendrait également d'accepter les suggestions exprimées par la Commission d'enquête, lesquelles tendent au rétablissement de la canalisation de la Salz. A ce sujet, il faut remarquer que l'eau de cette rivière, beaucoup plus fortement minéralisée que les sources chaudes, a toujours joué un rôle important à Rennes. Pour s'en convaincre, il suffit de jeter les yeux sur les plans détaillés du Bain Fort.

« On y remarque qu'à côté du réservoir d'eau thermale, figure un réservoir d'eau salée provenant d'une dérivation de la rivière. Il ne s'agit en aucune façon d'aller prendre l'eau de la Salz à la source, ce qui occasionnerait une dépense considérable, mais de rétablir simplement l'ancienne canalisation qui prenait l'eau un peu au-dessus du confluent de la Blanque, rivière d'eau douce venant du Sud et qui se réunit à la Salz à 1.600 mètres environ au Sud de Rennes.

« Au point de vue des intérêts que le Comité d'hygiène a pour mission de sauvegarder, la dérivation de la Salz prime toutes les questions soulevées par la demande ».

Signé : JACQUOT, **rapporteur.**

---

(1)

| | SOURCE DE LA SALZ | SOURCE DU BAIN FORT |
|---|---|---|
| Carbonate de Calcium | 0,1460 | 0,1474 |
| Carbonate de Magnésium | » | 0,0165 |
| Carbonate ferreux | 0,0024 | 0,0015 |
| Sulfate de Calcium | 3,3970 | 0,0680 |
| Sulfate de Magnésium | 2,5450 | » |
| Chlorure de Sodium | 56,4025 | 0,0095 |
| Chlorure de potassium | 1,5936 | 0,0134 |
| Chlorure de magnésium | » | 0,0885 |
| Chlorure de linium-yode | 0,0022 | traces |
| Bromure de Sodium | 0,0242 | » |
| Bromure de Silice | 0,0216 | 0,0372 |
| Matières organiques | 0,0292 | » |
| Total par litre | 64,1637 | 0,4717 |

Comme suite à tous les rapports signalés plus haut et à celui de M. Jacquot, à la date du 6 avril 1898, le Président de la République, le Conseil d'Etat entendu, signa le décret.

Article premier. — Sont déclarées d'utilité publique les sources thermales dites « *Source du Bain Fort* » et « *Source Marie* », alimentant deux établissements thermaux, situés sur le territoire de Rennes-les-Bains, canton de Couiza, arrondissement de Limoux, département de l'Aude.

Article 2. — Il est attribué aux sources précitées un périmètre commun de protection, conformément au plan annexé.

Le 26 mai 1898, le procès-verbal de bornage du périmètre de la Source Marie et du Bain Fort fut établi par les ingénieurs du service des Mines de Carcassonne.

La source de la Reine demeurait simplement autorisée et se trouvait en dehors du périmètre (1) ; le bain doux continuait à être exploité, en considération des services thermaux qu'il rendait depuis un temps immémorial.

Il avait été prévu, par les divers services des mines et du Comité consultatif d'Hygiène publique, que des difficultés nouvelles pourraient surgir, à la dissolution de la Société particulière et civile d'administration des Bains de Rennes.

Ces prévisions se réalisèrent, car le 28 juillet 1906, MM. Bories et Satgé introduisirent une requête afin

(1) Mais comme elle est située tout près de la limite du périmètre, aucun autre travail de forage ne pouvant être entrepris dans l'intérieur du périmètre, il ne peut plus être porté atteinte à son débit.

d'obtenir pour la source de la Reine une déclaration d'utilité publique et un périmètre de protection. Cette demande fut retournée à ses auteurs ; elle ne pouvait pas être instruite, parce qu'elle n'était pas accompagnée de toutes les pièces exigées : plan de l'établissement, disposition des réservoirs, des salles de bains, des douches, mémoire justificatif, d'un plan du périmètre indiquant l'allure présumée de la source à son point d'émergence, le débit de la source, ses variations suivant les saisons, la composition et les propriétés de l'eau, le nombre de malades traités les trois années précédentes.

Des opérations de nettoiement pratiquées en août 1906, au fond du bassin d'émergence de la source de la Reine, furent le signal de plaintes, à la Préfecture, de MM. Gastilleur et Pullès, représentant la Compagnie des Eaux minérales et thermales de Rennes-les-Bains, propriétaire de la Source Marie. Ces derniers signalaient le recreusage du bassin de captage de la Reine, l'établissement d'une vanne de vidange à 0 m. 70 du niveau du sol des cabines et d'un moteur à pétrole actionnant une pompe centrifuge, et comme conséquence de ces diverses opérations, l'abaissement manifeste du plan d'eau dans le puisard de la source Marie.

Le Service des Mines (Ingénieur Caltaux), conclut de son expertise, que « les travaux exécutés à la Source de la Reine ne sont pas répréhensibles, que MM. Coll, Satgé et Bories n'ont usé que de leur droit, mais qu'il y a à Rennes assez d'eau pour tout le monde, si on ne la gaspille pas. La nouvelle vanne de décharge installée, ne doit être mise en usage qu'au moment des nettoyages du bassin de captage de la Reine et en dehors du service des bains. Quant à l'usage de la pompe à la Reine, il ne peut en résulter aucun préjudice sensible pour la source Marie ».

Comme conséquence, et pour augmenter la provision d'eau dans le puisard de la source Marie, les représentants de cette dernière demandèrent le 31 décembre 1907 et obtinrent l'autorisation de régula-

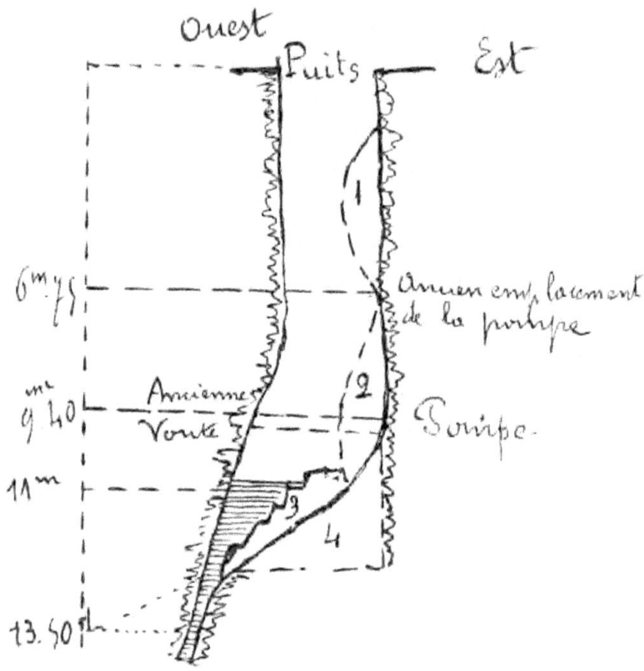


riser la forme du dit puisard et de procéder à un nettoyage du réservoir de captage sans approfondir le puits (1).

Les travaux furent commencés, mais suspendus à cause de la saison. Trois mois s'écoulèrent après la fin de cette dernière, les travaux ne furent pas repris;

(1) Régularisation du puisard par l'enlèvement du triangle de roche (4).

# RENNES LES BAINS - BAIN FORT & SOURCE MARIE

## *PLAN DU PÉRIMÈTRE DE PROTECTION*

B
118
126
127
128
A
132 bis
134
123
Nord
C
104
107
Chemin de Couiza
116
113
108
D
191
189
96
193
Cimetière
94
E
92
EMPLACEMENT
Source Gieules
Rivière
Etablissement du Bain Fort
41
Source Marie
Route N° 14
de
Sals
DU VILLAGE
G
Bains de la Reine
6
H

Signés :

Pour la Société d'Administration des Bains de Rennes
L'Administrateur délégué

L'Ingénieur en chef des Mines

« il ne reste donc plus, écrit M. l'ingénieur Caltaux, dans son rapport du 10 janvier 1908, qu'à classer la dite déclaration, sauf à surveiller dans l'avenir, si les travaux que pourra entreprendre la Compagnie des Eaux de Rennes-les-Bains ne tendraient pas à abaisser le niveau d'émergence de la source.

Dorénavant, les deux Compagnies de Rennes exploitèrent leurs sources réciproques sans encombre. Des modifications se produisirent dans la Société Satgé, Bories, Coll. Les deux premiers actionnaires cédèrent successivement leurs droits à Madame veuve Coll et cette dernière vendit en 1921 tous ses droits sur le Bain doux, Bain de la Reine, Bain Fort, sources ferrugineuses : le Pontet, le Cercle et la Madeleine, toutes propriétés bâties et non bâties ; enfin, la Source salée de Sougraigne, avec un périmètre de 50 mètres de circonférence à la *Société de Rennes-Thermal* qui la détient depuis cette époque et qui a fait réaliser, dans chacun des établissements, des améliorations qui seront signalées dans le chapitre que nous nous proposons d'écrire sur les Indications et Contre-indications des Sources de Rennes-les-Bains.

## HOPITAL

Nous ne saurions clore ce chapitre d'histoire de la station qui nous occupe, sans dire un mot de l'Hôpital de Rennes-les-Bains.

L'idée d'établir une maison hospitalière à Rennes, pour le service des indigents, date de plus de 100 ans. Le 27 septembre 1826, le Conseil municipal de Rennes-les-Bains, sous la présidence de M. de Fleury, proposa à M. le Sous-Préfet, l'acquisition d'un emplacement appartenant à M. Nazaire Jaffus, propre à construire un hospice pour les indigents envoyés à Rennes, en vue d'une cure thermale. « Je suis persuadé, écrivait M. de Fleury à M. le Préfet, le

27 janvier 1827, que vous serez content de la proposition de terrain dont s'agit, attendu qu'il entre parfaitement dans vos vues paternelles et administratives et je compte entièrement sur vous pour la confection de cet établissement dont vous allez être tout à la fois le fondateur et le protecteur ».

M. le Préfet s'empressa de verser dans la caisse municipale la somme de 2.000 francs, prélevée sur le produit des amendes de police correctionnelle en 1825. M. le Préfet promit en même temps de faire dresser le devis par l'architecte départemental et de remettre au fur et à mesure les fonds nécessaires à la disposition du receveur municipal, lorsque l'adjudication aurait été donnée. Dès le 17 mars 1827, le dossier de l'Hôpital de Rennes fut adressé au Ministre de l'Intérieur par le Préfet de l'Aude, avec avis très favorable. Le montant général du devis était de 7.317 fr. 94. L'établissement comprenait un premier étage avec cuisine, salle à manger, laboratoire, bucher, office, pharmacie, chambre des hommes avec 7 lits, chambre des femmes 3 lits, chambre des sœurs, 2 lits, water closets. (Champagne fils, architecte).

Pendant quatre ans, le Conseil général refusa de donner un avis favorable.

M. le Maire de Rennes, Jaffus jeune, qui avait remplacé M. de Fleury, revint à la charge et, sur la proposition de M. le Préfet, deux ordonnances furent signées, l'une par Charles, roi de France et de Navarre (8 août 1827), la deuxième par Louis-Philippe, roi des Français (16 décembre 1830), favorables à la construction d'un hospice pour indigents à Rennes-les-Bains et à la dotation de cet hospice de sommes prélevées sur le fonds commun des amendes de police correctionnelle.

De 1831 à 1839, l'hospice fonctionna d'une façon assez active. On y recevait jusqu'à 20 malades indigents, car de nouveaux locaux (la maison Tiffou) avaient été acquis et ajoutés à la maison Jaffus.

En 1841, la subvention accordée pour l'entretien des malades passa de 800 francs à 2.564 francs, deux sœurs, venues de Quillan, furent affectées à l'hospice, chargées en outre de l'Instruction chrétienne.

L'hospice reçut en 1852 et en 1856, de nouvelles réparations. Mais la détérioration progressive de cet établissement engagea l'administration à confier à l'architecte départemental un projet d'établissement dont le devis s'éleva à 19.826 fr. 50 (25 août 1856).

Ce projet est très généreusement approuvé par M. l'abbé Ormières, supérieur des sœurs de Quillan qui servent à l'hospice de Rennes-les-Bains; il propose même de faire l'avance de la somme qui sera nécessaire à la construction de l'hôpital. Monseigneur François, évêque de Carcassonne, est favorable à cette édification; le Conseil général et le Conseil d'arrondissement de Limoux, sont favorables.

Le Conseil général approuva le nouveau projet, mais vota des subventions pour la réparation des anciens locaux Jaffus-Tiffou, en faisant observer toutefois que « cette détermination n'impliquait en rien l'abandon du projet de construction d'un édifice nouveau, mais était prise en raison de la situation financière du département pour l'année 1858 ».

De 1851 à 1863, une moyenne de 100 malades indigents furent reçus à l'hospice Jaffus et il leur fut donné une moyenne de 2.000 bains par saison.

Mais en 1862, en présence des plaintes de la sœur supérieure, du Médecin inspecteur, M. Cazaintre, sur le mauvais état de l'hospice Jaffus, cet immeuble fut abandonné. L'édifice projeté en 1856 ne fut jamais construit et ainsi finit cette institution qui méritait véritablement un meilleur sort.

Les sœurs attachées à l'hospice gardèrent cependant leur domicile à Rennes-les-Bains et remplacèrent jusqu'au jour des décrets, leur rôle de sœurs garde-malades, en celui d'institutrices et de dépositaires de produits pharmaceutiques.

Le jour où on donnera aux eaux de la Station la place qu'elles méritent, par des installations confortables et un aménagement conforme avec les lois de l'hygiène publique, le jour où seront utilisées dans un établissement spécial les sources salées de la Salz, ne pourrait-on pas espérer voir se réaliser le projet d'un hôpital civil et militaire capable de rendre de très importants services, en considération de l'abondance et de la très grande efficacité de ses sources salées et ferrugineuses ?

---

## CHAPITRE III

# CADRE GEOLOGIQUE

« Les roches terrestres consti-
« tuent pour les eaux thermo-
« minérales, à la fois le cadre où
« elles sourdent et l'origine d'où
« elles tirent leur existence même. »

Gaston ASTRE.

*XIXe Congrès International d'Hydrologie — Toulouse*

Le département de l'Aude, si riche en sites pittoresques est, dans le pays du Languedoc, un des plus variés d'aspect et de contrastes. Il est baigné, sur ses côtes, par les flots azurés de la Méditerranée; des plaines immenses à cultures luxuriantes de fourrages, de céréales et de vignes s'étendent à l'infini en Corbières, Limouxin, Lauraguais et Narbonnais; il est arrosé de poétiques cours d'eau qui creusent à travers les roches et dans les plaines, des vallées ombreuses et des cluses profondes; il est hérissé de hautes montagnes boisées de la plus imposante majesté et de collines les plus gracieuses.

Aux innombrables richesses culturales, touristiques, monumentales, archéologiques et industrielles, il faut ajouter un remarquable *domaine thermal* dont les griffons sourdent dans la haute vallée du fleuve côtier, *l'Aude*, qui l'arrose, le fertilise et l'embellit, lui a donné son nom (*l'Atax* des anciens), et coule au milieu d'un cadre magnifique, grandiose et impressionnant de grandes formes naturelles. Ce groupe thermal est constitué par des stations hydro-minérales, aussi nombreuses qu'intéressantes par leurs propriétés thérapeutiques.

Ce sont, dans le parcours d'une cinquantaine de kilomètres, de la côte 900 m. à la côte 200 :

1° les eaux *Sulfurées-sodiques* hyperthermales, chaudes et tempérées, d'Escouloubre, Carcanières et Usson.

2° les sources froides et tempérées, sulfatées calciques et magnésiennes de *Ginoles-les-Bains*.

3° les buvettes carbonatées calciques ferrugineuses de *Campagne-les-Bains*.

4° les Sources *Buvette, Communale* et *Orientale* bicarbonatées calciques et les thermes d'Alet.

5° Les quatre griffons hyperthermaux et tempérés sulfatés, carbonatés mixtes et chlorurés sodiques; les 4 buvettes ferrugineuses de *Rennes-les-Bains*.

Dans ce groupement des sources thermo-minérales du département de l'Aude, *Rennes-les-Bains* constitue la station la plus importanet par la variété de composition de ses griffons et la richesse de leur débit.

*Rennes-les-Bains* ne se trouve pas immédiatement dans la vallée de l'Aude. L'émergence des Eaux chaudes et froides de cette antique station que, dans les chapitres précédents nous avons fait remonter, avec des preuves péremptoires, jusqu'aux époques celtique et romaine, se trouve dans la petite vallée de la rivière la *Salz* ou source salée, qui, après un cours de 18 à 20 kilomètres, se jette dans l'Aude, au bourg de Couiza.

A l'extrêmité Sud-Ouest du massif des *Corbières*, au Nord-Ouest du pic de *Bugarach*, qui est sans contredit le géant des Corbières, dans un cirque fort ombragé, à l'abri de tous les vents régnants, s'est créé le coquet village de *Rennes-les-Bains*, au pied de neuf sources abondantes, les unes chaudes et salines, les autres froides et ferrugineuses. On a construit sur les griffons thermaux, à même ces émergences, qui se font toutes au niveau de la rivière de la Salz et même en dessous de son lit, quatre établissements dont nous avons présenté la création et l'évolution depuis la fin du XVIIIe siècle. Les *sources ferrugineuses* naissent aux quatre points cardinaux de la station, à des distances qui varient de un à 2 km. 500. La *Salz*, ou rivière salée, a son émergence à 8 kilomètres de la station, dans la commune voisine de *Sougraigne*. Disons, en passant, qu'elle est fort abondante et qu'elle contient de 30 à 60 grammes de chlorure de sodium par litre. Elle n'est pas encore utilisée, pour le plus grand dommage de la station.

On appelait au XVIIIe siècle, *Bains de Montferrand*, la station universellement connue aujourd'hui sous le nom de *Rennes-les-Bains* ; elle est située à 9 kilomètres de Couiza, à 49 kilomètres de Carcassonne, à 24 kilomètres de Limoux, à 83 kilomètres de Narbonne, à 69 kilomètres de Perpignan.

Le territoire de *Rennes-les-Bains*, la région arrosée par la Salz et ses affluents appartiennent exclusivement aux formations géologiques secondaires et sont compris entre :

1° le *Massif de Mouthoumet* au Nord, vaste bande de terrain de *transition azoïque et paléozoïque* (*cambrien* ou *silurien*) qui s'étend du Méridien d'*Embres* jusqu'à *Alet*, où il finit sur les bords de l'Aude ;

et 2° la chaîne de *Saint Antoine de Galamus*, au Midi, formée dans toute sa longueur par les couches du Crétacé inférieur (Néocomien, Aptien, Albien), reposant sur les strates *liasiques*, lesquelles sont en contact avec les roches du *Trias* (*calcaires*, *cargneules*, *gypses* plus ou moins colorés, bancs de *sel gemme*).

Ces couches calcaires sont inclinées vers le Sud, se relèvent pour devenir complètement verticales en formant ces masses puissantes de 400 mètres d'épaisseur et de 800 mètres d'altitude dans la chaine de *Saint Antoine*.

Au Nord de cette chaîne, entre elle et le *Massif du Mouthoumet*, se développent dans les bassins de la *Salz* et de la *Blanque*, son affluent, les couches plus ou moins irrégulièrement affaissées des *Crétacés moyen* et *supérieur*, légèrement inclinés vers le Sud, se superposant en concordance parfaite : 1° le *Cénomanien*, représenté par un calcaire à *Caprinella*, qui repose en discordance sur le terrain de transition jusqu'au milieu de la distance qui sépare les deux montagnes. 2° le *Turonien* à *Hippurites* et *sphérulites*, sur lequel se stratifient les *marnes bleues* et les *grès sénoniens d'Alet*.

Ces couches sont interrompues par les appendices de la chaîne de *Saint Antoine*. L'un d'eux constitue le pic de *Bugarach* qui s'élève à 1.231 mètres; il est composé de bandes calcaires à *caprolines* du crétacé inférieur et, à sa base, s'étend la vallée de Bugarach dont les assises du *crétacé moyen* à *échynodermes*, plongent vers le sud, sous la base Jurassique du soulèvement crétacé inférieur de la montagne de *Saint Antoine*.

Toute une série de rides de ce même crétacé inférieur se succèdent parallèlement vers le Nord. Ce sont les collines de *Saint Louis* et de *Saint Julia*, de *Saint Just*, du *Bézu*, le *roc de Balésou*, à la base duquel naissent les sources de la Salz de couches triasiques constituées par des marnes mêlées de gypses rouges et de grès verdâtres.

En allant vers l'Ouest, dans la direction de Rennes, on voit dominer en collines escarpées les *grès sénoniens*, dits d'*Alet*, qui donnent à tout le paysage cet aspect de murailles en ruines, et ont fait attribuer par l'abbé BOUDET, à cette région, la dénomination de *Cromleck de Rennes-les-Bains* (1).

Les terrains qui forment les montagnes de *Rennes* et les vallées étroites de la *Blanque* et de la *Salz*, immédia-

---

(1) « La vraie Langue Celtique et le Cromleck de Rennes-les-Bains ». (1886. Carcassonne, F. Pomiès). — Abbé **Boudet**.

tement au Nord et au Sud du village, présentent tous les caractères géologiques des strates du *crétacé moyen* et du *crétacé supérieur*. La *Blanque* a creusé son lit, par érosion, dans les grès d'Alet.

Le massif des *Escatades* qui forme sur la rive gauche de la Salz, vers le milieu du village, le *parc de la Reine*, et sur la rive droite, la colline du *Bac de la Barrière*, est très nettement constitué par des couches successives de *Garumnien* qui, sur les plateaux, recouvrent les strates superposées du dévonien, des *marnes bleues* et du *Turonien à Hippurites*. Le *Turonien* forme le fond du lit de la rivière et se prolonge vers l'Est pour former la *Montagne des Cornes*, où savants et amateurs ont fait de tout temps d'abondantes récoltes de fossiles.

Les diverses strates de ces terrains s'aperçoivent très distinctement sur la coupe produite par le cours de la Salz à ce niveau, entre les établissements du *Bain de la Reine* et du *Bain doux*, et plus en aval encore, vers le Nord, où ces couches crétacées, plus ou moins tourmentées, vont buter contre les couches siluriennes et dévoniennes de la base du *Mont Cardou*.

En remontant le cours de la *rivière salée* jusqu'à l'embouchure de la *Blanque*, le lit de la Salz et les collines de la rive droite sont faites de *marnes bleues* du *Sénonien*, et dans la rivière même, au-dessus du moulin de *Tiffou*, on rencontre un gisement fossilifère fort important contenant des *Natica, Tellina, potamides, pleurotoma, Scalaria, Turritella, Voluta, Rostellaria, Cérithium*.... J'ai rédigé la notice géologique qui précède d'après l'ouvrage du docteur GOURDON : « *Stations thermales de l'Aude* » et l'ai déjà publiée en 1928 dans le journal « *l'Aude à Toulouse* ». Le docteur GOURDON complète ses considérations géologiques sur la région de Rennes par l'hypothèse ci-dessous développée.

Si l'on fait l'ascension, dit-il en substance, du massif des *Escatades*, ou si l'on monte par le chemin de Montferrand, sur le plateau du *Bac de la Barrière*, on se rend facilement compte qu'il s'est produit, aux temps géologiques, sur une surface de un kilomètre en carré, un affaissement dont on peut suivre aisément le contour. En partant du Bain Fort, on suit cet affaissement vers l'Ouest, entourant le Bain Doux, retournant à l'Est en passant sur le plateau du Bac de la Barrière et, après avoir décrit une courbe sur la rive droite de la Salz, il revient ensuite à son point de départ, au Sud du Bain Fort.

Cette masse s'est enfoncée comme un coin dans les couches inférieures plus anciennes délitées et ramollies par les eaux souterraines, et il en est résulté des cassures, des failles à travers lesquelles se sont fait un chemin les sources thermales qui émergent aujourd'hui à quelques centaines de mètres les unes des autres à des températures légèrement différentes.

Les géologues considérant que l'on trouve, au pied du versant Nord de la chaîne de *Saint-Antoine de Galamus*, les couches du trias, estiment que ce terrain forme le fond d'un lac intérieur qui existe entre le Massif du Mouthoumet et les rides calcaires de Saint-Antoine. C'est de ce lac que viendraient les sources chaudes de Rennes. Mais comment expliquer l'origine première, la température, la composition physique et chimique de ces sources? Chapitre controversé, intéressant problème dont je désire chercher la solution, en m'appuyant sur des documents géologiques et physico-chimiques publiés récemment par des professeurs toulousains au sujet des stations thermales et de Rennes en particulier.

M. Bergounioux, docteur ès-sciences, Maître de Conférences de géologie à l'Institut catholique de Toulouse, écrit dans un travail publié au *Bulletin de la Société d'Etudes scientifiques de l'Aude*, T. XXXIX, année 1935 : « *Esquisse géologique de la région de Rennes* » : « Si on regarde une carte géologique (feuille de Quillan), on se rend très bien compte que la ville de Rennes-les-

Bains se trouve à peu près au centre d'une dépression (au sens géologique du mot) remplie de terrains secondaires appartenant à la série du crétacé supérieur. Cette dépression synclinale (1) est bordée au Nord et au Sud par deux anticlinaux (2) formés de terrains plus anciens

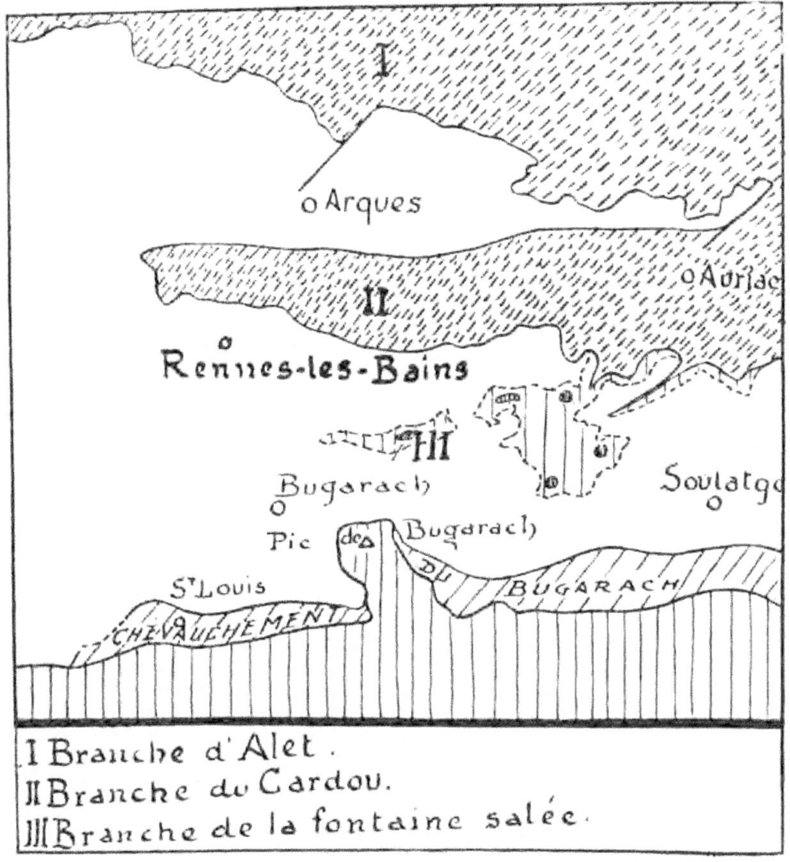


PLANCHE A

(1) Un pli est dit synclinal, quand les strates plongent vers l'axe formant généralement un thalweg.

(2) Les plis anticlinaux sont des plis en voûte dans lesquels les strates plongent de part et d'autre de la ligne de faîte. (**Lapparent.** — Traité de géologie, T. II, p. 1509).

qui paraissent dépendre du grand massif du Mouthoumet. A un examen plus détaillé, on se rend compte, en effet, que le Mouthoumet, qui forme toute la partie Nord orientale de la région, se divise en trois branches sensiblement parallèles de direction Est-Ouest. Ces digitations ont été nommées du Nord au Sud : la *branche d'Alet*, la *branche du Cardou*, la *branche de la Fontaine salée*; elles sont formées en majeure partie de terrains primaires.

« Le Mouthoumet se rattache très étroitement à la chaine pyrénéenne primitive qui s'est formée à l'époque des plissements dits « hercyniens » qu'il faut situer vers la fin des temps primaires au milieu de la période carbonifère.

Le soulèvement hercynien de la chaine des Pyrénées qui s'étend du Cap Cerbère au pic d'Anie (300 km. environ de l'Est à l'Ouest), a surgi aux temps primaires de cet immense océan méditerranéen qui occupait alors, à peu de chose près, l'emplacement de l'Europe presque tout entière. Et de chaque côté des Pyrénées ont surgi au midi la *Meseta ibérique*, au Nord la *Montagne Noire*.

« Dans la lutte sans merci entre les soulèvements *hercy-*
« *niens* et la mer, se sont livrées dans les temps suivants
« des attaques entre les vagues de fond, composées de
« matières plastiques malléables des terrains triasiques,
« calcaires secondaires et tertiaires d'un côté, et de l'autre
« les couches primaires coincées entre les chaînes paral-
« lèles du Sud et du Nord, des Montagnes ibériques et
« de la Montagne Noire. Ces couches primaires ont été
« soulevées sur place, les couches de recouvrement dépo-
« sées se sont décollées et ont formé ces lamelles sédimen-
« taires à travers lesquelles ont giclé des écailles hercy-
« niennes coinçant entre elles et la zone axiale, les terrains
« plus récents ».

C'est ainsi que s'est formé le massif primaire du Mouthoumet entre les branches anticlinales duquel : le *Cardou* et la *Fontaine salée*, il convient de placer *Renne-sles-Bains* et ses sources.

« Ce comportement structural de la région explique « sa richesse en sources minérales. Le soulèvement ter- « tiaire lutétien a produit des failles dans le *Mouthou- « met* comme dans tous les vieux massifs composés de « matériaux résistants, en sorte que des fissures se sont « produites qui ont permis la montée des eaux profondes « chaudes et riches en éléments dissous. C'est en bor- « dure des massifs anciens faillés que sont nées ici les « sources thermo-minérales dont les applications théra- « peutiques sont aussi diverses qu'efficaces ».

M. le docteur BERGOUNIOUX a bien voulu écrire pour le Bulletin de la Société (T. XLIII), un article intitulé : « *La géologie de Rennes-les-Bains et ses rapports avec les Sources minérales* ». Cet article étudie encore de plus près les rapports des Sources thermo-minérales de Rennes avec la constitution géologique de la région; avec son autorisation, je publie ce travail *in extenso*.

« Le cadre géologique d'une région, a écrit M. BER- « GOUNIOUX, donne de précieux renseignements sur l'ori- « gine, la température, la minéralisation des eaux qui y « coulent. Le lessivage des roches charge de sels miné- « raux les eaux d'infiltration qui suivant la perméabilité « ou la fissuration des terrains, peuvent pénétrer plus ou « « moins profondément dans l'écorce terrestre pour re- « venir à la surface chargées de propriétés nouvelles qui « leur confèrent parfois une très grande valeur théra- « peutique ».

« Ce qui frappe, de prime abord, le géologue chargé « de l'étude de l'origine des eaux de Rennes-les-Bains, « c'est leur répartition en deux catégories très distinctes « et de caractéristiques très différentes.

« 1° Un premier groupe comprend quatre sources don- « nant des eaux salines, chaudes. Ce sont, suivant les « conclusions même de M. le docteur J. BLANC, Direc-

« teur du Laboratoire de bactériologie des Hôpitaux de « Carcassonne, des eaux alcalines, salines, de faible minéralisation, surtout sulfatées et chlorurées sodiques, « secondairement carbonatées-calciques et magnésiennes.

« Le Bain Romain est à 51°, le Bain doux à 38°, le « Bain de la Reine à 40° et la Source Marie à 40°. Ces « eaux sont donc d'une température relativement élevée « et elles présentent de plus une radio-activité certaine.

« 2° Un second groupe comprend des sources fournissant des eaux froides (de 13° à 16°), essentiellement « sulfatées-ferrugineuses et aluminiques acides.

« Cette dualité de Comportement des eaux, quant à « la température et à la composition, doit son origine « à une série de faits qui sont facilement explicables, « si l'on a une connaissance suffisante de la constitution « géologique de la région. Géographiquement, Rennes-les-Bains occupe dans les Corbières, massif montagneux « situé entre les Pyrénées et la Montagne Noire, une « petite cuvette dans le fond de laquelle sont les points « d'émergence des sources thermales et minérales. La « station est tout entière traversée par un petit cours d'eau, « la Salz ou rivière salée, dont l'origine est dans la commune de Sougraigne, à 8 kilomètres de Rennes, à 700 « mètres d'altitude.

« Au point de vue géologique, la région fait partie « du flanc Nord Synclinal du Crétacé supérieur resserré « entre les deux branches anticlinales du Cardou et de « la Montagne salée qui constituent la partie Sud du « Massif de Mouthoumet. Ces détails n'ont de valeur « que dans la mesure où ils sont replacés dans le cadre « général de la chaîne pyrénéenne dont ils font partie « intégrante.

« Les Pyrénées, telles que les conçoivent aujourd'hui « les géologues, se décomposent assez facilement du Sud « au Nord en un certain nombre de zones qui correspon-

« dent à des états antérieurs de ce que le Viennois Edouard « Suess appelait : « *La face de la Terre* ».

« Il faut se figurer, en effet, que cette énorme arête « qui du cap de Cerbère au pic d'Anie, forme une « barrière gigantesque de 300 kilomètres de long sur « 70 kilomètres de large entre la France et l'Espagne, « n'a pas toujours existé. C'est à écrire son histoire que « sont occupés depuis plus de cent ans les artisans infati- « gables de la science géologique ; lentement mais sûre- « ment, ils arrachent peu à peu à la terre ses secrets, « et son histoire se déroulera un jour sous leurs yeux « éblouis, magnifique tableau qui marque les étapes de « la vie du globe.

« Au milieu des temps primaires, les Pyrénées surgis- « sent des profondeurs mystérieuses où s'élaborent les « montagnes.

« Ce jaillissement de roches liquides qui peu à peu « se cristallisent en se refroidissant, modifie profondément « les terrains sédimentaires primitifs environnants qui « sont durcis, indurés, recristallisés, en un mot, métamor- « phisés pour parler le langage des minéralogistes. L'éro- « sion joue son rôle destructeur et, peu à peu, tend à « araser la montagne, quand la mer triomphe de nouveau « et vient recouvrir la chaîne qui n'est plus qu'une sorte « de haut fond totalement immergé et bordé au Sud et au « Nord, de deux dépressions parallèles. Sur le vieux « socle hercynien s'accumulent alors et durant une très « longue période, d'épaisses séries de sédiments marins.

« Au début du Tertiaire, la lutte de la montagne et « de la mer reprend. On a l'impression qu'une formidable « poussée, venue des profondeurs et dirigée vers le Nord, « est venue réveiller le grand lion vaincu qui de nouveau « dressa sa tête altière au-dessus des flots. Mais dans « cette surrection les terrains qui composaient la chaîne « réagirent diversement suivant leur structure. La zone « axiale était un socle rigide, fortement ancré, peu plas-

« tique. Il ne se plia pas, il gauchit, il cassa brusquement « en failles, s'écailla et perça même parfois par copeaux « à travers les terrains sédimentaires récents qui, plus « souples, ondulèrent en longs plis qui furent parfois « rejetés en vagues sur l'avant pays.

« On s'explique ainsi pourquoi les cartes géologiques « des Pyrénées se présentent en bandes parallèles. Pour ne parler que de la zone nord-pyrénéenne, on a : une

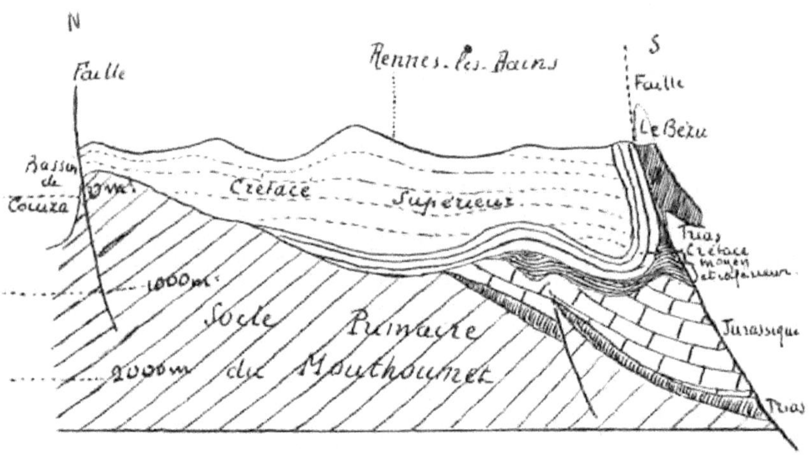


PLANCHE B

« partie axiale qui est le vieux socle hercynien, puis une « série de massifs anciens qui giclent à travers des plis « forcés à l'extrême : Saint-Barthélémy, Trois-Seigneurs, « Massif de l'Arize, Barrousse, etc... En avant en- « core et après une ligne dite de chevauchement « frontal, marquant d'une façon indiscutable l'ultime ef- « fort du vieux socle dans son essai de libération totale : « une zone pré-pyrénéenne avec des plis en ondulations

« régulières (partie Sud des Corbières, Petites Pyrénées).
« C'est de cette dernière zone que fait partie la région
« de Rennes-les-Bains.

« Il suffira de consulter le schéma structural (fig. B),
« pour se rendre compte de l'allure bouleversée en pro-
« fondeur de cette partie du pays pré-pyrénéen relative-
« ment calme en surface.

« Dès lors aussi s'expliquent facilement l'origine et
« la caractéristique des eaux chaudes de Rennes-les-Bains.

« Il faut, dès l'abord, constater que les quatre points
« d'émergence de ces sources se trouvent, deux par deux,
« situées sur des failles sensiblement parallèles et de di-
« rection approximative N.O.-S.E. Ces accidents tectoni-
« ques sont du type ordinaire des fractures de la zone
« Nord-pyrénéenne et elles ont affecté toute la série des
« terrains sédimentaires reposant sur le socle ancien for-
« mant le soubassement du Mouthoumet. La coupe montre
« que les eaux provenant de ces failles remontent d'environ
« 1.200 mètres, ce qui est en concordance parfaite avec
« les exigences du degré géothermique (1).

« Le dernier terrain sédimentaire rencontré par les
« eaux d'infiltration est le Trias qui repose directement
« sur le Socle. Sur tout le front nord-Pyrénéen, le Trias
« se présente sous son faciès d'évaporation lagunaire ca-
« ractéristique de l'Europe du début du Secondaire: Sa-
« lies-de-Salat, Salies-de-Béarn sont des noms qui indi-
« quent assez par eux-mêmes la composition des eaux
« minérales de ces stations, toutes les deux en communi-
« cation par le sous-sol avec le Trias salifère; le sel

(1) On sait, en effet, que d'une manière générale, la température s'élève de 1° centigrade pour une augmentation de profondeur de 33 m. en moyenne. Si l'on prend comme température extérieure 10°, il faut donc expliquer comment des eaux jaillissent à 51° (Bain fort): $33 \times 51 = 1.663$. Il va de soi que ces nombres n'ont pas la valeur absolue, mais sont donnés à titre d'indication.

« gemme et le gypse sont partout abondants sur le flanc « nord des Pyrénées, et on comprend que les eaux chau- « des, lessivant des terrains aussi solubles, s'imprègnent « en quantités importantes de chlorures et de sulfates. « C'est sans doute donc aussi à ce niveau le plus inférieur « et au contact avec le socle, que les eaux de ces sources « chaudes acquièrent leur remarquable radio-activité. Les « eaux remontent par pression hydrostatique jusqu'aux « griffons de captage qui les acheminent dans un bassin. « Seule la source du Bain doux s'écoule directementt de la « montagne dans un bassin voûté.

« L'origine des Sources froides est encore beaucoup « plus simple. A quelques kilomètres au Sud-Est de Ren- « nes, se trouve un pointement de Trias avec de petites « plages de terrains primaires. C'est certainement le pro- « duit du lessivage de ces dépôts qui peuvent contenir, « outre les chlorures et les sulfates de pyrites de fer, « qui a fourni, après acheminement souterrain dans les « calcaires sénoniens, ces eaux froides sulfatées ferrugi- « neuses. Elles profitent pour venir à l'extérieur de pe- « tites failles d'effondrement ou de choc dans le matériel « pyrénéen. Ces petits tassements de mise en place des « terrains forment des fissures par lesquelles les eaux « souterraines peuvent facilement s'échapper.

« Ainsi s'explique la présence simultanée à Rennes- « les-Bains, d'eaux froides et d'eaux chaudes jouissant « chacune de propriétés particulières ».

Ces deux études géologiques du professeur Bergounioux, présentent un très grand intérêt du point de vue de la constitution de la région thermo-minérale de Rennes-les-Bains. Le savant Maître en a tiré des conclusions que je n'adopte pas en totalité, à cause même de son exclusivisme. Je m'explique. Il donne aux eaux thermales de Rennes une origine superficielle. S'il est évident que les sources chlorurées sodiques et ferrugineuses froides de Rennes, constituent des sources d'origine neptunienne, il ne saurait, à mon avis, en être de même pour les Sources salines chaudes thermales et hyperthermales.

Il est vrai, pourtant, qu'il existe de par ailleurs, des eaux chaudes et tempérées d'origine purement superficielle.

Infiltrées à travers le sol, ces eaux se minéralisent dans les couches successives géologiques. Elles s'y réchauffent, plus ou moins, suivant la profondeur à laquelle elles parviennent (de 1° centigrade chaque 33 mètres), puis remontent à la surface à travers les fissures, les failles ou par l'affleurement des couches aquifères. Mais ces eaux neptuniennes sont le plus souvent froides (Salies-du-Salat, Salies-de-Béarn, Contrexeville, Vittel, Martigny), ou mésothermales, telles que Alet, Ginoles dans la vallée de l'Aude. Ces sources sont nettement minéralisées, suivant les couches géologiques qu'elles traversent (*Tales sunt aquæ qualis est terra per quam fluunt.* — PLINE). Elles agissent par leurs éléments chimiques, leur dissociation ionique ou l'état colloïdal de leurs éléments. On les appelle Sources *chimio-thérapiques*.

Les eaux de *Rennes-les-Bains*, thermales et hyperthermales ne-me paraissent pas appartenir à ce groupe.

La théorie du géologue DE BEAUMONT, corroborée par le professeur Armand GAUTIER, de la Faculté de Médecine de Paris, me semble être plus satisfaisante pour l'interprétation de leur thermalité.

Ces deux illustres et savants chercheurs pensent que la thermalité des eaux doit être attribuée à leur origine *volcanique, centrale*, dite encore *plutonienne*. Ce sont des eaux de *synthèse* ; elles sont radio-actives, peu minéralisées, leur efficacité n'ayant aucun rapport avec leur degré de composition chimique; et ces éléments chimiques agissent à doses très faibles grâce à « des dilutions spéciales qui font surtout apparaître les qualités des ions et des électrons » (Professeur CARNOT. — *Crénothérapie*). Ces eaux hyperthermales; radio-actives sont avant tout des eaux *antalgiques, antispasmodiques*, qualités communes à toutes les Sources d'origine centrale et volcanique. Leur formation s'explique par synthèse, grâce à la combustion de l'hydrogène au contact des roches éruptives, grâce à l'évaporation de cette vapeur d'eau au contact de ces mêmes roches, laquelle remonte par des cassures et par des failles produites dans la zone axiale des montagnes, se refroidit dans les cheminées existantes et les couches plus superficielles, et sourd enfin à la surface. Ces sources sont de petits volcans hydriques, semblables d'ailleurs aux eaux abondantes qui accompagnent les éruptions volcaniques et qui sourdent au pourtour des cratères, à moins qu'elles ne se réunissent en des bassins plus ou moins vastes d'où, en dernière analyse, elles se dirigent en des griffons de températures légèrement différentes vers les lieux d'émergence.

Gaston Gautier a effectué dans son laboratoire des expériences péremptoires sur la teneur en eau, des roches éruptives, granitiques actuelles, en les chauffant à de très hautes températures.

En dehors de leur hyperthermalité et de la radio-activité qu'elles acquièrent dans les couches les plus profondes, ces eaux renferment des traces d'un grand nombre de métaux que l'on ne trouve pas dans les couches de la surface. « Elles amènent donc jusqu'à nous les éléments des profondeurs et les énergies libérées provenant des désagrégations atomiques. Leurs propriétés physiques dominent leurs propriétés chimiques. Elles sont dites *physico-thérapeutiques* » (Carnot).

Je reviens aux qualités des Sources chaudes de *Rennes-les-Bains*, pour les mettre en présence des deux théories que je viens d'exposer.

Les sources de *Rennes* sont *thermales* et *hyperthermales*, présentent une *radio-activité* manifeste dont j'exposerai plus loin le tableau général. Enfin, M. Vincent Brustier, professeur à la Faculté mixte de Médecine et de Pharmacie de Toulouse, a démontré péremptoirement, au moyen d'examens spectroscopiques des eaux de la Source de la Reine, qu'il a particulièrement étudiée, la présence de métaux en quantités infinitésimales : du *Strontium*, du *Cuivre*, des *traces de Bismuth* et de *Nickel* (Société Chimique de France. — Section de Toulouse. — Mai 1937). Ces eaux possèdent enfin des propriétés *antalgiques* constatées de toutes les époques, signalées depuis plus de deux siècles et affirmées récemment par M. le docteur H. LAMARQUE, Président de la Société d'Hydrologie de Bordeaux dans une communication faite il y a plusieurs années au sein de cette Société : « Plusieurs baigneurs m'ont signalé les bienfaits rapides obtenus, soit pour des sciatiques rebelles, soit pour des lombagos très douloureux, soit pour des rhumatismes articulaires qui leur rendaient avant le traitement la marche presque impossible ».

Mais en dehors de ces qualités thérapeutiques et de cette composition où dominent les éléments physiques, les sources chaudes de Rennes sont en même temps chimio-thérapiques. Elles contiennent, en effet, un total de matières extractives de 400 à 700 milligrammes, en moyenne, de *chlorures* et spécialement de *chlorure de sodium*, de *sulfate de Calcium* et de *magnésium*, de *carbonate de Calcium*, de *fer*, matières qu'elles ont acquises par le mélange des eaux d'origine centrale et volcanique avec des eaux d'infiltration et de surface. On doit donc placer les eaux de Rennes dans le groupe des eaux *thermales mixtes*, au même titre que les eaux de *Bagnères-de-Bigorre* avec lesquelles elles présentent une composition physio-chimique et des propriétés thérapeutiques similaires. Qu'on me permette encore d'affirmer que les eaux thermales de *Rennes-les-Bains* ont des analogies très manifestes avec les Sources antalgiques de *Néris*, de *Bourbon Lancy*, de *Lamalou*, qui, elles aussi, comptent parmi les Sources thermales mixtes *physio* et *chimio-thérapeutiques*.

Les *sources froides* de Rennes-les-Bains, elles, sont bien d'origine superficielle, neptunienne.

Les ferrugineuses sulfatées proviennent d'eaux absorbées par infiltration, qui se chargent au contact des pyrites des terrains de transition du massif du Mouthoumet, du fer et du soufre qui leur donnent leur composition, et elles viennent sourdre entre les strates des grès sénoniens, à la température de 12° à 15°.

Les filons qui naissent dans la commune voisine, Sougraigne, à 800 mètres d'altitude, sont, eux aussi, d'origine superficielle. L'anticlinal de la Fontaine salée est recouvert de Turonien, le thalweg étant constitué par du Trias avec des dépôts gypseux, des couches contournées, bouleversées, brisées de calcaires marneux, blanchâtres, très durs, entremêlés de schiste satiné noir, et de grès siliceux. Cette variété de couches géologiques à travers lesquelles les eaux superficielles s'infiltrent au niveau de ce thalweg, explique amplement la composition des eaux salées de Sougraigne dont je transcris ici l'analyse :

| | |
|---|---|
| Carbonate de Calcium | 0.1460 |
| Carbonate de Magnésium | |
| Carbonate ferreux | 0.0024 |
| Sulfate de calcium | 3.3970 |
| Sulfate de magnésium | 2.5450 |
| Chlorure de sodium | 56.4025 |
| Chlorure de potassium | 1.5936 |
| Chlorure de magnésium | |
| Chlorure de lithium | 0.0022 |
| Bromure de Sodium | 0.0242 |
| Bromure de silice | 0.0216 |
| Matières organiques | 0.0292 |
| TOTAL | 64.1637 |

# CHAPITRE IV

# Les SOURCES de RENNES

## LEURS APPLICATIONS THÉRAPEUTIQUES
## LEURS INDICATIONS
## LEURS CONTRE-INDICATIONS

« Comme cause d'invalidité socialement « et économiquement parlant, le rhumatisme occupe une place aussi importante « que la tuberculose. La crénothérapie « conserve toute son importance contre la « lésion locale, articulaire, periarticulaire « et contre l'état général. »

Dr CASSAN
*« Les Cures Thermales »*
Congrès d'Hygiène — Octobre 1934

Je viens, dans le chapitre précédent, de définir les terrains encaissant les Sources du Bassin de *Rennes-les-Bains* ; j'ai suivi en cela les suggestions du professeur ASTRE (1), de la Faculté des Sciences de Toulouse, et j'ai analysé dans ce même but les considérations géologiques du livre du docteur J. GOURDON (2) et les précisions scientifiques publiées par M. F.-M. BERGOUNIOUX, dans le *Bulletin de la Société d'Etudes Scientifiques de l'Aude* (3). De l'analyse de ces travaux, j'ai tiré des

(1) Gaston **Astre**. — Les eaux thermo-minérales des Pyrénées françaises et leurs groupements géologiques. — XIVe Congrès international. Hydrologie, climatologie et géologie médicales de Toulouse, 4 et 8 octobre 1933.

(2) J. **Gourdon**. — Rennes-les-Bains. Campagne et Alet. — Hébrail, Durand, Delpuech, imprimeurs Toulouse. — 1874.

(3) **Bergounioux**, docteur ès-Sciences. — Bulletin de la Société d'Etudes Scientifiques de l'Aude. Tomes 39, A. 1935 et 43, A. 1939.

conclusions sur l'origine des Eaux chaudes et froides de cette station.

Je ne me suis pas arrêté à l'opinion fantaisiste énoncée par Maître François RABELAIS au Livre II, Chap. XXXIII, de son remarquable roman satirique « *Faits et dicts du géant Gargantua et de son fils Pantagruel* », ni à l'hypothèse d'un second soleil que « Dieu, par sa providence, aurait caché dans le sein de la terre » (Jacques CALLAT). Les opinions différentes de SALAIGNAC (Combinaison d'un acide et d'un alcali); de ETMULLER, VALMONT DE BOMARC, Frédéric HOFFMANN (décomposition des pyrites qui imprègnent quelquefois les terrains environnant les Sources); de BUFFON (Voisinage des Volcans) et enfin l'hypothèse d'Empédocle, la plus ancienne de toutes, qui attribue la chaleur des eaux au *feu du Centre de la terre*, contiennent toutes une part de vérité.

Les eaux de Rennes sont les unes d'origine neptuno-volcaniques, les froides d'origine superficielle.

Je transcris en une seule phrase mes conclusions : *Les Eaux de Rennes doivent être classées du point de vue de leur origine* :

1° les *Sources froides*, parmi les eaux *neptuniennes, superficielles, d'infiltration.*

2° les *Sources chaudes* parmi les eaux mixtes en partie *d'origine centrale, volcanique, synthétique, plutonienne* et partiellement *d'origine superficielle* et *d'infiltration.*

M. le docteur A. DAVID, professeur de Thérapeutique et d'Hydrologie à la Faculté libre de Médecine à Lille, a rédigé après le XXVIIe Voyage médical effectué dans les *Causses*, le *Languedoc* et les *Pyrénées*, un rapport très substantiel dans lequel j'ai relevé l'opinion suivante :

« *Rennes-les-Bains*, 302 *mètres d'altitude, situé à l'Ouest du massif des Corbières, constitue un MICROCOSME HYDROLOGIQUE fort curieux et du plus grand intérêt* ».

Je fais mienne cette heureuse expression et j'en prouve l'exactitude par l'exposition des faits :

Dans la vallée de la Salz (Rivière Salée), entre les grès sénoniens du crétacé supérieur, au niveau des couches du Trias, au contact des marnes gypseuses, des calcaires magnésiens et des argiles ocrées, sourdent à *Rennes*, des eaux *thermales* et *hyperthermales salines*, des eaux froides *ferrugineuses*, des eaux *chlorurées sodiques fortes*. Les eaux chaudes ont des températures qui varient entre 52° et 38°. Elles sont désignées sous les dénominations de

*Bain doux* 38°
*Bain de la Reine* 42°
*Bain de la Source Marie* 40 à 42°
*Bain Fort (Thermes romains)* 47 à 52°

Les eaux froides ferrugineuses au nombre de 4, portent les noms de :

Source du *Pont*
Source du *Cercle*
Source de *la Madeleine*
Source d'*Amour*

Il faut ajouter à toutes ces richesses les *Sources salées* qui, nées dans la commune voisine, sont l'origine de la Rivière de la *Salz* laquelle arrose tout le bassin, en recueille toutes les eaux et, parmi elles, le ruisseau de *Fourtou* et la *Blanque*.

Les Sources salées contiennent 30 à 60 grammes de NaCl par litre. La rivière de la Salz au moment où elle coule au pied des établissements, accuse quelquefois plus de 1 gramme de NaCl. Les sources sont inutilisées, du point de vue thérapeutique. Il n'en a pas toujours été ainsi. En 1839, sur l'instigation du docteur CAZAINTRE, médecin-inspecteur de la station, M. Henri de FLEURY, aidé par une subvention de l'Etat, établit sur la rivière de la Salz, en amont de l'embouchure de la Blanque, un barrage au moyen duquel fut amenée l'eau salée jusqu'à l'établissement du Bain Fort; une crue emporta les travaux qui ne furent pas repris. En plusieurs rapports intéressants, le docteur CAZAINTRE parle de l'élargissement des indications des eaux de Rennes, grâce à cette innovation, dans les *tuberculoses articulaires* et *osseuses,* dans les *maladies utérines*.

J'ai rapporté dans un chapitre précédent les conclusions d'une étude présentée par M. JACQUOT : « à raison de la faible minéralisation des sources de Rennes, il conviendrait d'amener à la station, pour y être utilisée, l'eau de la Salz, plus fortement minéralisée, et comme conséquence, d'obtenir par ces eaux, une plus grande variété curative.

Combien on comprend, après la lecture de ce court exposé des richesses thermales et hydrominérales de Rennes, l'expression pleine d'à propos de ce qualificatif : « *Microcosme hydrologique* » attribué à la Station de Rennes-les-Bains.

Avant que d'exposer les indications et contre indications particulières de chacune des sources de la station de Rennes, je veux en étudier les propriétés générales.

I. — PROPRIETES PHYSIQUES :

Les Sources chaudes, *Bain doux* 38° centigrades, Bain de *la Reine* 42°, Source *Marie* 40°, Bains des Thermes Romains (Bain Fort) 45° et 52°, possèdent une chaleur constante que ni les changements de température atmosphérique, ni les pluies ne font nullement varier, à l'exception du *Bain doux* dont les modifications ont été étudiées au Chapitre II. Malgré leur chaleur naturelle, ces eaux n'entrent pas plus vite en ébullition que l'eau commune et se refroidissent plus lentement.

Elles sont claires et transparentes, inodores; elles possèdent un goût neutre et fade; elles déposent dans les bassins et les baignoires, un dépôt ocre de carbonate de fer.

Elles contiennent (Etudes sur les Eaux de la Source de la Reine), des métaux en quantité infinitésimale : *Strontium, Cuivre, Bismuth, Nickel* (Professeur Brustier, 1939). Leurs composés y sont en partie à l'état colloïdal, en partie à l'état de Solution. Au contact du corps dans les baignoires, les matières chimiques colloïdales ou dissoutes s'ionisent et se décomposent en cathions et anions, en produisant, au sein de la masse aqueuse du bain, un courant électrique.

Les eaux de Rennes sont *radio-actives* et je transcris ici les résultats des recherches de M. le docteur Aversenq, chef du Laboratoire de l'Institut d'hydrologie de Toulouse.

Institut d'Hydrologie de Toulouse
*Laboratoire de Physique*

**Radioactivité des Eaux de "Rennes-les-Bains"**

*Prélèvements du 24 Novembre 1931*

| Source | Température | Radon en millimicrocuries par litre d'eau | Hororadioactivité (1) en microcuries (eau) | Puissance radioactive (2) en milligrammes de radium (eau) |
|---|---|---|---|---|
| Bain fort | 46° | 0,24 | 7,2 | 0,96 |
| Marie | 41° | 0,53 | 9,5 | 1,27 |
| La Reine | 39° 8 | 0,28 | 4,2 | 0,56 |
| Bain doux | 37° 5 | 0,20 | 4,8 | 0,64 |

Hororadioactivité totale des 4 sources : 25,7 microcuries
Puissance radioactive » 3,43 milligr. de Rad.

(1) Hororadioactivité : quantité de radon apportée en une heure par la source.

(2) Puissance radioactive : masse de radium qui serait nécessaire pour produire pendant le même temps, la même quantité de radon que la source considérée.

Les *Sources froides* ferrugineuses et sulfatées magnésiennes sont limpides et transparentes à l'émergence: elles possèdent un goût styptique. Elles laissent précipiter en perdant leur acide carbonique en dissolution, un dépôt très prononcé de rouille. Ces eaux sont éminemment altérables; elles laissent déposer dans les vases où on les enferme, des flocons ocreux, indice de l'oxydation des sels de fer passant de l'état de protoxyde soluble, à celui de sesquioxyde plus ou moins insoluble; de là la nécessité de les absorber sur place, à l'émergence.

Les eaux de la Source salée, prises à leur source, sont limpides, sans odeur, possèdent un goût excessivement salé; elles ne s'altèrent pas par le transport.

## PROPRIETES CHIMIQUES

Il ressort des diverses analyses des quatre sources salines chaudes, qu'elles contiennent des éléments chimiques groupés hypothétiquement de la façon suivante et en proportions bien déterminées.

| | |
|---|---|
| Carbonate de calcium | Chlorure de Sodium |
| » de magnésium | » de potassium |
| » ferreux | » de lithine |
| Sulfate de calcium | Bicarbonates mixtes |
| » de magnésium | Acide phosphorique |
| | Acide carbonique libre |

Quantitativement, ces sources sont peu minéralisées, puisqu'elles ne renferment que 400 à 700 milligrammes de matières fixes par litre.

Elles doivent être classées de par leur composition, parmi les *oligo-métalliques sulfatées calciques et magnésiennes, carbonatées mixtes, chlorurées sodiques faibles et ferrugineuses.*

J'ai déjà donné au Chapitre II le résultat des analyses de J. S. E. JULIA et Dominique REBOULH, publiées en 1811, et desquelles analyses on a pu conclure la nature des Eaux de Rennes. En 1839, certains chimistes ayant prétendu que les éléments fixes de ces sources avaient changé, l'*Académie Royale de Médecine* ordonna de nouvelles opérations; les eaux furent adressées à Paris et le résultat de ces recherches fut un peu différent de celui des premières expérimentations (Voir pages 80, 81 et 82).

Le professeur WILM, de la Faculté des Sciences de Lille, reçut en 1888 la mission de visiter les stations pyrénéennes et de faire sur place l'analyse de leurs eaux.

J'inscris ci-dessous le tableau de ses opérations:

| Groupement hypothétique des éléments | Source Marie | Bain Fort | Bain Doux |
|---|---|---|---|
| Températures..... | 44° | 51° | 38° |
| Acide carbonique des bicarbonates. | 0,1467 | 0,1477 | 0,1568 |
| Acide carbonique libre........... | 0,0150 | 0,0152 | 0,0047 |
| Carbonate de calcium......... | 0,1520 | 0,1471 | 0,1613 |
| Carbonate de magnésium....... | 0,0118 | 0,0165 | |
| Carbonate ferreux | traces | 0,0015 | 0,0015 |
| Silice............ | 0,0340 | 0,0372 | 0,0340 |
| Sulfate de calcium | 0,0745 | 0,0680 | 0,0879 |
| Sulfate de magnésium........... | » | » | » |
| Chlorure de sodium | 0,0923 | 0,0995 | 0,1004 (sodium et potassium) |
| Chlorure de potassium........... | 0,0128 | 0,0134 | |
| Chlorure de magnésium......... | 0,0925 | 0,0885 | 0,0945 |
| Chlorure de lithine | » | traces | traces |
| Iode......... ... | traces | traces | traces |
| Lithine, acide phosphorique...... | traces | traces | traces |
| | 0,4699 | 0,4717 | 0,4898 |

M. le docteur Jean Blanc, directeur du laboratoire de bactériologie des hôpitaux de Carcassonne, a réalisé en 1930 l'analyse des 3 Sources, Bain doux, Bain fort, Bain de la Reine.

| Recherches chimiques (En milligrammes par litre) | Bain doux | Bain de la Reine | Bain fort |
|---|---|---|---|
| Résidu à 180° | 480 | 420 | 460 |
| Résidu après calcination | 380 | 400 | 400 |
| Perte au rouge | 100 | 20 | 60 |
| Acide carbonique | 30 | 35 | 25 |
| Alcalinité CaO | 96 | 87 | 89 |
| Chaux CaO | 51 | 68 | 65 |
| | 63 | 49 | |
| Sulfate de Magnésie | 112 | 143 | 137 |
| Chlore Cl | 136 | 150 | 147 |
| x 1,65 (NaCl) | 265 | 292 | 286 |
| Matières organiques | 1,54 | 1,76 | 1,98 |
| Azote nitrique | 10 | 11,5 | 10 |

L'analyse suivante de ces mêmes eaux d'après les nouvelles méthodes, a permis à M. le docteur Blanc d'établir la composition suivante des 4 sources chaudes de Rennes (août 1934).

## EAUX DE RENNES

| Résultats en milligrammes par litre (Août 1934) | | | Bains romains | Bain doux | Bain de la Reine | Bain Marie |
|---|---|---|---|---|---|---|
| Diagnose des Eaux | | Extrait à 180° | 450 mg | 490 mg | 440 mg | 460 mg |
| | | Résistivité à 18° | 1417 ohms | 1336 ohms | 1417 ohms | 1417 ohms |
| | Alcalinité | en ccN/10 | 34 cc | 38 cc | 35 cc | 32 cc |
| | | en CaO totale | 86 mg | 94 mg | 89 mg | 87 mg |
| | | en CaO permanente | 17 | 17 | 23 | 16 |
| | Hydrotimétrie | totale | 30° | 31° | 27° | 32° |
| | | permanteᵉ. | 14° | 17° | 15° | 13°5 |

| | | Bain Romain | Bain Doux | B. de la Reine | Bain Marie |
|---|---|---|---|---|---|
| Ions positifs | Fer.......... Fe.... | 0 mg 010 | 0 mg 020 | 0 mg 015 | 0 mg 015 |
| | Calcium........ Ca.... | 116 | 106 | 106 | 92 |
| | Magnésium. .... Mg.... | 27 | 21 | 27 | 27 |
| | Potassium...... K.... | 8 | 5 | 8 | 8 |
| | Sodium.......... Na.... | 80 | 79 | 80 | 80 |
| Ions négatifs | Chlore Cl.............. | 133 | 129 | 133 | 133 |
| | Ion sulfurique SO 4...... | 205 | 216 | 234 | 228 |
| | carbonique à 180° CO 3 | 74 | 74 | 74 | 74 |
| | silicique.............. | traces | traces | traces | traces |
| | arsenique.............. | 0 | 0 | 0 | 0 |
| | azotique .............. | 0 | 0 | 0 | 0 |
| | azoteux.............. | 0 | 0 | 0 | 0 |
| | Matières organiques (en O) | 0,075 | 0,050 | 0,025 | 0,125 |
| | Ammoniaque .......... | 0 | 0 | 0 | |
| | Soufre : total.......... | 0 | 0 | 0 | |

**COMPARAISON des ANALYSES de 1888 et de 1934**

( les résultats concordent, sauf pour **Na**, SO 4 et CO 3 pour lesquels des méthodes différentes ont été sans doute employées).

| | Bain Marie | | Bain Fort | | Bain doux | |
|---|---|---|---|---|---|---|
| Date des Analyses | 1888 | 1934 | 1888 | 1934 | 1888 | 1934 |
| Ca | 82,4 | 92 | 78,8 | 116 | 90,3 | 106 |
| Mg | 57 | 27 | 27,8 | 27 | 24,5 | 21 |
| K | 6,7 | 8 | 7 | 8 | | 5 |
| Na | 36,4 | 80 | 39,2 | 80 | 39 | 79 |
| Cl | 130,3 | 133 | 132 | 133 | 130,8 | 129 |
| SO 4 | 52,9 | 228 | 48 | 205 | 67,1 | 216 |
| CO 3 | 169 | 74 | 100 | 74 | 96,9 | 74 |
| extrait sec | 469,9 | 460,0 | 471,7 | 460,0 | 489,8 | 480 |

PROPRIETES PHYSIOLOGIQUES. — En boisson, les eaux chaudes salines sont *diurétiques* et légèrement *purgatives* ; elles sont d'une digestion facile ; elles excitent les sécrétions stomacales, intestinales et stimulent l'appétit.

« En bains et douches, et suivant la température et la durée de la balnéation, elles produisent des effets sédatifs fort remarquables, mais en même temps une légère action excitante qui s'exerce principalement sur les sécrétions cutanées et urinaires, provoquant une diaphorèse et une diurèse salutaires, complétant ainsi l'action physiologique de l'eau en boisson qui fournit à l'organisme un véritable bain intérieur ». (Docteur GOURDON).

Il faut reconnaître aux eaux de Rennes une action fondante, altérante et résolutive que je me propose d'étudier en présentant les propriétés de chacune de ces sources.

Les *eaux ferrugineuses* sont surtout toniques et diurétiques ; elles conviennent dans les suppressions menstruelles. La Source du Pont est laxative par son sulfate magnésien.

Les éléments chimiques signalés à toutes les analyses ne sauraient expliquer complètement l'action physiologique de ces sources, ni leur valeur thérapeutique que je veux exposer dans la suite de cette monographie. Certainement que l'élément chaleur et la composition chimique doivent entrer en ligne de compte dans les phénomènes constatés : diurèse, diaphorèse. Mais les faits de *résolution*, de *sédation*, d'*élimination des déchets*, d'une meilleure *assimilation* et d'une *désassimilation* plus complète, sont dûs à des qualités encore inconnues, à ce « *Nescio quid divinum* » que le docteur CAZAINTRE exposait en une note remarquable dans sa notice sur les « *Eaux de Rennes* », écrite en 1836 :

« Il faut reconnaître qu'il y a en elles quelque chose « de spécifique dont il est impossible de se rendre compte ;

« c'est sans doute à ce principe inconnu qu'il faut attribuer quelques guérisons extraordinaires qu'il n'est pas donné aux médicaments d'opérer. Voyez ce rhumatisant (je cite le rhumatisme parce que c'est de toutes les maladies celle que nos bains guérissent le plus fréquemment), entièrement perclus de ses membres, dont le corps douloureux lui a permis à peine de se faire transporter, à qui la médecine la plus éclairée a prodigué tous ses soins; comment se fait-il qu'après quelques immersions dans nos bains, il ait pu retrouver l'usage de ses membres, cette précieuse faculté locomotrice qu'il paraissait avoir perdue pour toujours? Quel est l'agent supérieur qui a pu dissiper, en si peu de temps, le gonflement de ses articulations et calmer des douleurs atroces qui ne lui permettaient plus de goûter un instant de sommeil?

« Est-ce par excitation que nos bains ont âgi sur lui si rapidement? Mais ce malade avait été excité par plusieurs moyens thérapeutiques, soit à l'intérieur, soit à l'extérieur, et toujours inutilement. Serait-ce le carbonate de chaux, de magnésie et de fer; les sulfates de chaux, de magnésie et de soude, qui auraient opéré ce changement, ou bien ce calorique particulier, ce fluide électrique, ces principes fugaces qui échappent à l'analyse? N'est-il pas probable que c'est à la réunion de tous ces principes et surtout au degré et à la nature de leur combinaison qu'il faut rapporter ces grands effets sur l'économie animale? Mais il faut convenir que nos eaux comme eaux thermales, ont une action spécifique qu'il nous est impossible de caractériser; cest sans doute ce qui faisait dire au célèbre CHAPTAL, en parlant des analyses des eaux thermales qu' « on ne pouvait qu'analyser le cadavre de ces liquides ». Qui ne rend pas justice à la chimie moderne? qui ne reconnaît et n'admire point ses immenses progrès? avouons-le néanmoins, elle ne nous a point encore appris

« quelle était la nature de ce principe qui, dans ces « sortes de cas, modifie la sensibilité d'une manière si « rapide; tant il est vrai que, dans les profondes en« trailles de la terre, comme dans les hautes régions de « l'atmosphère, il y a une chimie et des laboratoires « que l'intelligence humaine ne peut pénétrer ».

Et dans un autre chapitre de son étude, le docteur CAZAINTRE ajoute les considérations suivantes :

« Comment se fait-il qu'une eau minérale artificielle « qui contient exactement les mêmes substances que l'ana« lyse chimique a démontrée dans une eau minérale *natu« relle*, ne produise point les mêmes effets que cette der« nière sur l'économie animale. Il existe donc dans les « eaux minérales naturelles des principes que la chimie « ne peut pas découvrir, et d'autres qu'elle ne peut « reproduire dans leur intégrité (par la synthèse) après « les avoir décomposés. L'art, avec toutes ses ressources, « pourrait-il arriver à imiter ce degré de combinaison du « gaz acide carbonique avec l'eau à la température de 52°, « ainsi qu'on le remarque au *Bain Fort* ; parviendrait-il « avec de la gélatine à remplacer l'onctuosité particu« lière de la source du *Bain doux* ; et pourrait-il avec « les mêmes substances, par le simple jeu des combinai« sons, produire surtout ce même degré calorique » ?

Ce « *Nescio quid divinum* », GARRIGOU et BARDET l'attribuent à l'origine des eaux au Centre de la terre où se forment les volcans, et à la présence dans les eaux thermales de *corps simples à doses infinitésimales*; FRAENKEL, à *l'Ionisation* ; FOUCAUD, GUBLER, SALIGNAT, à la présence de substances à *l'état colloïdal*; DEGRAIS et VICKAM voient dans les émanations de Radon ces propriétés antalgiques des eaux plutoniennes.

Avant que d'exposer l'étude particulière de chacune des Sources de la Station de Rennes, en voici les Indications générales.

A Rennes, on soigne le *Rhumatisme sub-aigu*, même accompagné d'*endocardite rhumatismale*, le *rhumatisme* chronique avec engorgement articulaire et hydarthrose, le *rhumatisme musculaire* et le *rhumatisme déformant*, les *névralgies rhumatismales* et spécialement les *sciatiques*, les *deltoïdites*, le *lumbago*.

Secondairement, on y traite les *métro-vaginites*, la *dysmenorrhée*, l'*entéro-colite muco-membraneuse*, les *névroses*. Grâce à ses eaux ferrugineuses les *débilités*, les *convalescents*, les *anémiques* sont tributaires des sources de cette intéressante Station.

## SOURCES CHAUDES

### I. — BAIN DOUX

La source du *Bain doux* alimente l'établissement du même nom, vaste monument sans style architectural, bâti à 200 mètres en aval de la station sur la rive gauche de la Salz, à 8 mètres environ au-dessus de son cours, le long du chemin d'Intérêt commun nº 14.

A l'intérieur, l'établissement présente deux parties fort distinctes :

1º l'élégante rotonde qui comprend 6 cabines dont l'une à deux baignoires; 2º la galerie qui lui fait suite, dans laquelle s'ouvrent 10 cabines dont deux à double baignoire.

Ces dernières sont creusées au ciseau dans des monolithes en grès du pays et recouvertes de ciment. Elles présentent un caractère original dans leur forme et méritent à ce titre d'être conservées; ces baignoires datent de la première moitié du siècle dernier, 1825, époque à laquelle les piscines du Bain doux ont été remplacées par des cabines particulières.

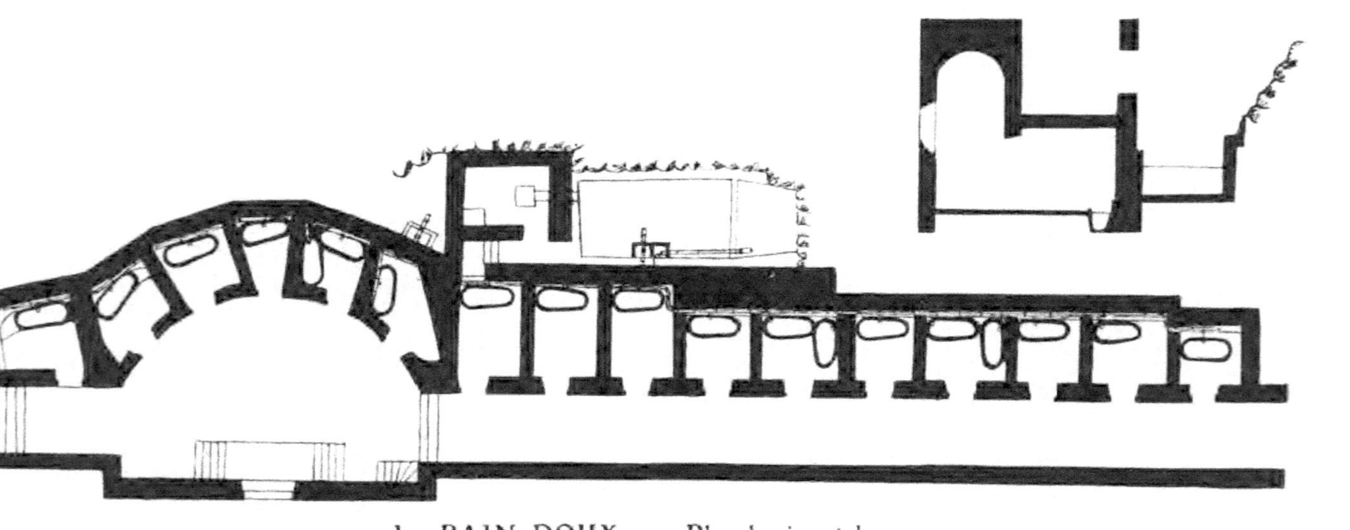

Le BAIN DOUX. — Plan horizontal

Ces baignoires sont alimentées par deux robinets; ceux-ci laissent couler, le premier de l'eau chaude à la température de la source 38°; le second de l'eau froide obtenue par le refroidissement préalable, dans un bassin spécial, de l'eau de la source même.

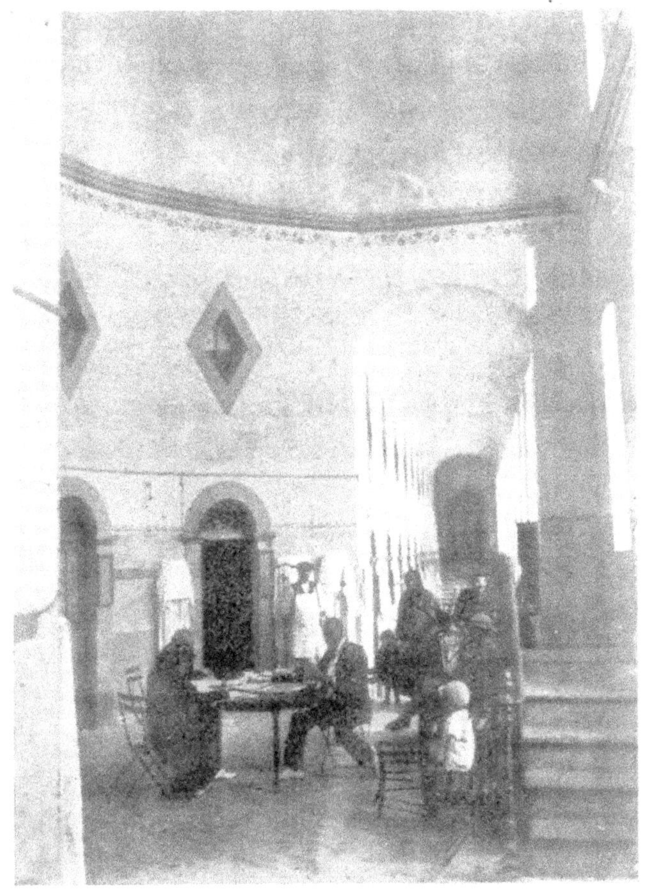

**Galerie du Bain Doux**

Dans cette galerie coule une buvette qui émane du bassin de captage de l'eau chaude.

En sous-sol est établie une douche tempérée en pluie et en lance.

L'émergence de la Source s'ouvre dans la paroi septentrionale d'un bassin creusé en sous-sol de 1 mètre de côté et de 1 m. 50 de profondeur; elle s'écoule dans ce bassin qui communique à l'extérieur avec la Salz et s'y déverse lorsqu'elle n'est pas utilisée pour les bains. C'est d'ailleurs par ce bassin que vont aussi à la rivière les eaux usées.

Si l'on place une vanne devant la source, à ce lieu d'émergence, l'eau chaude du Bain doux remonte par la « vis a tergo » dans un bassin triangulaire situé en arrière et au-dessus des cabines et s'accumule dans un deuxième bassin rectangulaire d'où elle coule par gravité dans les cabines et dans les douches placées à un niveau inférieur, ainsi que l'indiquent les dessins et les coupes ci-contre. Le bassin d'eau refroidie est d'ailleurs installé sur le même plan. Chaque baignoire possède donc un robinet d'eau chaude, un robinet d'eau froide, et deux de ces baignoires sont munies d'une *douche sous-marine*, faisant fonction aussi de douche *utéro-vaginale*.

La source du *Bain doux* fournit 400 litres à la minute.

La température à l'émergence est de 38°; elle se refroidit d'un demi-degré dans les cabines les plus rapprochées et elle présente une température de moins en moins chaude à mesure que les cabines s'éloignent de la source, si bien que cette source forme une gamme naturelle fort intéressante variant de 38° à 36°5.

J'ai indiqué, dans le chapitre II de cette monographie, l'analyse effectuée par Julia en 1814 et celle pratiquée par l'Académie Royale de Médecine en 1839, en même temps que celle des autres sources chaudes de la station. Que l'on veuille bien consulter les analyses de Wilm de 1886, de M. le docteur Jean Blanc en 1930 et du même auteur en 1934; nous concluerons avec ce dernier qu'à

# Bain doux

## Coupe Verticale

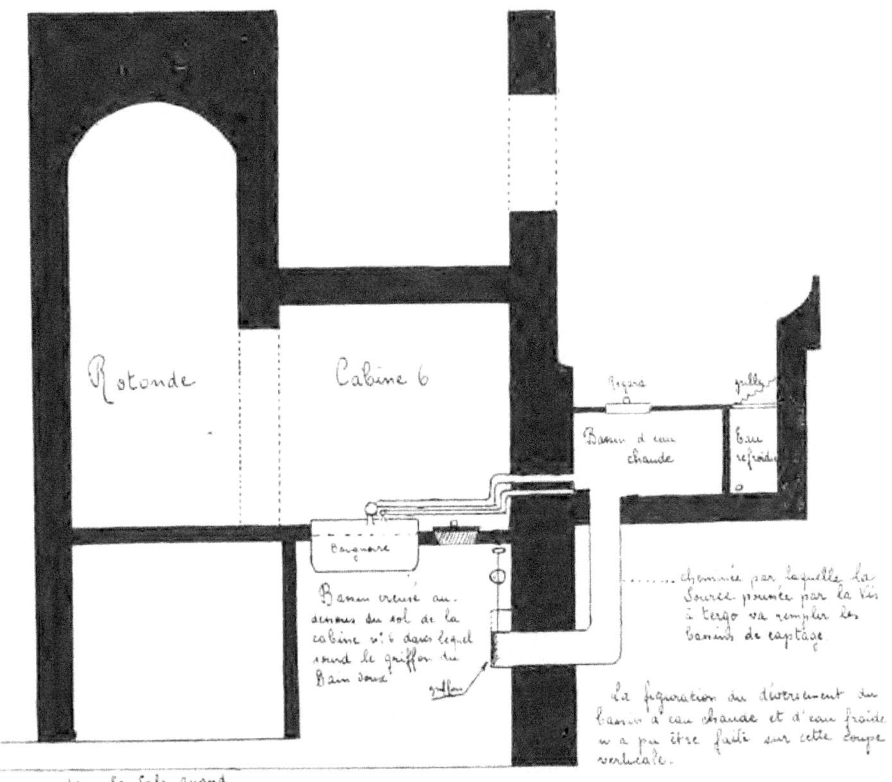

l'égal des autres sources chaudes de *Rennes*, les eaux du *Bain doux* appartiennent à la *même nappe que ces dernières, qu'elles sont alcalines salines*, de *faible minéralisation, surtout sulfatées* et *chlorurées sodiques, secondairement carbonatées calciques, magnésiennes et ferrugineuses*.

Sans aller plus loin, il me paraît intéressant de faire observer que l'eau de la Source du *Bain doux* est la *moins salée*, 275 milligrammes, par rapport à 286 milligrammes attribués aux autres griffons. Elle marque 340 milligrammes de *sulfate de chaux* au lieu de 290 au Bain Fort et à la Reine, de 331 à la *Source Marie*; l'eau du Bain doux possède 18 milligrammes de *carbonate de calcium* au lieu de 7 et 19 à *Marie* et à la Reine et de 100 au Bain Fort; et 80 de *carbonate de magnésium* sur 86 au Bain Fort, 67 à Marie, 48 à la Reine. Wilm découvre 0,0015 de carbonate de fer au Bain doux, 0,0015 au Bain Fort, des traces seulement à Marie. Blanc n'en décèle que 0,001 milligramme, de même qu'à la Reine. Que l'on veuille bien dans le tableau ci-dessous comparer la composition théorique des 4 sources chaudes.

**Janvier 1932 — Dr Blanc**

| | Doux | Fort Romain | Marie | Reine |
|---|---|---|---|---|
| Chlorures en NaCl | 0g275 | 0,286 | 0,286 | 0,286 |
| Sulfate de Calcium | 0,340 | 0,290 | 0,331 | 0,290 |
| Carbonate de Calcium | 0,018 | 0,100 | 0,007 | 0,019 |
| Magnésium | 0,080 | 0,086 | 0,067 | 0,048 |
| Ferreux | 0,001 | 0,0015 | traces | 0,0015 |
| Total | 0,714 | 0,7635 | 0,691 | 0,6445 |

Les Sources chaudes de Rennes possèdent donc moins de 1 gramme de matières fixes, elles sont bien *oligométalliques* et le *Bain doux* au même titre que les trois autres sources, quoique son émergence soit un peu éloignée des trois autres, appartient bien à la même nappe géologique; ses eaux sont surtout *sulfatées* et *chlorurées sodiques*, secondairement carbonatées calciques, magnésiennes et ferrugineuses.

Si l'on consulte le tableau général de la Radio-activité des sources chaudes de Rennes, on constate que la Source du Bain doux, possède en *radon* par litre d'eau 0,20 *millimicrocuries* que son horo-radioactivité, c'est-à-dire la quantité de radon apportée en une heure par la source est 4,8 et la puissance radioscopique est en milligrammes de radium de 0,64, masse de radium qui serait nécessaire pour produire pendant le même temps la même quantité de radium que la Source elle-même.

### *Propriétés thérapeutiques du Bain doux*

La Source du Bain doux est spécifiquement employée dans les séquelles de la *maladie de Bouillaud*.

1° douleurs articulaires, périarticulaires et osseuses.

2° empâtement et tuméfaction des articulations et des gaines tendineuses.

3° lésions cardiaques (Endocardite et péricardite post-rhumatismales.

4° Névralgies sciatique, intercostale.

5° les affections de la peau.

6° les Névroses (Neurasthénie, Hystérie).

Il faut encore avoir recours à l'usage du Bain doux dans les cas de *Rhumatisme chronique* observé chez les malades à tempérament nerveux et irritable, à organisme impressionnable.

Je ne me propose pas dans ce chapitre de balnéo-thérapie, de rappeler l'histoire plus ou moins *romancée* d'un nombre plus ou moins grand de malades qui, après une période aigue de leur mal, sont venus demander aux eaux de Rennes leur guérison ou tout au moins soulagement à leurs maux, mais de donner un mode général de traitement et d'en indiquer les résultats.

Une sévère et grave inflammation avec son cortège habituel de *douleur*, *tumeur*, *chaleur* et *rougeur* fut au début et pendant l'évolution de la crise de rhumatisme aigu chez les malades qui se présentent à la Consultation du médecin thermal.

Chez le convalescent actuel, la *douleur* persiste encore fort amendée sans doute, mais pénible encore; l'*engorgement* des tissus intra-articulaires (synoviale, cartillages diarthrodiaux, ligaments, extrêmités osseuses), et extra-articulaires (capsule, gaines tendineuses, insertions musculaires...); la *gêne fonctionnelle*, la *tuméfaction* des très nombreuses articulations atteintes à la période d'état existent encore sans température, sans doute, mais tous signes bien évidents. Le malade est atteint d'essoufflement plus ou moins intense; on affirme dans l'entourage que le médecin traitant a constaté des *complications cardiaques*, des *manifestations douloureuses vagues intercostales* et *pleurales*. A cette période précise de son mal, le sujet peut-il et doit-il recourir au traitement thermal? Les séquelles de rhumatisme aigu, ces manifestations de la maladie de Bouillaud trouvent-elles des indications dans l'usage des eaux de la Station et du *Bain doux* en particulier ?

La cure du rhumatisme aigu, après la période fébrile, a fait, de tout temps, la renommée de la Station et celle de la Source du Bain doux spécialement. Les docteurs Cazaintre et Vaysse ont rapporté de fort suggestives observations et pour le premier : « le *Bain doux* est indiqué même dans ces cas où le rhumatisme n'est pas exempt de fièvre » et il ajoute même, « il est bien vrai que dans ces sortes de cas, j'ai vu le Bain doux réussir; le rhumatisme se calmait sensiblement, appartenant moins au système sanguin qu'au système nerveux. Le Bain fort serait nuisible dans ces espèces de rhumatismes ». Le docteur Vaysse, les docteurs Roché et Danjou ne sont pas moins affirmatifs et très nombreux se présentent les convalescents de maladie de Bouillaud que j'ai constaté moi-même repartir de la Station totalement guéris après une cure de quelques semaines.

« *Les applications d'eau chaude de 36° à 38°, déclanchant une vaso-dilatation intense, sont surtout utilisées dans les rhumatismes* ». Ainsi s'exprimait à la Société d'Hydrologie de Toulouse, au Congrès d'avril 1936, M. le docteur Ménard, de *Lamalou-les-Bains*, Président de la Fédération médicale et climatique des Pyrénées. Que l'on me permette de rapprocher cette affirmation contrôlée de la méthode appliquée de tout temps par les médecins de Rennes dans le traitement de leurs rhumatisants, de leurs convalescents de la maladie de Bouillaud, convalescents chez lesquels une des séquelles importantes est le symptôme *douleur* provoquée par l'empâtement des articulations et des gaines tendineuses périarticulaires.

Température moyenne (36° à 38°), origine mixte, (plutonienne et neptunienne), composition physique et chimique concourent à produire et à expliquer cette sédation qui est la caractéristique de la Source du *Bain doux*.

L'immersion totale, le bain complet, forment la base du traitement thermal, sédatif. C'est ce bain total que l'on emploie dans cet établissement, et on y ajoute la douche sous-marine « pratique essentiellement calmante et résolutive », qui agit comme un léger et très doux massage.

Ici se pose, comme à propos de l'usage de toutes les eaux sous forme de grands bains, la question de pénétration par la peau des sels minéraux et des composés physiques contenus dans les sources. « Le bain général est le procédé qui permet le mieux d'utiliser au maximum les éléments sédatifs des eaux minérales, grâce à l'ensemble de cet organe admirable qu'est la peau, véritable miroir de l'organisme où viennent s'épanouir à la fois d'innombrables ramifications émergeant des centres cérébro-spinaux et neuro-végétatifs, une nappe continue de vaisseaux sanguins et lymphatiques et une infinité de glandes sudorales qui permettent de considérer le tégument comme un organe de revêtement, mais encore comme une surface perméable (docteur Ménard).

Au nombre des éléments chimiques considérés comme sédatifs, on cite les sels de *calcium*, de *magnésium*. M. Ménard écrit dans le rapport duquel j'ai fait de nombreux extraits que « deux stations ont une action sédative remarquée, sur les grands syndromes douloureux. *Bagnères-de-Bigorre* et *Rennes-les-Bains*, toutes deux ayant un groupe d'eaux *sulfatées calciques* et *magnésiennes*, et un groupe d'eaux *ferrugineuses froides*. L'une et l'autre paraissent avoir une action *antalgique* élective dans les formes *fibreuses des rhumatismes* » (1).

La *radio-activité* qu'accusent au Bain doux, comme dans les autres sources de Rennes, les recherches de M. le docteur Averseno, les *métaux* à dose infinitésimale (*Cuivre, Strontium, Bismuth, Nickel*) découverts par M. le Professeur Vincent Brustier, entrent en ligne de compte pour indiquer l'origine centrale des eaux de Rennes dans laquelle « elles acquièrent des énergies provenant des désagrégations atomiques, lesquelles énergies se manifestent par une remarquable *antalgie*. (Carnot. — *Crénothérapie*. — Annuaire médical des Stations thermales).

Chez le convalescent qui se présente dans le cabinet du rhumatologue, la douleur persiste encore et je viens d'indiquer le mode d'emploi et l'action du Bain doux. A côté de l'élément douleur, il est facile de constater que l'engorgement des tissus périarticulaires (capsule, gaines tendineuses, insertions musculaires) et intra-articulaires (synoviale, ménisque catilagineux, ligaments) est encore manifeste. La température du malade s'est abaissée, mais le malade vient demander la résolution de toutes ces séquelles qui trouveront dans les éléments physiques et

(1) Le Chlorure de Sodium est un résolutif énergique; il constitue dans les eaux de Rennes, près de la moitié des matières fixes de ces Sources.

chimiques du Bain doux une médication fondante de tous exsudats.

Les Bains doux sont employés en dehors même de toute manifestation rhumatismale chez les tempéraments névrosés dont les lésions ne sont pas perceptibles, dans la *neurasthénie* par exemple, dans les cas de *nervosisme*, de *névropathie cérébro-spinale*, dans la *névralgie générale* alternative d'excitation nerveuse et d'affaiblissement général, dans les *manifestations rhumatismales* chez les malades à tempérament irritable.

*Antalgie* par la température et la radio-activité ; *Résolution* des inflammations arthritiques et périarthritiques, grâce à la composition chimique et physique des eaux, *activation* des phénomènes d'assimilation et de désassimilation, tels sont les modes d'action des eaux du bain Doux dont l'empirisme et la science ont consacré l'usage.

De toutes les séquelles de rhumatisme aigu, les plus importantes sont sans contredit les *complications* cardiaques.

Ces dernières sont de deux sortes: les premières moins graves; les deuxièmes plus sévères.

Quand on examine un malade convalescent de la maladie de Bouillaud, il n'est pas rare de déceler à la base du cœur, « un *bruit de souffle doux qui se prolonge dans les vaisseaux du cou* » (TROUSSEAU. — *Clinique médicale*). C'est le signe non douteux d'un état d'*anémie persistant*. Et dans ce cas, la cure du *Bain doux*, si utile dans les séquelles d'arthrite et de périarthrite, s'impose pour combattre ce souffle qui est le signe d'une *anémie* consécutive à l'attaque de rhumatisme aigu. Et il est utile, dans ce cas, de compléter le traitement externe par l'absorption d'eau ferrugineuse et magnésienne du *Pontet*. Les sels ferreux transportés dans la circulation sanguine produisent un effet très favorable sur la constitution des globules et sur leur nombre.

Autrement graves sont les signes de *l'endocardite rhumatismale* contrôlée par la localisation sur les valvules cardiaques.

Ces convalescents présentent des symptômes très particuliers : ils manifestent de la *tachycardie* et le cœur bat fortement contre la paroi costale. Ils éprouvent de *l'essoufflement* à la marche et plus encore à l'ascension.

A l'auscultation, on perçoit à la pointe du cœur un souffle rapeux assez fort au premier temps, bien différent du souffle anémique décrit plus haut perçu à la base. On est en présence d'une endocarditique chez lequel l'infection rhumatismale a atteint non seulement les articulations, mais aussi la valvule mitrale et, par cicatrisation, a fait un rétrécissement auriculo-ventriculaire et une insuffisance mitrale. La cure du Bain doux n'est nullement contre indiquée.

Que si la lésion est définitive, s'il s'est fait des cicatrisations, des déformations fibreuses, s'il y a rétrécissement et insuffisance valvulaires, ces lésions ne seront pas aggravées par la balnéation, et la cure sera d'une utilité incontestable, en amendant les autres séquelles : douleur, empâtement, gêne organique, tuméfaction des gaines et des tendons, en éloignant et empêchant peut-être une nouvelle crise de rhumatisme aigu et, par voie de conséquence, une infection nouvelle possible, de la séreuse cardiaque.

Les travaux les plus anciens sur les Bains de Rennes rapportent des observations fort suggestives sous la signature de nombreux médecins thermaux. JULIA appelait ces complications « *Rhumatisme aigu* occupant les extrémités et les *organes internes* ». C'est le *rhumatisme catarrhal* de LIGNON, « le *Rhumatisme universel* » de CAZAINTRE ; « le *Rhumatisme articulaire général polyarticulaire avec endocardite* » de VAYSSE ; « *l'endocardite rhmatismale* » des docteurs ROCHÉ et DANJOU.

Nombreux sont tous les ans, et vers la vingtième année, les sujets atteints de rhumatisme sub-aigu succédant à la maladie de Bouillaud, qui viennent faire une cure à Rennes-les-Bains. Nous affirmons les résultats très satisfaisants obtenus par la cure du Bain doux, mais. plus que dans le rhumatisme chronique. une surveillance des convalescents s'impose plus sévère.

Dans la maladie de Bouillaud, les articulations du rachis ne sont pas toujours indemnes ; les douleurs de la colonne vertébrale se calment à la convalescence en même temps que celles des grandes et petites articulations. Mais il n'est pas rare que ces convalescents accusent des douleurs intercostales qui seront efficacement jugées par la cure du bain doux. Des *douleurs lombaires*, des *sciatiques* succèdent assez fréquemment au rhumatisme aigu. Les Bains doux tempérés, les douches sous-marines, les douches en pluie ou en jet sont ici encore tout indiqués.

Les *douleurs sciatiques* consécutives aux rhumatismes aigus sont généralement assez discrètes. Mais il existe des sciatiques accompagnées de très violentes douleurs. Ces névralgies sont consécutives au froid et particulièrement au froid humide, à des chocs, à des efforts, à de la fatigue.

Ces *sciatiques*, quoique n'ayant aucun rapport avec la maladie de Bouillaud, sont tributaires des eaux sédatives du Bain doux. Elles présentent une symptomatologie caractéristique par ses localisations : des points douloureux à la cuisse (point fémoral), à la jambe (point poplité), au pied (point péronéo-tibial et point dorsal) qui s'amendent, comme à *Néris, Bains-les-Bains, Bourbon Lancy*, par les bains et douches du Bain doux.

Pour mémoire, je rappelle que le Bain doux était appelé, au commencement du siècle dernier, *Bain des Ladres* et de fait, l'abbé Delmas en 1709, Julia en 1814, Alary, en 1816, Alibert en 1817 et le docteur Cazaintre en 1836 rapportent des observations fort suggestives de

« boutons dartreux », « de lèpre », « de maladies psoriasiques », « de dartres » favorablement traitées au Bain doux que l'on appelait à ce moment « *Bain des délices* », à cause de l'onctuosité particulière de ses eaux et du sentiment de bien-être que l'on ressent en se plongeant dans la baignoire. Ces malades atteints d'affections cutanées sont aujourd'hui dirigés vers des stations sulfureuses *Usson*, *Carcanières* et *Escouloubre* dans la Vallée de l'Aude, *Molitg* (Pyrénées-Orientales), *Ax* (Ariège), *Luchon* (Haute-Garonne). Mais les *Bains doux* de Rennes gardent leur efficacité utilisable, au besoin.

« J'ai remarqué, écrit le docteur CAZAINTRE en 1883, que le Bain doux contribua à calmer chez plusieurs la douleur des intestins, à dissiper la lassitude, le brisement des membres inférieurs que leur avait laissé la maladie (infection gastro-intestinale), et à rétablir la régularité des digestions. C'était évidemment chez ces malades un mélange de *l'élément nerveux* avec l'élément adynamique ». Je me permets de rapprocher, avec grand intérêt, cet effet des eaux de Rennes (Bain doux), des mêmes phénomènes observés à Plombières. « Les eaux de cette dernière station calment les symptômes douloureux et éréthiques et modèrent la désassimilation du système nerveux. Ces propriétés lénitives et calmantes sont surtout remarquables lorsqu'elles s'exercent sur les affections du tube digestif, intestin et estomac ». Je rapproche ces notions générales au sujet de cette remarquable station sédative du spasme gastro-intestinal, des observations que j'ai faites chez plusieurs malades atteints d'entéro-colite muco-membraneuse, accompagnée de spasmes douloureux, traités par le bain prolongé et la douche sous-marine en cercles concentriques sur la région abdominale, à l'établissement du Bain doux, et en particulier chez un confrère, client de Plombières, qui m'a affirmé retirer de la cure au Bain doux les mêmes effets sédatifs et curatifs sur son affection intestinale.

Il existait autrefois une pratique empirique que je me plais à rappeler ici et qui correspondait à une formule populaire qu'il ne faut pas rejeter de parti pris. L'inspecteur CAZAINTRE, médecin averti de la station, a d'ailleurs émis l'opinion suivante que « le *Bain doux* convient comme moyen préparatoire dans le rhumatisme sub-aigu avant de passer à l'emploi du Bain de la Reine et du Bain Fort qui sont plus énergiques ». Et les affirmations du docteur CAZAINTRE me remettent en mémoire une poésie patoise qui ne manque pas d'un certain à-propos :

« Aniren à Rennos
» Soigna las doulous
» Al ban de la Reino
» Après lou ban dous,
» Si le mal est trop fort
« Aniren al ban Fort ».

Et cette citation me sert de transition pour passer à la description de l'Etablissement de la *Source de la Reine* et à ses applications.

## II. — BAIN DE LA REINE

La Source du *Bain de la Reine* a son émergence en dessous des appartements qui constituent l'Hôtel de la Reine. Hôtel et établissement thermal sont situés à l'entrée du bourg sur la rive gauche de la Salz. Cette source qui marque 42° à l'émergence, prend naissance au fond d'un puits de 1 m. 50 de profondeur au-dessous du sol des cabines. Par la vis à tergo, l'eau remonte au-dessus du niveau des baignoires qui sont alimentées directement par la Source ; on peut donner environ 50 bains sans pompage. Les bains suivants sont fournis par une pompe aspirante et foulante mettant en communication directe l'eau thermale avec les cabines.

# PLANS DES ETABLISSEMENTS THERMAUX DES BAINS-DE-RENNES

## Bain de la Reine

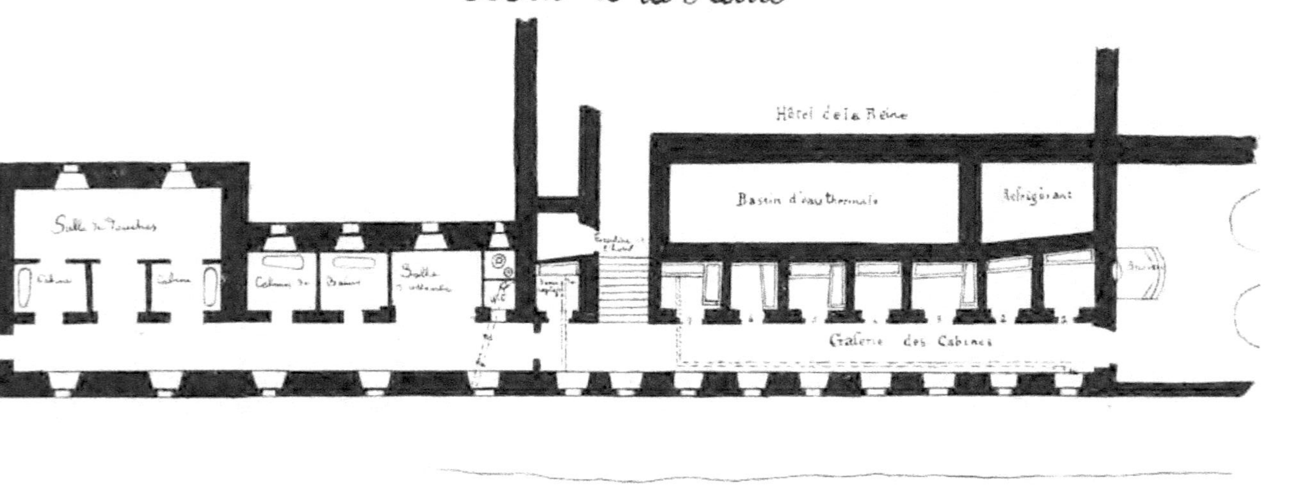

L'établissement se compose de deux parties : la plus ancienne qui compte sept cabines spacieuses s'ouvrant sur un vestibule fortement éclairé et aéré : deux de ces

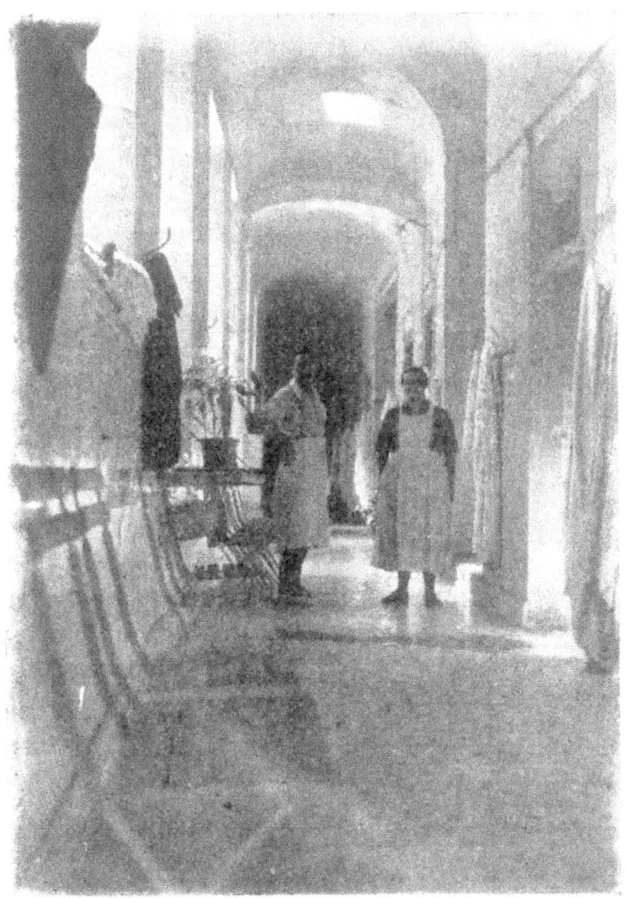

Galerie de « **La Reine** »

cabines sont à deux baignoires, elles sont en très beau marbre griotte de Caunes-Minervois. Elles possèdent deux robinets : le premier laissant couler l'eau chaude de la

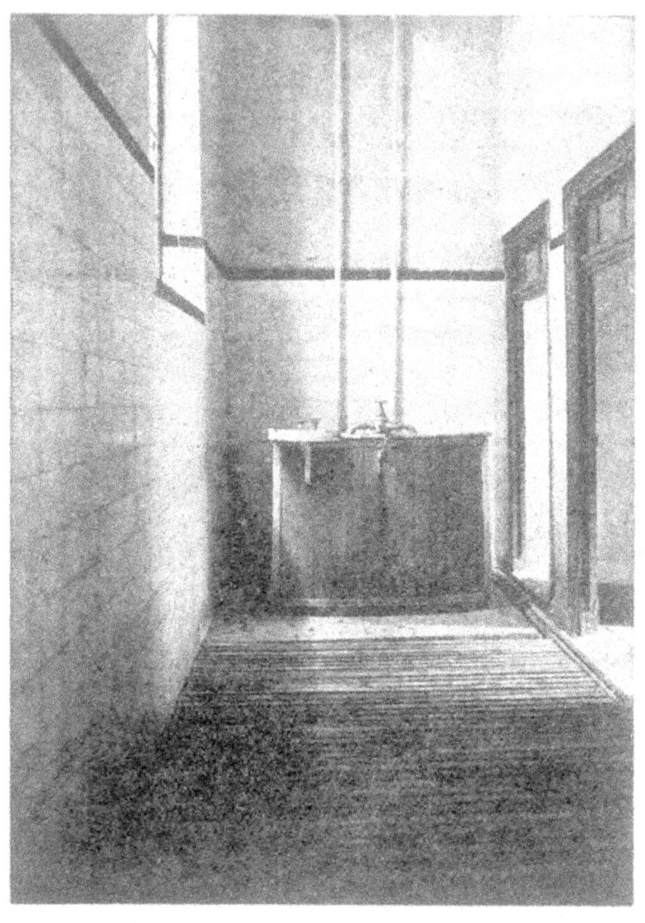

Intérieur de la Cabine de la Douche de la Reine

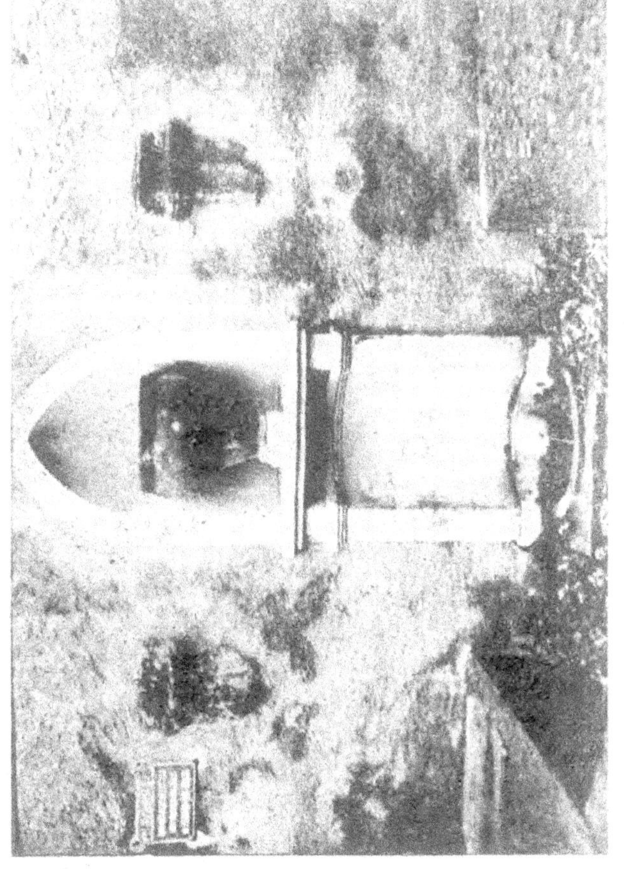

Fontaine de la Reine

source, le second donne de cette même source de l'eau refroidie dans un bassin spécial. Les baignoires sont organisées pour prendre les bains à eau courante.

La deuxième partie de l'établissement est séparée du premier compartiment par le puits en ciment dans lequel monte la Source de la Reine.

Elle se compose de 5 salles de douches et de bains.

Deux salles de Bains éclairées et aérées par le vestibule et par des ouvertures percées sur la façade parallèle, comprennent des baignoires en fonte émaillée alimentées par des robinets d'eau chaude et d'eau froide; une douche en pomme d'arrosoir est installée dans la baignoire elle-même où sont établies aussi une douche vaginale et une douche sous-marine.

Une grande douche fort bien aménagée avec laquelle il est possible d'appliquer des douches en lance et en gerbe, est précédée de trois déshabilloirs munis de baignoires en fonte complétées par des jets pouvant servir à l'usage de douche sous-marine ou vaginale. Les douches et les cabines de cette deuxième partie de l'établissement sont alimentées par l'eau de la source remontée dans des bassins supérieurs au moyen d'une pompe aspirante et foulante.

La galerie des Bains et douches est attenante au parc de la Reine dans lequel coule la buvette de la Reine au-dessous d'une superbe vasque romaine entourée de deux vieux chapiteaux de la même époque.

Je prie le lecteur de se rapporter aux analyses diverses qui ont été pratiquées sur les sources de la station et il se rendra compte que la Source de la Reine constitue un griffon d'eau thermo-minérale carbonatée calcique et magnésienne, sulfatée calcique, chlorurée sodique et ferrugineuse et qu'elle appartient à la même nappe d'eau que les autres sources de la station. Sa teneur est la suivante : 286 mg. de chlorure de sodium, 290 mg. de sulfate de Calcium, 19 mg. de carbonate de

Calcium, 48 mg. de carbonate de magnésium, 1 mg. et demi de Carbonate ferreux; au total, 644 mg. 5.

M. le professeur V. BRUSTIER qui a étudié spécialement l'eau de la Source de la Reine, y a découvert les spectres du Strontium, du Cuivre, du Nickel, du Cobalt.

Le tableau général de la radio-activité des sources chaudes de Rennes indique dans les eaux de la Reine. qui débite 250 litres à 42° en une minute, 0.28 de radon en millimicrocuries, son hororadioactivité, c'est-à-dire la quantité de radon apportée en une heure par la source, est de 4,2; sa puissance radio-active en milligrammes de radium est de 0 mg. 56.

Quoique moins onctueuse que l'eau du Bain doux. la Source de la Reine est douce au toucher, elle est transparente, n'a ni odeur, ni goût, elle est légèrement fade.

Elle possède des propriétés purgative, diurétique et diaphorétique.

Je vais exposer ci-dessous les indications de la Reine en même temps que celles de la *Source Marie* qui, je l'ai indiqué dans le cours de cette étude, émerge dans un puits, au-dessous du niveau de la rivière de la Salz, émanant de la veine d'eau thermale qui va constituer plus loin, vers le Nord, la *Source de la Reine*. La découverte fortuite de la *Source Marie*, les travaux qui ont été exécutés pour le forage ont influencé momentanément le débit de la Reine, et aujourd'hui encore le pompage continu à cette dernière source épuise ce débit de la Source Marie.

Avant donc d'aller plus loin dans l'étude des indications de la Reine, qu'il me soit permis de faire la description de l'établissement Marie et de son équipement.

## III. — SOURCE MARIE

Le puits au fond duquel elle sourd arrive jusqu'au-dessous du niveau de la Salz et sur sa rive droite à 11 mè-

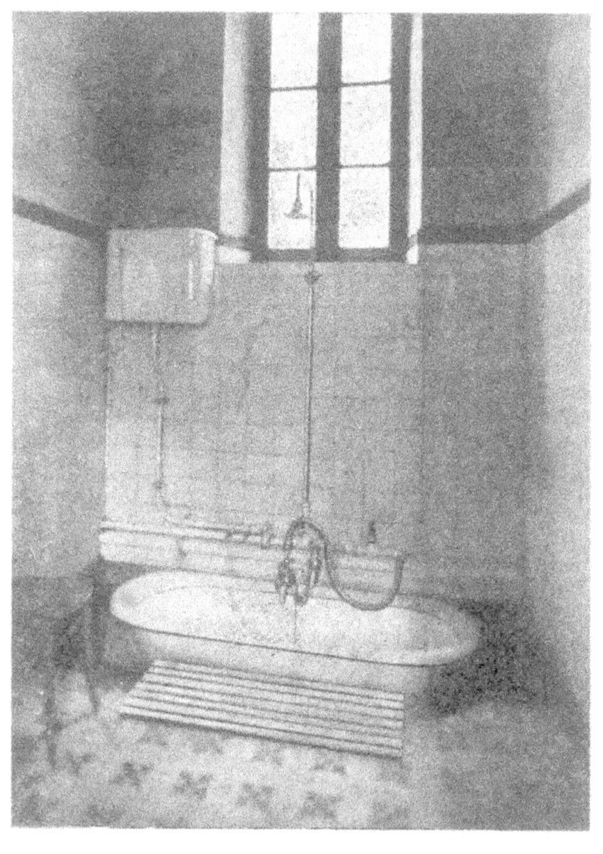

Une Cabine nouvelle de la Reine

tres de profondeur par rapport au sol de la route n° 11 et de l'établissement dans lequel elle est exploitée.

Cet établissement, situé au centre de la station, comprend onze cabines avec quatorze baignoires en fonte émaillée, une cabine avec douche sous-marine et une salle de douches en lance, en pluie, en cercle, une douche vaginale et une salle pour entéroclyse.

Un moteur électrique remonte l'eau du fond du puits (11 mètres) jusqu'à un double réservoir placé sur la toiture de l'établissement et ainsi par cette élévation est obtenue la pression nécessaire à l'administration des douches de toute sorte.

Une double distribution d'eau chaude de la source et d'eau refroidie est faite dans les cabines et dans les salles de douches.

La température à l'émergence, 40° à 42°, est semblable à celle de la Source de la Reine et sa composition chimique ne diffère guère de cette dernière. Son débit est de 250 litres par minute. Cette eau est limpide, transparente, inodore, sans goût.

Elle est diurétique et diaphorétique.

Sa composition chimique se rapproche de celle de la Reine.

| | Marie | La Reine |
|---|---|---|
| Chlorures en NaCl | 0,286 mg. | 0,286 mg. |
| Sulfate de Calcium | 0,331 mg. | 0,290 mg. |
| Carbonate de Calcium | 0,007 mg. | 0,019 mg. |
| Carbonate de Magnésium | 0,067 mg. | 0,048 mg. |
| Carbonate Ferreux | traces | 0,001 mg. |

| | |
|---|---|
| La radio-activité est : Radon en millimicrocuries par litre d'eau | 0,53 |
| Hororadioactivité en microcuries | 9,5 |
| Puissance radioactive en Mg. de radium | 1,27 |

La Source Marie, de par sa composition physique et chimique, de par sa température, est sédative, résolutive, altérante et fondante.

Station de Rennes-les-Bains

**SOURCE MARIE**

PLAN DE L'ÉTABLISSEMENT

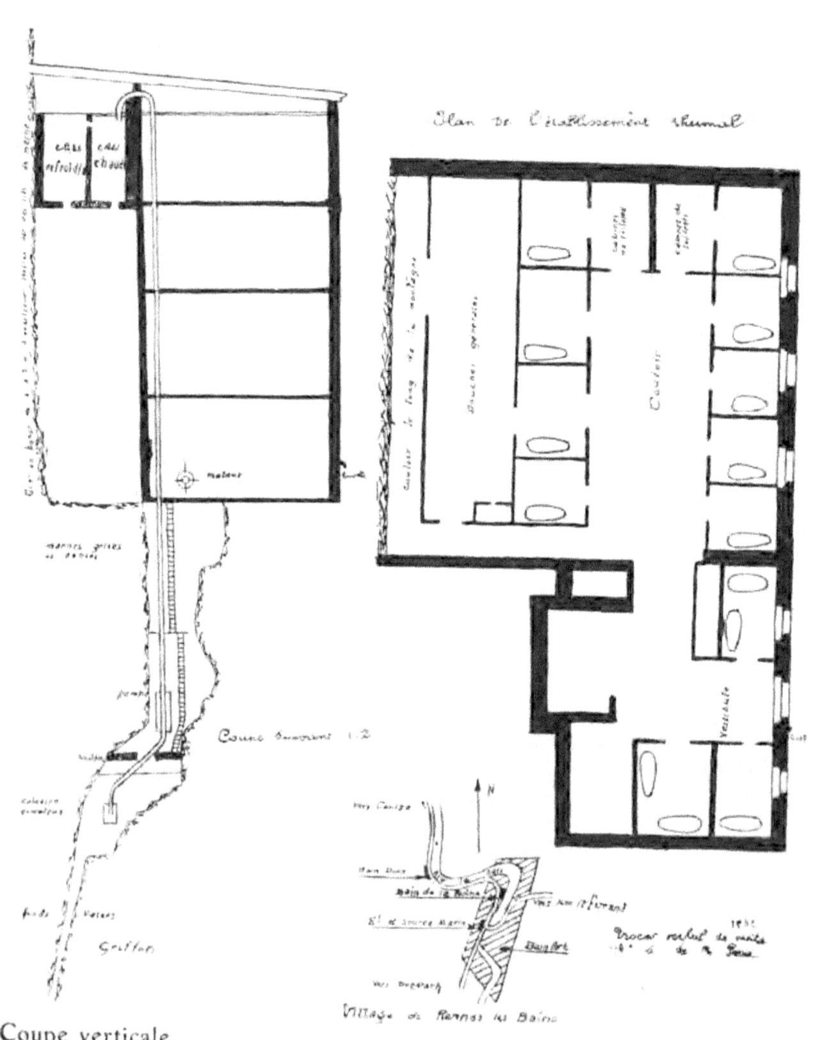


Coupe verticale

Et maintenant que j'ai exposé cette composition, l'équipement et les propriétés physiologiques générales de la Reine et de la Source Marie, je vais en étudier les applications thérapeutiques.

Le *Bain de la Reine* et la *Source Marie* diffèrent du *Bain doux* par une température plus élevée, à l'émergence, de quelques degrés centigrades; elles sont l'une et l'autre douces au toucher; l'analyse chimique signale quelques milligrammes de moins de sulfate, de carbonate de calcium, mais une quantité égale de chlorure de Sodium, un pouvoir radio-actif à peu près semblable.

Il est expérimentalement et empiriquement reconnu que les Sources *Reine* et *Marie* conviennent dans les cas où il est utile d'activer les sécrétions, la diaphorèse et la diurèse. Leur action sédative qui est évidente, procède d'une température plus élevée que celle du Bain doux, laquelle s'applique mieux aux tempéraments nerveux.

Cependant, les Bains de la *Reine* et *Marie* pris entre les températures 36°5 et 37°5 calment, à la manière du bain doux, l'hyperexcitabilité nerveuse; mais comme l'eau peut être ici élevée jusqu'à 40°, on y obtient à la peau une vaso-dilatation intense capable d'apaiser les poussées inflammatoires et développer non seulement sur le système nerveux général, mais aussi *loco dolenti*, au niveau des jointures, une action calmante, résolutive, altérante, fondante dans les diverses phases du rhumatisme chronique.

Les indications principales des eaux de *Rennes* consistent, je l'ai déjà dit, dans la cure du Rhumatisme et du rhumatisme chronique en particulier. C'est l'opinion de tous les rhumatologues. Quoique ce terme de rhumatisme chronique soit défectueux, il doit être conservé. Il suffit, pour le comprendre, en tout état de cause de « spécifier » dans chaque cas, la localisation exacte sur les jointures et leurs annexes.

Le professeur RATHERY définit les *rhumatismes chroniques* « *les manifestations de l'inflammation chronique du tissu conjonctif et de ses dérivés, portant tout spécialement sur les articulations, sous l'influence de causes INFECTIEUSES et toxiques très diverses* ».

Les rapporteurs de la séance solennelle du 15 février, à la *Société d'hydrologie et de climatologie médicale de Paris*, font judicieusement observer :

1° que les « rhumatismes chroniques » comprennent des altérations de nature dystrophique et dégénérative.

2° « que les jointures constituent la localisation habituelle, mais les déterminations peuvent encore porter sur tout le reste de l'appareil locomoteur : tendons, gaines synoviales, bourses séreuses, aponévroses, os et périoste, névrodoques avec les nerfs qui les traversent, tissu cellulaire ».

*Etiologie des Rhumatismes chroniques*

Du point de vue *étiologique*, mentionnons rapidement que l'âge, le sexe, la classe sociale et la profession, la race, le pays d'origine, le climat, les variations météorologiques, l'habitat, le traumatisme, les troubles statiques doivent être considérés comme des circonstances étiologiques dans la production du rhumatisme chronique (1).

Mais on doit compter encore et surtout avec la prépondérance du terrain rhumatismal qui n'est pas égal pour

(1) « Le vrai facteur du rhumatisme progressif, écrivent MM. **Teissier** et **Roques**, c'est l'humidité (maladies des laveuses, des débardeurs, des égouttiers, chasseurs à l'affût, chasseurs des marais). Mais c'est aussi la maladie qu'engendre le séjour dans une maison humide. Gueneau de **Mussy** et **Pota'n** insistent sur ces taches rosées des plâtres déjà anciens qu'il faut éviter soigneusement comme susceptibles de donner des douleurs. Moïse l'avait remarqué et il prescrivait de combattre et de fuir les maisons salpêtrées. Les moisissures qui s'attachent aux murs les cryptogames spéciaux qui constituent la lèpre des maisons, tels seront les véritables agents pathogènes de cette forme rhumatismale ».

tous. « Ne fait pas qui veut du rhumatisme chronique » (TEISSIER et ROQUES). En dehors des éléments endocriniens, sympathiques, humoraux, à part les intoxications et les infections endogènes et exogènes, s'il est vrai qu'il faille tenir grand compte des circonstances fournies par l'âge, le sexe, le climat, etc..., pour établir l'étiologie du rhumatisme chronique, il ne faut pas négliger les questions de disposition héréditaire et familiale, en un mot, de l'état diathésique; d'ailleurs, du point de vue personnel, le rhumatisme chronique compte aussi parmi les maladies par ralentissement de la nutrition.

Au même titre que le staphylocoque, le streptocoque, le gonocoque, il faut considérer le microbe de Koch et ses toxines comme la cause efficiente possible d'arthrites et de périarthrites rhumatismales. Et s'il n'est pas exact qu'il faille rattacher à la *tuberculose* tous les cas ou la plupart des cas de Rhumatisme aigu, il n'en est pas moins vrai que ce *rhumatisme tuberculeux* existe, mais il est beaucoup plus rare que la maladie de Bouillaud, de laquelle il se différencie par l'absence de complications cardiaques et par l'action moins franche sinon négative, du salicylate de soude.

D'ailleurs, cette affection aiguë n'intéresse pas le médecin thermal, le traitement hydrothérapique ne devant jamais être appliqué aux manifestations articulaires inflammatoires se présentant avec des températures anormales.

En présence de tout rhumatisme sub-aigu ou chronique, il ne faut pourtant pas négliger de rechercher dans les anamnestiques, l'existence de l'hérédité tuberculeuse ou bien un rhumatisme tuberculeux aigu; et dans ce cas, il est prudent de tenir grand compte de l'étiologie tuberculeuse dans le traitement de ce cas présent.

Dans le rhumatisme tuberculeux sub-aigu (Maladie de Poncet), la fièvre est modérée, et ce rhumatisme se présente chez des sujets atteints soit de la fistule anale, soit de cicatrice ganglionnaire, soit de foyer pulmonaire discret; il est à remarquer que dans les cas d'atteinte polyarticulaire, la guérison chirurgicale d'une articulation entraîne une amélioration des arthrites rhumatismales, mieux que tout traitement balnéo-thérapique.

Le Rhumatisme chronique tuberculeux, celui-là qui peut être tributaire du traitement thermal, se présente sous trois formes : 1° monoarticulaire; 2° vertébral; 3° chronique déformant, progressif et généralisé. C'est la forme la plus fréquente. La méthode thérapeutique hydrominérale en sera exposée plus loin.

Le *Rhumatisme chronique* succède fréquemment au rhumatisme aigu de Bouillaud.

Il n'est pas rare d'être appelé à observer, au cours des cures thermales, des malades atteints de rhumatismes chroniques présentant, après quelques jours de traitement actif au moyen de bains à températùre trop élevée et de douches trop percutantes, des crises rhumatismales sub-aiguës ou aiguës avec tout leur cortège habituel de fièvre, douleurs plus ou moins violentes, congestions actives dans les grandes et petites jointures accompagnées d'arthrite, de périarthrite et même de lésions cardiaques (endocardite). Ce sont là symptômes de ce qu'on a l'habitude de considérer comme une complication appelée *fièvre thermale*, laquelle aurait pu être évitée grâce à la surveillance médicale de la cure et à l'administration rationnelle des eaux.

« Dans 95 % des Rhumatismes chroniques, écrit le docteur Ardillier en son étude sur les « *Grands syndromes des Rhumatismes chroniques* », les *Rhumatismes chroniques* ont une tendance naturelle à l'aggravation Une *arthralgie* devient *arthrite*, qui devient une *ankylose*. Tout Rhumatisme est donc toujours une forme passagère évolutive d'une affection chronique plus sévère, plus généralisée, plus ankylosante ».

Et j'ajoute à cette observation si vraie, que tout rhumatisme chronique doit être traité, aux sources thermales, à la période de début, dès les premières manifestations ostéo-arthritiques, avant même la période préankylosante. C'est à ce moment que la cure par les eaux des Sources *Marie* et *Reine* offrira sa plus grande efficacité.

Les Sources *Reine* et *Marie* sont spécialement indiquées dans les *Rhumatismes chroniques* qui comprennent les trois grands groupes suivants :

A) Les *Algies* :

a) Névralgies: sciatique; cervico-brachiale (Sciatique du bras de Sicard); *intercostales*.

b) les *Myalgies*

c) les *adi posalgies*.

B) les *arthrites ou arthroses dégénératives*.

a) *Rhumatisme chronique partiel*.

(*Hanche* : « Morbus coxœ senilis » ; *Genou* : Hydarthrose, rhumatisme et arthrite sèche ; *Epaule*: fibrosité bursite, ténosite, capsulite.

Nodosités d'Heberden; Rhumatisme vertébral).

b) *Rhumatisme chronique déformant*. — Polyarthrite symétrique et progressive. (*Maladie de Charcot*). Syndromes acromélique, rhizomélique, holomélique.

C) Les *arthrites inflammatoires*.

Rhumatisme chronique simple; Rhumatisme vague ; Rhumatisme chronique ostéalgique.

## A. — LES ALGIES

Examinons successivement les trois types classiques que l'on a créés parmi les manifestations cliniques des *Algies rhumatismales* : 1° *les névralgies*; 2° *les Myalgies* 3° *les adiposalgies* ou *cellulalgies*.

1° Les *Névralgies Rhumatismales* possèdent la même étiologie. Sous certaines influences, refroidissement, infections, traumatismes, il se manifeste tout au long de la colonne vertébrale, de véritables poussées articulaires d'où procède l'irritation des branches nerveuses *cervico-brachiale, intercostales, sciatique* dans ce passage étroit que représentent les trous de conjugaison, canal osseux ou névrodoque, et cette irritation est la cause efficiente de névralgies qui revêtent l'aspect tantôt de *tronculites* « touchant la continuité des grands nerfs, souvent de *funiculites* qui ne sont que l'altération des troncs d'origine au passage dans les névrodoques » (SICARD). « La sciatique banale rhumatismale a presque toujours une origine radiculaire. Le point de départ en est dans la compression et l'inflammation des nerfs radiculaires et de l'origine des racines sacrées à travers les canaux osseux inextensibles qu'elles traversent » (LÉRI).

a) *Sciatique*

Jacques FORESTIER (T. III, n° 11, 1938. *Archives de Rhumatologie*), la définit ainsi : « *Un syndrôme douloureux, généralement unilatéral, touchant la face postérieure du membre inférieur, descendant parfois jusqu'à la jambe et au pied, à évolution paroxystique à rémission et quelquefois à guérison spontanée, s'accompagnant de douleur à la pression sur certains points qui ne sont d'ailleurs pas tous rapprochés du trou sciatique ou de ses branches principales* ».

Le sciatalgique ressent une douleur très vive lorsque, dans le décubitus dorsal il élève sa jambe en extension (signe de Lasègue). On ne découvre à la radio aucune altération importante du bassin et du rachis, excepté chez les sujets âgés qui présentent quelques traces d'ostéophytes.

Cette maladie si fréquente chez les curistes des stations thermales, présente des signes cardinaux que je me permets de rappeler.

Et d'abord il existe dans 78 % des cas une précession de lumbalgie et l'on constate que cette lumbalgie disparaît à l'arrivée de la douleur sciatique.

Il existe un balancement notable entre la douleur vertébrale et la douleur sciatique.

Cette douleur est très vive, semblable à des brûlures, à des déchirements, ce sont des sensations de torsion; elle est exaspérée par la toux.

Dans les cas très aigus, la douleur est continue, les paroxymes sont spontanés.

La station debout et la position assis sont mal supportées en raison de la compression des tissus de la fesse.

La flexion du rachis est très difficile et douloureuse.

La marche est mieux supportée que la station, parce que l'appui sur le membre est intermittent.

Dans la station debout, l'ensellure est normale, mais il se fait une légère cyphose et une faible scoliose.

Il existe une relation entre l'intensité des phénomènes douloureux spontanés et celle des points d'examen.

Les reflexes tendineux ne sont pas très importants, de même que les troubles de la sensibilité.

La sciatique est rarement bilatérale. Quand elle existe des deux côtés, elle est sujette à une sorte de bascule.

De cet exposé des signes de la Sciatique, il est facile de conclure que cette maladie est surtout caractérisée par l'élément *douleur*, les modifications tissulaires endo et péri-articulaires se présentant surtout dans les tissus osseux, le disque intervertébral, l'articulation apophysaire, les troncs vasculaires, l'espace épidural, le tissu graisseux, le ligament jaune. Rennes-les-Bains a réclamé de tous les temps, parmi les stations thermales de France, la spécialité de la cure de cette affection, et parmi les nombreux rhumatisants qui fréquentent la station, les scialalgiques comptent pour près de la moitié des curistes.

Ces derniers demandent la guérison ou l'amélioration de leurs douleurs sciatiques, en pleine crise aiguë, mais le plus souvent à la période de régression ou de convalescence. Combien de malades avons-nous examinés et conseillés, se mouvant très difficilement, aidés dans leur marche avec des béquilles! Combien n'ont-ils pu se rendre aux établissements que transportés en de petites voitures spéciales, et qui cependant ont ressenti, dès les premiers jours du traitement, des améliorations surprenantes! Mais ils sont légion ceux qui n'ayant pas éprouvé la moindre amélioration durant la cure, ont vu, rentrés chez eux, les symptômes douloureux s'améliorer, et ils sont revenus l'année d'après, ou lors d'une seconde saison annuelle, marchant sans béquilles et sans canne et ne manifestant qu'une gêne supportable dans leur marche et leur déplacement.

Et c'est aux Thermes du Bain doux qu'ils ont fait les premiers essais de cure; c'est à Marie et à la Reine qu'ils ont continué leur traitement avec bains chauds à 38° et 38°5 et des douches sous-marines à 39°. C'est aux thermes romains qu'ils ont terminé ce traitement avec bains et douches locales à forte pression à 40° et 42°. Quelques malades ont accepté les douches massages, récemment installées à ces mêmes thermes romains. Et je termine cet exposé du traitement de la sciatique à *Rennes-les-Bains* par une réflexion que j'emprunte à la communication du docteur FORESTIER (*Archives de Rhumatologie*, 1938) : « depuis longtemps on sait que l'hypérémie périphérique atténue les crises sciatiques comme les douleurs polyarticulaires. A ce titre, les traitements thermaux employés, et surtout la balnéation, peuvent avoir une certaine action sédative. L'état de congestion active tissulaire à l'entour du tronc sciatique ou des branches d'origine, près des trous de conjugaison, est indiscutable ».

Il faut encore invoquer, en dehors de cette action de la thermalité, la radio-activité des sources de Rennes-les-Bains, le pouvoir antalgique de la composition mystérieuse et bienfaisante des propriétés physio-thérapeutiques des sources plutoniennes, le pouvoir altérant, résolutif des eaux chimico-thérapeutiques neptuniennes et le « nescio quid divinum » que le docteur CAZAINTRE met en relief dans une de ses pages que j'ai rapportée plus haut.

*b*) SICARD a donné à la névralgie *Cervico-brachiale* rhumatismale le nom de *Sciatique du bras*. C'est dire que cette *algie* est l'homologue de la sciatique dans ses manifestations symptomatiques. C'est une affection qui a même origine funiculaire, succédant à une crise de rhumatisme des articulations vertébrales du cou, une *arthrite apophysaire* ou une *cellulite épidurale*.

Elle est caractérisée par des douleurs très vives paroxystiques très nettement localisées dans la région cervicale, puis ces douleurs s'irradient vers les membres supérieurs. Les contractures musculaires modifient la statique de la tête, la projetant en avant ou l'inclinant vers une épaule. Dans les cas de cellulite pure, les procédés thérapeutiques sont très simples et à *Marie* et à la *Reine*, des bains tempérés 37°5 à 38°5 accompagnés d'effleurages, frictions et pétrissage sous l'eau, à pression et à température modérées, constituent le fond du traitement.

Quant au *rhumatisme cervico-brachial* ostéo-articulaire qui est d'ailleurs le plus fréquent, il nécessite une gamme de procédés balnéo-thérapiques plus compliquée que, dès son envahissement, l'on doit commencer à la Source *Marie* et à la Source de la *Reine* par des Bains tempérés et des douches sous-marines, traitement que l'on pourra compléter avec des appareils spéciaux, massages sous la douche, et *douches percutantes*, à l'établissement des Thermes romains.

*c*) Les *névralgies intercostales*, fréquemment de nature rhumatismale, procèdent de la même étiologie : ce sont les conséquences de l'arthrite apophysaire des vertèbres dorsales que l'on traite dans leurs manifestations par les mêmes procédés de thérapeutique thermale. Aux sources *Marie* et *Reine*, à la période d'invasion, Bains à 38°, 39°, douches sous-marines, douches en pluie et en lance constituent les procédés de choix.

*d*) Existe-t-il des *Rhumatismes musculaires*? Les *Myalgies* ne sont-elles pas plutôt des conséquences de rhumatismes articulaires de voisinage, des contractures consécutives? La *myalgie* des muscles du bras et de l'épaule, sont-ils autre chose que la répercussion d'une arthrite commençante de l'épaule? Le lumbago ne représente-t-il pas une algie concomitante du rhumatisme lombo-sacré? Peut-on appeler *rhumatisme musculaire*, les douleurs provoquées dans ces tissus par les traumatismes répétés, le travail physique, des troubles sciatiques?

Quoiqu'il en soit, les propriétés *antalgiques* et *résolutives* étant la caractéristique de la cure par les eaux de *Reine* et *Marie* (Bains et douches), je puis affirmer l'efficacité certaine de ces eaux mésothermales sur ces symptomes myalgiques.

*e*) Les *adiposalgies* appelées encore *Cellulalgies* sont caractérisées par des douleurs sous-cutanées profondes dans le tissu cellulo-adipeux; elles se rattachent et sont associées aux manifestations articulaires et trouvent des indications majeures dans l'usage de ces sources sédatives *Reine* et *Marie* de la station de Rennes-les-Bains.

## B. — ARTHRITES DEGENERATIVES

(Arthrites ou arthroses) : *a*) Rhumatisme chronique partiel; *b*) Rhumatisme chronique déformant.

a) *Rhumatismes chroniques partiels*. — On trouve cette affection chez les variqueux, les femmes à la période de la ménopause, en général à la période de déséquilibre endocrinien, dans les cas d'infection tuberculeuse, gono, staphylo et streptococcique, chez les sujets à prédisposition tissulaire à la diathèse rhumatismale (hérédité) chez les sujets ayant supporté des fatigues excessives, chez les vieillards et les adolescents même, qui ont été exposés à des froids rigoureux, à l'humidité prolongée (Soldats ayant fait campagne). Le rhumatisme partiel est souvent la conséquence de micro-traumatismes et il existe, chez les sujets qui présentent des troubles d'équilibre corporel et des troubles de posture.

Les *arthroses* sont le plus souvent des affections *mono-articulaires* rarement *généralisées*.

Les principaux types cliniques de rhumatismes chroniquès partiels sont :

a) L'*arthrite chronique de la hanche* (morbus ou malum coxœ senillis);

b) L'*arthrite sèche du genou* ;

c) L'*arthrite partielle de l'épaule*.

a) *Le morbus coxœ senillis* (*arthrite sèche de la hanche, déformante des chirurgiens, coxarthrite de Léri*), se rencontre quelquefois chez les jeunes gens; mais cette forme rhumatismale est surtout l'apanage des malades de l'âge adulte et des vieillards.

*Symptomatologie.* — A la période de début, douleurs articulaires au niveau de l'articulation du col et de la tête fémorale, en avant de l'arcade crurale, en arrière dans la gouttière trochantérienne, douleurs exacerbées par la pression et la percussion. Limitation, même à la période initiale, des mouvements. C'est la douleur qui entre en cause à la période de début, ensuite c'est l'arthrosynovite.

Plus tard, atteinte du cartilage, participation des tissus périarticulaires, contractures musculaires. Enfin, en dernière période, ankylose vraie produite par la production des ostéophytes fémoraux et cotyloidiens et, d'autre part, ossification des ligaments et de la capsule.

Du traitement de cette dernière période, nous ne parlerons pas, dans ce chapitre.

Le froid, l'humidité, les fatigues et surtout le traumatisme et le *micro-traumatisme* en particulier, sont à la base de l'évolution du rhumatisme partiel de la hanche, ainsi que les troubles de statique.

La hanche étant le siège de troubles circulatoires, conséquence des traumatismes (Merklen), le bain de baignoire à 37°-38° d'une durée de 20 minutes est de règle. Il produit une congestion superficielle des téguments, modifiant la circulation interne et agissant sur la lésion. Le bain produit une hyperhémie superficielle, aide la circulation générale, par la température; la radio-activité et la composition chimique de l'eau calment la douleur, surtout si, après les premiers bains, on dirige sur la région douloureuse la douche sous-marine à une température plus élevée vers 40°, qui provoque un léger, massage très sédatif.

A la *Reine* on peut terminer le traitement par des douches en pluie avant ou après le bain dans la baignoire elle-même; à *Marie* dans la salle des grandes douches qui est meublée d'une vaste baignoire.

La réaction et la cure de sédation s'opère, après ce traitement matinal journalier, par un séjour au lit d'une durée de 2 heures environ.

Quant à la cure de diurèse ordonnée avant et après le bain par l'absorption d'eau peu minéralisée à la source de la Reine, elle favorise, au grand bénéfice des malades, l'élimination des déchets.

b) *Arthrite partielle du genou.* — Au même titre que la hanche, le genou est une articulation importante dans la sustentation du corps et il est sujet au rhumatisme chronique partiel, à la suite du processus micro-traumatique, dans les troubles de posture. Le genou est un lieu d'élection pour le rhumatisme infectieux gono, trepto staphilococcique et tuberculeux.

La séreuse est ici très étendue, avec ses franges et ses replis synoviaux; cette articulation est fréquemment exposée à faire de l'hydarthrose avec bourrelets prérotuliens. Souvent le mal s'installe au cœur même du cartilage qui présente l'altération velvétique, détruit souvent le tissu osseux condylien, ou le fait proliférer, augmente la largeur de ces condyles, produit le rétrécissement de l'interligne, atteint les ligaments internes, altère profondément les tissus péri-articulaires et déforme progressivement le genou en altérant les tissus peri-articulaires; c'est la période des exostoses, des ostéophytes, de l'ankylose totale, des subluxations et des déformations consécutives.

Ici encore, comme à la hanche, il faut distinguer deux périodes essentielles : l'invasion et la dégénérescence totale. Au moment où les premiers symptômes évoluent, les malades bénéficieront très largement d'une cure thermale, même si les lésions péri-articulaires des ligaments, muscles et tendons sont déjà apparus.

Le traitement local par les bains et les douches sous-marines et générales à des températures modérées, seront de mise.

Si les lésions sont plus avancées, les températures des bains et des douches des thermes romains seront mieux indiquées. Les réactions, la sudation et la diurèse devront être provoquées comme dans les cas précédents.

c) *Arthrite partielle de l'épaule.* — Elle débute par des lésions ostéo-cartilagineuses et se manifeste par des douleurs spontanées (fourmillements, engourdissements); des douleurs musculaires du deltoïde et du biceps ne tardent pas à se manifester (myalgies), et l'on constate de la limitation dans les mouvements du bras sur la tête, derrière le dos, à la taille. Le dernier terme de l'arthrite de l'épaule est l'ankylose, prévue après atrophie musculaire.

Mais à côté des manifestations rhumatismales articulaires de l'épaule, il se présente fréquemment une seconde atteinte rhumatismale en cette région : c'est la péri-arthrite scapulo-humérale qui n'atteint que les tendons, les bourses séreuses, les muscles, le tissu celluleux et se manifeste par de violentes névralgies qui s'irradient le long du médian.

Dans la première forme, les moyens employés à Rennes, à la Source *Marie* et à la *Reine*, sont la chaleur humide et le massage par la douche, et le pétrissage de l'article et des parties molles péri-articulaires.

Dans le cas de péri-arthrite de l'épaule, l'inflammation du tissu cellulaire, la cellulite contre-indique l'usage de la balnéothérapie, et, sur les conseils de médecins traitants, certains malades refusent d'avoir recours aux procédés balnéothérapiques suivant la méthode de M. Guy Laroche qui préconise « tantôt un massage en vibrations transmises délicatement au tissu douloureux, tantôt en des manœuvres de léger plissement de la peau, comme si l'on roulait sous les doigts une feuille de papier à cigarette ». Je retiens la formule, mais qui n'est à employer que dans les cas de phénomènes cellulitiques aigus ou sub-aigus (les manifestations aiguës ou sub-aiguës contre-indiquent d'ailleurs toute intervention balnéaire). Mais j'estime avec Dausset et Forestier que les applications thermales sédatives en grands bains thermaux, douches sous-marines et douches baveuses, sont d'une grande utilité, employées comme on le fait aux eaux mésothermales de Rennes-les-Bains.

*Nodosités d'Heberden.* — Ce sont de petites masses dures, séparées par un sillon du volume d'un petit pois environ, lesquelles ont leur siège aux doigts à la face dorsale de l'articulation de la phalangine avec la phalangette.

On les trouve quelquefois sur l'articulation de la phalange avec la phalangine. Elles s'accompagnent de déviation digitale cubitale ou radiale et de troubles trophiques de la peau. Elles forment la main dite *sénile*. Ces tumeurs ostéophytiques, n'offrent aucun caractère tophique et accompagnent souvent l'arthrite de la hanche ou la griffe du rhumatisme chronique progressif.

Le *rhumatisme vertébral* (spondylite), se manifeste au cours d'un rhumatisme progressif généralisé; il est souvent isolé.

Les faces des vertèbres se tassent, la vertèbre prend *l'aspect en diabolo* et il se forme dans la région ligamenteuse des productions ostéophytiques souvent cause de douleurs qui prennent le caractère de douleurs sciatiques, intercostales ou brachiales.

Dans l'un et l'autre cas (nodosités et spondylite), l'action antalgique, résolutive des eaux de *Marie* et de *Reine* d'abord et plus tard, quand les lésions sont plus avancées, balnéation et usage interne aux thermes romains.

### b) *Rhumatisme déformant*

*La Forme polyarticulaire : le Rhumatisme symétrique chronique progressif* (Maladie de Charcot), est une affection chronique des deux membres supérieurs à leur extrémité (syndrome acromélique) siégeant dans les petites articulations métacarpophalangiennes. Ce sont des polyarthrites à marche lente, torpides, accompagnées de douleurs intra et péri-articulaires, de réactions spasmodiques musculaires et entraînant des attitudes vicieuses, des griffes caractéristiques.

A cette première période de l'évolution de ces rhumatismes chroniques progressifs, il se produit de la tuméfaction des parties molles, de l'hydarthrose, un peu plus tard, des ostéophytes, des bourrelets osseux, des subluxations. Les poignets, les coudes sont progressivement envahis; l'épaule reste indemne.

Aux membres inférieurs, l'affection débute par les orteils et s'étend à l'articulation tibio-tarsienne et aux genoux. La hanche est rarement envahie.

Enfin les articulations de la tête et du cou (rachis) sont atteintes et donnent ces déformations ultérieures de tête fléchie, le menton touchant le sternum avec des douleurs provoquées par le moindre mouvement.

C'est à la *période de début* qu'il faut soumettre les malades à la cure des Sources *Marie* et *Reine*. Ces affections débutent par des sensations de fourmillements et d'engourdissement. Les articulations des mains présentent les signes de rougeur, chaleur, tuméfaction et douleur légère et paroxystique. Les lésions se succèdent et, d'abord acroméliques, elles deviennent envahissantes, passent des petites jointures des mains et des pieds, aux grandes articulations des membres supérieurs et inférieurs.

L'inflammation et la vascularisation de la synoviale se communique aux ligaments, aux tissus périarticulaires, aux gaines tendineuses, entraînent des phénomènes d'atrophie musculaire.

Quelquefois oligo-articulaires, ces rhumatismes sont le plus souvent polyarticulaires et symétriques. Avant la transformation fibreuse et la déformation, il faut agir par la cure des sources *Marie* et *Reine*.

### C. — *Les arthrites inflammatoires*

« Au point de vue anatomique, ce sont des formes qui « se présentent sous un aspect tel que la lésion prédo- « minante initiale se trouve sur les tissus mous; dans « une articulation, il n'y a pas que le cartilage et l'os, « il y a les aponévroses, les ligaments, la synoviale; c'est « sur ces tissus mous que se manifestent les lésions pri- « maires de ce groupe.

« Il y a une absence de lésions ostéo-cartilagineuses « pendant une longue durée, au cours de laquelle survien-

« nent des troubles de recalcification très importants des « épiphyses articulaires ». (J. FORESTIER. — *Séance de la Société d'Hydrologie de Paris*. 15 février 1932).

a) *Rhumatisme chronique simple. — Rhumatisme de Besnier* appelé aussi *Rhumatisme synovial ou arthrite synoviale sèche*. (BESNIER. — Dictionn. de Dechambre Art. Rhumatisme).

On le trouve chez l'adolescent et à l'âge de 30 à 40 ans. C'est une affection poly-articulaire siégeant surtout dans les grandes articulations, elle ne présente ni le caractère de symétrie comme dans le rhumatisme chronique progressif de Charcot, ni celui de bilatéralité. Les fatigues physiques, morales, le surmenage, l'humidité. le froid sec, la cryesthésie, la vie trop sédentaire sont les causes principales de ce rhumatisme inflammatoire qui se manifeste par les signes suivants : arthrite sèche avec craquements, on ne constate ni hydarthrose, ni hypersécrétion de synovie, mais on trouve des phénomènes inflammatoires des tissus péri-articulares (capsules et tendons) des atrophies musculaires, des déformations de l'article, et dominant tous ces syndromes, des douleurs d'abord légères s'éxacerbant par crises.

Quoique cette affection affecte surtout les grandes articulations, l'épaule et la hanche comprises, elle atteint parfois les petites articulations de la main et du pied. Mais les déformations sont moins profondes, l'impotence est moins grande et l'amélioration plus probable.

b) *Rhumatisme vague ou ambulatoire*. — Autre affection inflammatoire caractérisée par des craquements et des froissements à l'exploration, pas de déformation, douleurs légères et surtout au déplacement. dues à des *névralgies* et à dés *myalgies* concomitantes.

c) *Rhumatisme ostéalgique (de Durand-Fardel)*. Dans les rhumatismes progressifs et symétriques, j'ai signalé l'atteinte des épiphyses et de leur diaphyse.

Dans ces rhumatismes *ostéalgiques,* ce sont les diaphyses qui sont atteintes. Il faut, comme condition essentielle, que les sujets soient des prédisposés par hérédité. Les malades signalent leur impressionnabilité au froid et des douleurs occupant les os longs, le fémur et le grand trochanter, le tibia, la face inférieure du calcanéum, les os plats : l'omoplate, les iliaques (inflammation du périoste et du tissu spongieux).

Avant que ces malades n'arrivent à une impotence totale, à la raideur et à l'immobilisation des articles, il est indiqué de les soumettre à la cure des sources mésothermales *Reine* et *Marie* (Grandes ablutions en bains généraux, usage des douches sous-marines, des grandes douches en jet et pomme d'arrosoir. Réaction au lit après; cure de sudation et de diurèse.

Je n'ai pas épuisé le sujet des *Rhumatismes chroniques inflammatoires* et je veux encore exposer deux séries de faits importants qui ont trait à la *spondylose rhizomélique*, à la *goutte* et au *rhumatisme goutteux*.

A l'égal des poly-arthrites partielles, à l'égal des poly-arthrites symétriques et généralisées « ces formes ont beaucoup plus d'intérêt au stade fluxionnaire inflammatoire, alors que les désordres irréparables ne sont pas constitués, que dans la période terminale de déformation, de subluxations et d'amyotrophie où les altérations du système locomoteur ne peuvent être réparées que très incomplètement »..

*Spondylose rhizomélique* (Pierre Marie).

C'est le rhumatisme de la *colonne vertébrale*, qui, après une période fluxionnaire, inflammatoire et algique, tend, comme tous les rhumatismes chroniques, à la fibrose ossifiante.

Dans la spondylose dont l'agent d'inflammation est inconnu (Rhumatisme vertébral), les lésions peuvent affecter toute la colonne ou seulement la région du cou, les lombes, le sacrum, le dos, comme je l'ai indiqué dans le chapitre des algies. Les syndromes plus ou moins manifestes se rattachent à des lésions ostéo-articulaires et fibreuses des trous de conjugaison, des apophyses et des corps vertébraux : 1° douleurs provoquées par la pression apophysaire; 2° contractures des muscles rachidiens; 3° raideurs et attitudes anormales; 4° algies à topographie radiculaire.

« Après plusieurs mois d'évolution chronique, les malades vont commencer une ankylose d'abord localisée, puis généralisée ». Du point de vue clinique, Pierre MARIE signale une ankylose à peu près complète de la colonne vertébrale; du point de vue radiologique « des lésions vertébrales, calcifications ligamentaires en bandes verticales, décalcification diffuse des corps vertébraux.

A la période fluxionnaire, inflammatoire et algique les bains et les douches diverses, le massage constituent la base du traitement. A la période pré-ankylosante, les températures plus élevées des Sources aux *thermes romains* et l'équipement de cet établissement conviendront mieux.

Quant à la complication rhizomélique et acromélique de la spondylose (arthrite de la hanche, de l'épaule, du rhumatisme déformant), elle doit être traitée d'après les mêmes principes plusieurs fois énoncés, suivant leur évolution plus ou moins avancée.

## GOUTTE et RHUMATISME GOUTTEUX.

*Atteinte initiale du gros orteil* ;

*Apparition secondaire de tophi* ;

Tels sont les signes distinctifs de la goutte dont la conséquence immédiate est l'hyperuricémie.

Les accès caractéristiques de goutte aiguë sont de plus en plus rares et il faut attribuer cette déficience de plus en plus manifeste à l'hygiène alimentaire et aux sports organisés.

Mais la déformation qui survient chez les goutteux et les attitudes vicieuses qui arrivent dans le rhumatisme chronique donnent un caractère de parenté aux deux affections. Il semble exister des formes transitoires et le *rhumatisme goutteux* semble une forme intermédiaire entre la *goutte chronique* et le *rhumatisme chronique*.

Pour maints rhumatologues, la coexistence de la goutte et du rhumatisme chronique ne signifie pas origine commune des deux affections. Le rhumatisme chronique peut exister chez un goutteux sans que l'on ait le droit d'accuser la goutte d'avoir créé ces arthrites chroniques. L'association des deux maladies chez un même malade n'est pas contraire à la logique.

Quoiqu'il en soit, la cure de ces formes de transition entre la goutte et le rhumatisme goutteux, quelle que soit l'étiologie de ces affections, est tributaire de l'usage des eaux carbonatées, sulfatées mixtes et j'ai personnellement dans de nombreux cas, observé des phénomènes résolutifs et antalgiques des sources mésothermales de la *Reine* et *Marie* de *Rennes-les-Bains*. J'ajoute que la cure de diurèse par l'ingestion d'eau de la *Reine* vient donner une aide précieuse à la cure externe par les bains tempérés, le massage et la crise diaphorétique.

## IV. — LA SOURCE DES THERMES ROMAINS (*Bain Fort*)

Elle est la plus abondante de toutes celles de Rennes-les-Bains. Son débit n'est pas inférieur à 500 litres par minute, soit 720.000 litres en 24 heures.

Un pompage continu ne peut la tarir et il serait possible de donner par jour 500 bains ou douches sans la dessécher.

Les *Thermes romains* possèdent une vaste galerie qui comprend 12 cabines meublées et 14 baignoires, quatre grandes douches, un appareil d'entéroclyse, des douches *utéro-vaginales*, des *douches sous-marines*.

On peut pratiquer avec des appareils récemment installés, des *massages sous la douche*, des *pulvérisations laryngo-pharyngiennes* et *oculaires*.

Tel est l'équipement fort important de cet établissement. On pourrait envisager, vu la haute température de cette Source, l'utilisation dans des piscines à créer, de l'eau qui se perd dans la rivière de la Salz, en dehors du service balnéo-thérapique et aussi l'installation de salles de *vaporisation*.

Les *Thermes romains* possèdent enfin une buvette intéressante, qui n'est qu'une déviation de la source elle-même.

Au-dessus de la galerie des Bains, est érigé un vaste immeuble, appelé autrefois « *Auberge Tiffou* » qui vient d'être entièrement réparé et transformé en Hôtel et restaurant, meublés à neuf, genre Touring-Club; ce qui permettra aux malades tributaires de cette source de prendre leurs bains et douches sans sortir au dehors.

La Source des *Thermes romains* nait sur la rive droite de la Salz, dans un puits peu profond, alimenté par un griffon qui porte le nom de *Bain de la « Maison »*, à la température de 52°; un deuxième griffon nait en rivière, où il est capté sous un dôme en ciment. Ils sont réunis dans un bassin et le mélange est à la température de 47°; il est amené dans les baignoires et les douches par pompage électrique.

La totalité des matières chimiques, après évaporation, égale 0 gr. 7635 qui se décompose de la manière suivante : Chlorure de sodium 0 gr. 286 mg.; Sulfate de Calcium 0 gr. 290 mg.; Carbonate de Calcium 0 gr. 100 mg.; de magnésium 0 gr. 086; ferreux 1 mg. 5. Ce sont des eaux salines et spécialement des eaux chlorurées sodiques faibles.

Ces sources de la *Maison* et du *dôme* sont gazeuses et radio-actives à 7.2 d'hororadio-activité en microcuries (eau). Elles sont transparentes, sans odeur, sans saveur.

# PLANS DES ETABLISSEMENTS THERMAUX DES BAINS-DE-RENNES.

Thermes Romains ou Bain Fort.

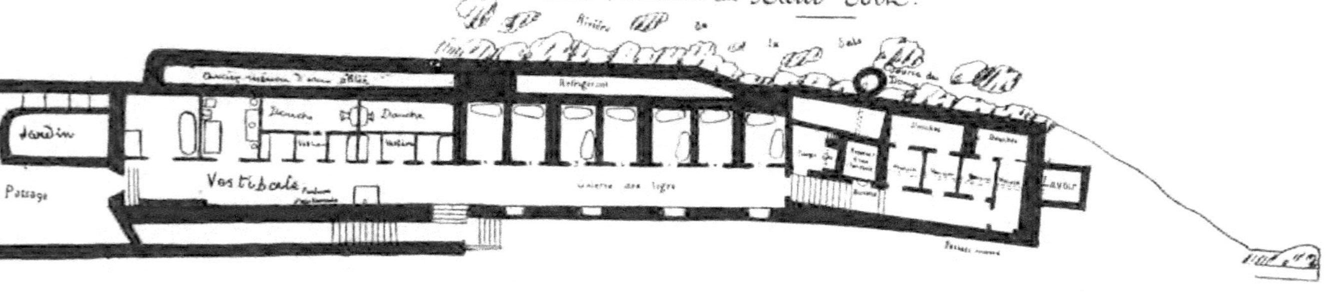

# Bain Fort
# de Rennes les Bains

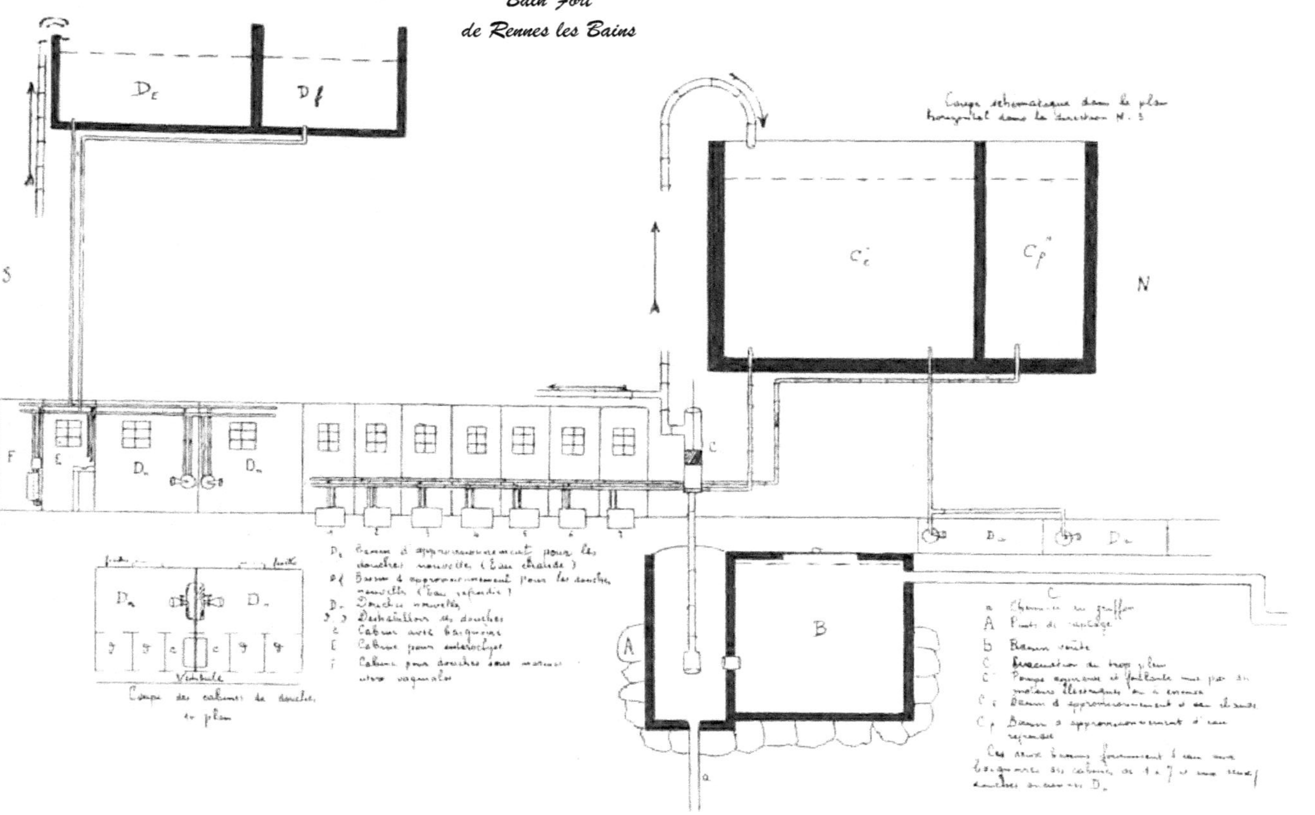

Vers 1830, on avait amené dans l'établissement des thermes romains, un griffon de la rivière de la Salz, à 2 gr. 50 de *sel marin* par litre et cette installation peut être reprise. On avait ainsi ajouté de nouvelles indications aux eaux si précieuses et si efficaces de cette intéressante source hyperthermale.

Du point de vue physiologique et du point de vue thérapeutique, les sources des thermes romains sont légèrement purgatives, diurétiques, excitantes, résolutives, fondantes et sédatives.

En 1633, CATEL, dans ses *Mémoires sur l'Histoire du Languedoc*, a comparé les *Bains forts de Rennes* à ceux de *Balaruc*. « *Ils produisent des effets merveilleux dans les fluxions, pour les douleurs, si l'humeur est froide* ». En 1819, le docteur LIGNON écrivait sur les eaux des sources du *Bain Fort*, que « *leur propriété tonique et fondante, les rend précieuses lorsqu'il y a dessèchement des muscles (atrophie, atonie) dans les affections rhumatismales et les déformations articulaires* ».

Et le professeur ALIBERT, de la Faculté de Paris, premier médecin du roi, consacre aux *Bains de Rennes*, dans son livre sur les Eaux Thermales (*Précis historique sur les eaux minérales les plus usitées en médecine*), un long chapitre duquel j'extrais les lignes suivantes : « *Le Bain Fort est spécialement réservé pour les maladies chroniques invétérées qui ne cèdent qu'à des perturbations énergiques; les vieux militaires perclus de rhumatismes ou de paralysies, à la suite de vieilles blessures, pourraient y trouver les mêmes avantages qu'à Bourbonne-les-Bains* et même qu'à *Bourbon l'Archambault, sous le double rapport de la température et des principes minéralisateurs ; le principe ferrugineux qui les imprègne est un tonique précieux qui peut amener des crises favorables* ».

Le docteur CAZAINTRE, médecin-Inspecteur en 1825, présente en 1833 un rapport où il ne manque pas de faire ressortir la valeur thérapeutique de cette admirable source:

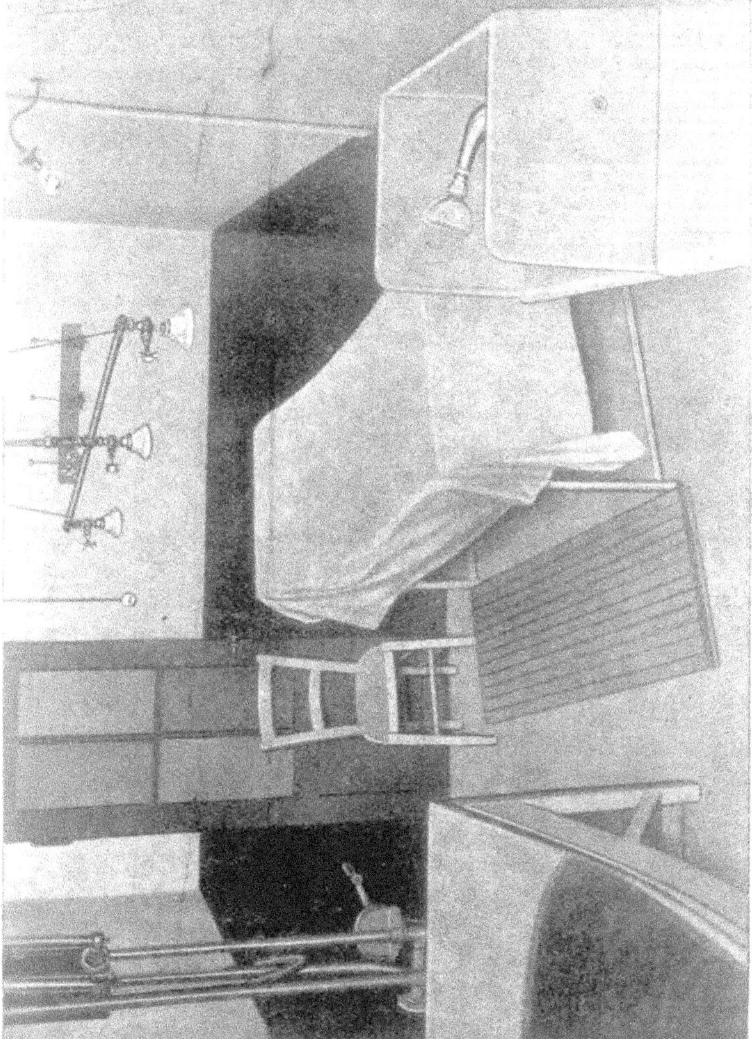

Dr Gourrent

Massage sous la Douche — Pulverisation — Enterochyse

« Une température élevée et une égale quantité de principes minéralisateurs donne au *Bain fort,* une supériorité d'action qui n'est pas douteuse dans le traitement des infections *rhumatismales chroniques accompagnées* d'engourdissement, de torpeur, d'engorgement articulaire, soit que l'on emploie ces eaux en bains ou en douches ». (Notice sur les eaux thermales minérales de Rennes (1833).

Le docteur GOURDON, médecin recommandable et observateur averti, a écrit un livre fort intéressant sur les « *Stations de l'Aude* », où Rennes tient la neilleure et la plus grande place.

On y lit : « Les effets immédiats produits par l'eau du Bain fort sont principalement déterminés par la température et consistent dans l'accélération sensible de la respiration et de la circulation, dans la sueur abondante provoquée. Mais, en *mélangeant l'eau chaude du « Bain fort » avec l'eau refroidie de cette même source, les effets sont moins actifs* », *on peut ajouter et sans danger.*

Ici se présente la question du traitement du Rhumatisme chronique tuberculeux, déformant mono ou polyarticulaire.

J'ai observé et traité au Bain fort mitigé un cas typique de cette nature d'affection que j'ai une certaine satisfaction de rapporter tout au long, à cause même du résultat immédiat obtenu.

Je laisse d'abord la parole à Madame X...., qui a rédigé elle-même une partie de son observation avec une remarquable précision.

« En février 1937, à 41 ans, aux premiers troubles menstruels (cette circonstance est d'importance), mes doigts des deux mains, ont commencé à montrer de la raideur, tandis qu'apparaissait une intense douleur dans le talon droit. Saison à Ax-les-Thermes.

« Au cours de l'hiver 1937-1938, les poignets et les chevilles gonflent ; pendant que les épaules, les vertèbres et les côtes sont atteintes aussi. Saison à Dax en mars 1938. Piqûres de *Myoral* (aurothioglycolate de calcium) en juin 1938. Rémission presque absolue. Reprise d'une vie normale d'août 1938 à juin 1940. Augmentation de poids, 65 kilos.

« En janvier 1940, récidive : gonflement et immobilisation des articulations déjà touchées et atteinte du genou gauche qui s'ankylose. Nouvelle série de *Myoral* sans résultat.

« En juillet, arrivée à Rennes-les-Bains, poids 45 kilos. Déformation très manifeste des articulations des doigts, des mains, des orteils, des poignets, des coudes, du genou gauche. Ankylose.

« Mouvements des doigts impossibles en extension et en flexion. La malade se plaint de ne pouvoir plier la main sur le bras ; tout mouvement, dans le genou gauche surtout, est impossible, elle ne peut monter l'escalier qu'en reculant.

L'auscultation ne décèle aucune trace de lésion tuberculeuse ; pas de cicatrice, d'abcès, de ganglion lymphatique, pas de fistule anale. La malade n'a jamais été soignée pour lésions tuberculeuses organiques ou osseuses. Mais sa mère est morte à 69 ans en un mois de maladie taxée de tuberculose sénile. Aucun autre de ses parents n'a présenté des signes de tuberculose.

La radio de ses poumons à elle est normale ; celle des articulations atteintes a montré une décalcification profonde des os.

Les douleurs qu'elle ressent au moment de l'examen sont très vives ; elle ne peut goûter qu'un sommeil très imparfait. Toutes ses articulations : doigts (déformés), poignets, coudes, genou gauche, sont ankylosés ; elle continue à ne pouvoir monter les escaliers qu'à reculons.

Elle est bien atteinte de rhumatisme chronique, déformant et progressif. Sommes-nous en présence d'un rhumatisme chronique *tuberculeux* ? Le médecin traitant l'affirme, mais je n'en ai pas l'assurance par des renseignements écrits de mon confrère, et mon examen ne m'a rien fait découvrir de suspect. La mère est morte tuberculeuse. Je sais que mon confrère a affirmé la nature tuberculeuse de toutes ces lésions et qu'il avait adressé sa rhumatisante à Aix-les-Bains pour y suivre le traitement que l'on y impose aux rhumatisants de cette nature. Les difficultés du déplacement en ces temps troublés, ont empêché Madame X.... de se rendre à la très renommée station savoyarde.

Madame X...., sur la réputation seule de la station de *Rennes-les-Bains*, et sans consulter son médecin, est venue demander au traitement par nos sources, soulagement à ses souffrances et à ses infirmités.

En présence de toutes ces contingences et devant le désir ardent qu'exprime Madame X... pour suivre un traitement à Rennes, j'ai établi, pour elle, le mode de cure suivant, après un examen et une auscultation minutieux :

Un bain tous les matins aux thermes Romains, tout d'abord à 37°5, l'eau de l'établissement mitigée par de l'eau refroidie de la même source. Eviter la sueur et se coucher immédiatement après 20 minutes de bain. (Je fais observer que Madame X... est logée à l'hôtel installé immédiatement au-dessus de la galerie d'où elle rentre chez elle sans passer par l'extérieur). Augmenter progressivement jusqu'à 38°5. Surveillance minutieuse de la température de la malade. La malade a manifesté une fatigue générale progressive. Mais la température qui augmentait chez elle par poussées avant son arrivée à Rennes est restée normale malgré cette fatigue.

Interruption du traitement deux jours, puis reprise de la balnéation à 38°–38°5. Après deux jours, association à la balnéation de la douche sous-marine avec le jet distant de un mètre environ des articulations atteintes. Température de l'eau de la douche entre 38°5 et 39°. La douche sous-marine fait office de massage au moyen des ondes produites par le jet sous l'eau. Rapprochement progressif du jet de la douche vers les articulations déformées. Après chaque opération balnéaire, repos au lit, en évitant la sueur. Suspension du traitement tous les 5 à 6 bains.

L'effet sédatif de la douche sous-marine vient s'ajouter à l'effet calmant de l'eau tempérée du Bain fort, 37°5 à 38°5, température éminemment antalgique, propriété qui s'ajoute à celle de la radio-activité et des autres qualités des eaux, que je me dispense d'énumérer à nouveau.

Et ainsi s'est traitée Madame X... jusqu'au dix-septième bain. Elle considère sa situation comme très certainement améliorée; les mouvements se manifestent dans les jointures; les douleurs ont, pour ainsi dire, disparu. La malade m'annonce triomphalement, un jour, que son genou se désankylose, la flexion de la jambe sur la cuisse devient possible et la veille de son départ, après un séjour de plus de vingt jours à Rennes, elle me fait savoir qu'elle vient de monter et de descendre l'escalier de l'étage, non plus à reculons, mais naturellement, en pliant son genou, incomplètement, sans doute, mais d'une façoon suffisante.

Je viens d'exposer le traitement balnéo-thérapique, par les thermes romains mitigés, d'une affection qu'il était très délicat de soumettre à la cure du *Bain fort* et, une fois de plus, je crois avoir prouvé que, maniée avec discernement, il est possible d'user de cette arme précieuse, *le Bain fort*.

Les effets obtenus ne se sont malheureusement pas maintenus. Madame X... m'a annoncé, après la saison, qu'une poussée nouvelle s'était produite dans les épaules et les bras. Récidive d'une affection ancienne et persistante, mais non pas accident balnéaire. « Mais je reviendrai, m'écrit Madame X..., dans votre modeste, mais remarquable station. Ax et Dax n'avaient pas mieux fait. Ne plus souffrir pendant tout un grand mois, comme cela m'est arrivé après ma saison de Rennes, vaut bien de recommencer un traitement que j'ai trop écourté et que j'ai trouvé, pour ma part, fort agréable ».

L'action résolutive et antalgique du *Bain fort* se fait notamment remarquer dans les affections rhumatismales chroniques aggravées par les douleurs, la raideur et l'engorgement des articulations, la torpeur des membres, l'insensibilité des muscles, les ankyloses, dans les douleurs névralgiques consécutives à des métrites anciennes, etc.

En résumé, il faut conclure des faits observés par tous les médecins de Rennes, que cette source trouve son utilisation dans les cas d'affection *rhumatismale chronique partielle* ou *déformante et progressive*, dans les cas de *névrites* et *névralgies* (lumbago, sciatique, funiculite, deltoïdite, douleurs intercostales procédant d'un état ancien; la gène dans les mouvements, les ankyloses vraies ou fausses, le rhumatisme déformant trouvent leurs indications crénothérapiques dans l'usage des sources des thermes romains.

Que l'on s'adresse aux grandes névralgies invétérées (sciatique, névralgie cervico-brachiale, névralgies intercostales); que l'on s'attaque aux grandes myalgies (lumbalgies) récidivantes, persistantes et opiniâtres; qu'on traite ces périodes préankylosantes des rhumatismes chroniques (arthrites dégénératives) des rhumatismes déformants, et enfin les arthrites inflammatoires auxquelles nous avons fait allusion au cours de cette monographie, on utilise, en ayant recours au bain des thermes romains, la composition chimio-physique de ses eaux, sa radio-activité et tout spécialement sa thermalité qui fait considérer cette source par certains comme le *griffon le plus important de la station.*

Grâce à cette température de 47°, la cure des Bains des thermes romains remplira son entière action d'efficacité observée de tous les temps. Car les applications locales par bains et par douches chaudes de 40 à 45° permettent « *d'apaiser les poussées inflammatoires et de développer,*

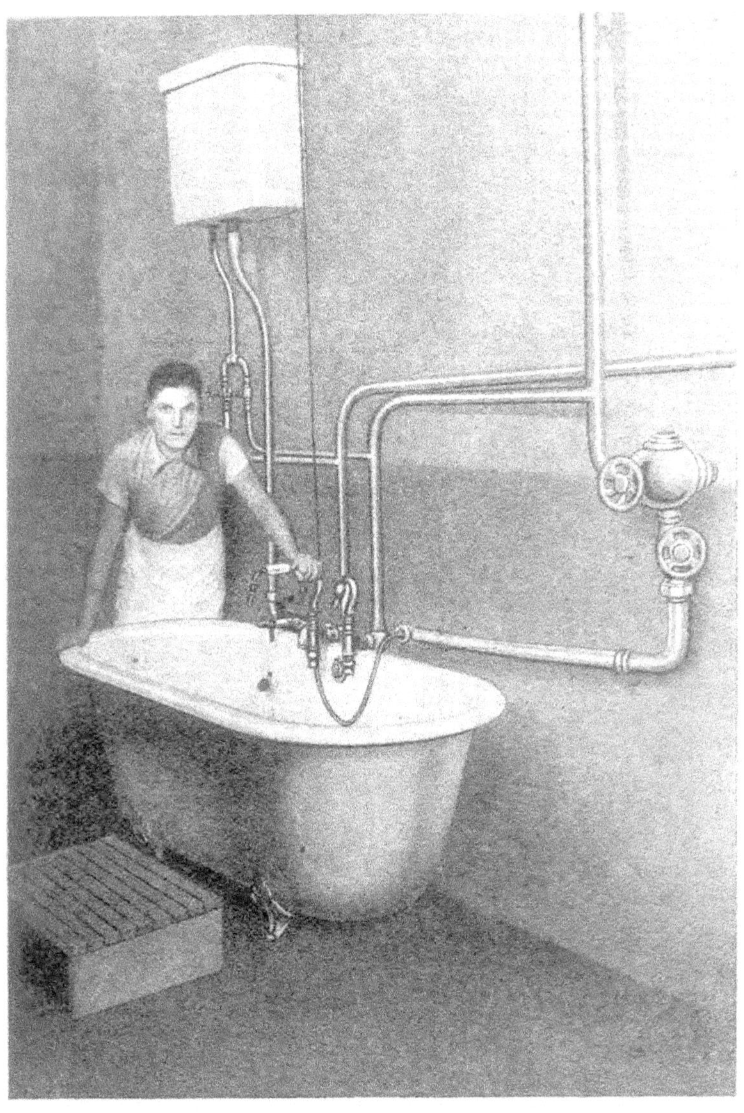

Dr Courrent

Douches sous-marines — Douches vaginales

loco dolenti, *des phénomènes d'extrême sédation, grâce à la grande vaso-dilatation qui a pour effet de ramollir les tissus enflammés et de favoriser la sudation, condition essentielle de sédation* ». (Ménard. — La douleur aux eaux minérales. — Société d'Hydrologie de Toulouse. — Congrès d'avril 1931).

Le Traitement mixte et progressif du rhumatisme chronique consistant à faire successivement usage des diverses sources, en allant du *Bain doux tempéré*, au *Bain Fort, source hyperthermale*, en passant par *Reine* et *Marie*, constitue une formule populaire qui contient quelque chose de vrai, mais qu'il ne faut pas considérer comme une loi absolue.

Chaque source a ses indications particulières comme j'ai tenté de le prouver et les *Thermes romains* en possèdent exclusivement de très importantes.

Dans des cas d'espèce, cette médication progressive est intéressante, mais il est des circonstances où les thermes romains peuvent et doivent seuls être employés.

Aux Thermes romains, grâce à la double source qui les alimente, le Bain de la *Maison* des anciens et la source du *dôme*, on peut obtenir une température variable, mitigée encore par l'eau refroidie de ces deux sources et, sur place, acquérir des effets sédatifs et résolutifs, sans obliger les malades à un déplacement intempestif d'un établissement à l'autre (1).

Au moment où la Fédération médicale, thermale et climatique pyrénéenne a demandé le concours des méde-

---

(1) Au titre d'objectivité, je transcris dans cette note un cas fort intéressant de lumbago-sciatique très douloureux dont j'ai moi-même recueilli l'observation.

Le malade est septuagénaire, il est affligé de cette lumbalgie accompagnée de névrite et névralgie sciatique à douleurs très violentes.

La formule de son traitement est la suivante :

Tous les jours pendant trois semaines, le malade se fait administrer pendant cinq minutes, **loco dolenti**, une douche en jet,

cins des villes d'eau dans le but d'établir la spécialisation des diverses stations françaises, j'ai fait classer *Rennes-les-Bains* parmi celles où l'on traite spécifiquement les Rhumatismes, les Algies, les Arthroses et les Arthrites.

Mais à côté de ces indications principales, il est permis de mettre à l'actif de cette station, des indications secondaires que je n'invoquerai pas, pour faire de Rennes une panacée universelle, mais qui cependant permettent d'envisager la possibilité de faire usage de ces eaux dans diverses affections concomitantes.

A propos du *Bain doux*, j'ai fait observer que dès le XVIIe et XVIIIe siècle, et même au cours de la première moitié du XIXe, les médecins exerçant dans la station, ont appelé cette dernière source « *Bains des Ladres* », parce qu'il servait « aux Lépreux » (Professeur ALIBERT), parce qu'on y traitait les affections cutanées (JULIA, LIGNON, CAZAINTRE).

Et ces mêmes hydrologues ont publié aussi dans leurs écrits des observations nombreuses de malades atteintes d'*aménorrhée*, de *dysménohorrée*, de *pertes blanches*, de *déplacements utérins*, de *métrite chronique*, lesquelles ont été efficacement traitées à Rennes avec ses eaux sulfatées calciques, carbonatées mixtes, chlorurées sodiques et ferrugineuses. Le docteur GOURDON, en 1870, a consacré, dans son livre des *stations thermales du département de l'Aude*, quelques pages fort intéressantes concernant les maladies de l'Utérus et de ses annexes. Le docteur

---

à la température progressive de 40 à 45°. Au moment de la douche, il vit et respire dans un véritable bain de vapeur. Immédiatement après la douche, il se plonge dans un bain à la température entre 38 et 39° de 15 minutes; ce bain procure une réaction sédative et une diaphorèse abondante qui se continue dans son lit; à son lever, il absorbe 2 verres d'eau de la Source **La Reine.**

Jamais le malade n'a quitté Rennes sans s'être débarrassé de son lumbago et de sa névralgie sciatique. Il n'a jamais éprouvé le moindre malaise à la suite de ce traitement violent.

VAYSSE, en 1886, n'a pas manqué de consigner dans ses rapports quelques cas de leucorrhée, de métrite chronique dont il a demandé la cure à ces mêmes eaux. Les Docteurs ROCHÉ et DANJOU ont remis en honneur les eaux des divers établissements de Rennes, pour le traitement de ces affections. Et les Sociétés thermales ont établi, à cet usage, un outillage moderne fort appréciable que j'ai indiqué au cours de cette monographie.

Ces affections des organes génitaux de la femme, écrivent les auteurs que je viens de citer, « dépendent d'un état général de l'organisme, *lymphatique, scrofuleux* ou *arthritique* », j'ajoute d'infections *spéciales* et même *spécifiques* que l'on traite à Rennes par des *bains généraux* et des douches *vaginales* et utérines auxquelles est destiné le nouvel équipement.

Suivant que l'on se trouve en présence d'un tempérament lymphatique nerveux ou congestif, suivant qu'on a à craindre une abondance de flux mensuel, ou que l'on se trouve en présence d'états atoniques de l'utérus, on applique la formule d'usage que j'ai déjà énoncée : moyens sédatifs avec immersion et douches vaginales au bain doux, à la Reine et Marie, dans le premier cas ; procédés excitants à la source des Thermes romains dans le second.

L'action directe des sources de Rennes, à cause même de leur teneur en chlorure de sodium, de leur gamme de température, de leur radio-activité, en fait un auxiliaire précieux dans le traitement complémentaire des tumeurs fibromateuses chez certains sujets rhumatisants.

J'en aurai fini avec ces indications secondaires, lorsque j'aurai fait observer que les Sociétés exploitantes de Rennes se sont attachées à installer dans les galeries, et aux thermes romains en particulier, un outillage qui permet de traiter localement chacun des organes considérés comme porte d'entrée de toute infection : des douches nasales, pharyngiennes, oculaires et auriculaires, les douches utéro-vaginales dont je viens de parler, et un appareil d'entéroclyse à la Source Marie et au Bain des thermes romains, destiné à combattre la constipation et l'entérocolite muco-membraneuse.

*Varices et phlébites*

Je ne saurais terminer ce chapitre des indications secondaires sans parler de l'action des eaux oligo-métalliques, carbonatées mixtes, sulfatées et chlorurées sodiques de Rennes dans ce traitement des varices et des phlébites.

Je l'ai déjà dit et j'insiste à nouveau sur les propriétés décongestionnantes des eaux de nos sources à cause même de leur composition et de leur température. Excitantes d'abord au premier contact dans des bains complets, hyperhemiantes, elles activent secondairement la circulation périphérique et dans les cas d'œdème variqueux, elles aident à l'absorption par la circulation générale du sérum sous-cutané. Chlorurées sodiques faibles et radio-actives, elles combattent l'éréthisme veineux et douloureux, par l'effet du relèvement de la circulation périphérique dû à la diminution de la stase capillaire. Résolutives et altérantes, elles concourent à la reconstitution des tissus veineux; cicatrisantes, elles ont une action spéciale sur les eczémas variqueux et sur l'inflammation cutanée périulcéreuse. « *Dico quia vidi* »; nombreux sont les malades qui, venus pour demander aux sources de Rennes, une amélioration de ces sortes d'affections, ont obtenu les meilleurs résultats désirables.

Le mode de traitement consiste dans le bain plus ou moins prolongé, à une température plus ou moins élevée suivant le tempérament personnel, suivant le degré d'évolution del'affection veineuse.

## SOURCES FROIDES

Les Sources froides sont de deux ordres :

I. — Les ferrugineuses;

II. — Les griffons salés de la Salz.

### I. — Sources Ferrugineuses

J'ai précédemment indiqué que les Sources ferrugineuses sulfatées, sont des eaux de surface et qu'elles ont leur origine dans les pyrites de fer du massif du *Mouthoumet*, auxquels elles empruntent leur composition.

Elles sont au nombre de quatre; deux naissent sur la rive droite de la Salz, au sud de la station : la *Madeleine* et la *Source d'Amour* ; deux sourdent sur la rive gauche : le *Cercle* en amont du village, le *Pontet*, en aval.

Je présente ci-dessous en un tableau synoptique les analyses effectuées sur place en 1887 par le professeur Wilm, de la Faculté des Sciences de Lille.

### Sources froides ferrugineuses

| Groupements Hypothétique des éléments | Source d'Amour | Cercle | Madeleine N° 1 | Madeleine N° 2 | Pontet |
|---|---|---|---|---|---|
| Température | 13° | 16° 6 | 13° 6 | 14° 6 | 13° 5 |
| Acide carbonique | 0, 1663 | 0, 0084 | 0, 0367 | 0, 1168 | |
| Sulfate ferreux | 0, 1543 | 0 0360 | 0 1520 | 0 1140 | 0, 0841 |
| » d'alumine | 0 0963 | 0 0154 | 0 0644 | 0 0248 | 0 0319 |
| » de calcium | 0 3040 | 0 0784 | 0 1390 | 0 1752 | 0 0933 |
| » de magnésium | 0 0318 | 0 0199 | 0 0268 | 0 0309 | 0 0105 |
| » de strontium | 0 0102 | 0 0129 | 9 0069 | 0 0162 | 0 0022 |
| Acide sulfurique libre | 0 0369 | 0 0117 | 0 1701 | » | 0 0102 |
| Chlorure de sodium | 0 0229 | 0 0076 | 0 0091 | 0 0111 | |
| Silice | 0 0754 | 0 0336 | 0 0409 | 0 0264 | 0 0464 |
| Poids des matières | 0g7318 | 0g2155 | 0g6092 | 0 3986 | 0g2686 |
| Acide phosphorique | traces | traces | traces | traces | |
| Arsenic | ? | ? | ? | ? | ? |
| Résidu calciné calculé d'aprés le groupement | 0 5589 | 0 1775 | 0 3229 | 0 3294 | |

## I. — *Source d'Amour*

C'est en 1886 que M. Gastilleur, propriétaire, a demandé l'autorisation d'exploiter et de vendre l'eau de la source d'*Amour*. C'est sur le rapport de l'Ingénieur des mines, Fumey (27 avril 1886), et celui de M. B. Béclaire, secrétaire perpétuel de l'Académie de Médecine (14 décembre 1886) que M. le Ministre du Commerce et de l'Industrie a signé le 22 janvier 1887 le décret d'exploitation et de vente de la source dite *Fontaine d'Amour*, située sur le territoire de la commune de *Rennes-les-Bains*, arrondissement de Limoux, département de l'Aude.

L'eau sourd d'un grès compact appartenant au crétacé inférieur, probablement cénomanien; elle est reçue au sortir de la roche, dans un réservoir cimenté de toutes parts, et sort de ce réservoir par un tube en grès qui plonge complètement dans le liquide à l'intérieur. Elle est conduite ensuite à la rivière par un canal de déversement.

### Comparaison des Analyses de 1888 et de 1934 (1)

| Date des Analyses | Amour | | Cercle | | Madeleine | | Source salée | |
|---|---|---|---|---|---|---|---|---|
| | 1888 | 1934 | 1888 | 1934 | 1888 | 1934 | 1888 | 1934 |
| K | | | | | | | 758 | 732 |
| Na | 9,1 | 7,60 | 3,0 | 7,60 | 4 | 4,20 | 22224 | 18331 |
| Cl | 13,8 | 11,90 | 4,60 | 11,90 | 6 | 6,50 | 35013 | 28963 |
| SO 4 | | | | | | | 5909 | 9678 |

La source dite *Fontaine d'Amour*, est située à 2 km. 300 de Rennes. On y a accès par la route de Sougraigne

(1) D'après M. le docteur J. **Blanc**.

et ensuite un petit chemin se branchant sur ce chemin d'intérêt commun » (Ingénieur FUMEY).

J'ai trouvé dans le dossier de cette affaire, aux archives départementales, un rapport de M. le docteur VAYSSE, médecin inspecteur (25 avril 1886).

« L'eau ferrugineuse de la source, dite *Fontaine d'Amour*, est en amont du village. Bien qu'elle n'ait pas été encore officiellement inscrite au nombre des sources qui servent à la buvette, elle n'en est pas moins avantageusement connue. Très fraîche et très limpide, elle offre un goût acidulé, bientôt modéré par une saveur styptique légèrement atramentaire due aux principes ferrugineux qui forment la base de sa composition chimique.

« Cette source est, depuis un temps immémorial, fréquentée des habitants de Sougraigne et des villages environnants; le nombre de baigneurs de la station y trouve, non seulement un but de promenade, mais encore un *utile auxiliaire à la cure thermale*. Fort légère du reste, cette eau produit de très heureux résultats dans les cas de *Chlorose*, d'*anémie* dans certaines *hemorrhagies passives* et certaines *diarrhées chroniques* par *atonie de la muqueuse intestinale*, en un mot, dans les affections où l'organisme débilité a besoin de reconstituants ». (Sequelles du rhumatisme de Bouillaud et du rhumatisme chronique). C'est de toutes les sources ferrugineuses de Rennes celle qui contient le plus de CO2. en solution, la plus minérale, celle enfin qui se conserve le mieux.

## II. — *Source de la Madeleine*

A la demande de Mademoiselle de FLEURY, le 22 juillet 1885, M. l'Ingénieur Wickerseimer a visité la Source de la *Madeleine* et a, dans un rapport, donné les indications suivantes.

Les opérations du captage effectué par les soins de la propriétaire, sont les suivantes :

1° On a pratiqué dans les tufs à la base du roc de grés et sur 0 m. 40 environ à la partie supérieure de la couche d'argile, une tranchée de 0 m. 70 de largeur.

2° Le fond de la tranchée et la paroi voisine de la rivière de la Blanque ont été recouverts d'une couche de ciment dans le but d'empêcher les fuites de l'eau ferrugineuse; l'argile charbonneuse et pyriteuse, de laquelle s'écoule cette eau ferrugineuse, est laissée à nu.

3° La tranchée a été ensuite remplie de blocs de grés pour permettre à la chape de ciment de mieux résister aux poussées des terrains, puis l'orifice a été bouché par des dalles appuyées d'un côté sur la chape en ciment, de l'autre sur le roc de grès; enfin sur ces dalles, on a damé la terre.

Ces tranchées ont environ 8 mètres de longueur et aboutissent à deux petits bassins en maçonnerie de ciment ayant la forme de petits puits de 1 m. 10 de longueur, sur 0 m. 80 de profondeur et 0 m. 40 de largeur, recouverts de dalles cimentées. Un tuyau de grés implanté dans la partie antérieure donne écoulement à l'eau minérale.

A quelques pas de cette source, vers le Nord, existe un autre griffon auquel on donne le nom de *Madeleine* n° 1 qui n'a pas un débit supérieur à 0 litre 25 par minute, soit 15 litres par heure seulement. Elle contient de l'acide sulfurique libre et on l'utilise à l'extérieur pour panser les plaies variqueuses, à l'intérieur contre les ulcères gastriques.

Le débit de la Source du Midi, *Madeleine n°* 2, est de 30 litres par minute.

Ces débits sont variables suivant les saisons. Ces variations n'ont rien qui puisse surprendre; dans un procès-verbal antérieur nous avons expliqué que ces sources ferrugineuses sont de formation locale et résultent de l'action de l'eau superficielle chargée d'air sur les argiles charbonneuses et pyriteuses intercalées entre les couches de grès. Il est probable également que la composition de ces eaux ferrugineuses varie avec les saisons en ce qui concerne la teneur en fer et en chaux (carbonate de fer et acide sulfurique), en acide carbonique.

Les sources de la *Madeleine* sortent d'une colline comprise entre les rivières de la Salz et de la Blanque et sur la rive droite de cette dernière. Nous avons constaté que ces sources de même nature et d'un débit à peu près constant coulant sur le versant de la Salz, paraissaient sortir de la même couche d'argile.

L'origine des sources étant ainsi établie d'une façon certaine, il en résulte, à notre avis, que les travaux de captage sont suffisants, tout au moins jusqu'à ce qu'un affaissement possible des blocs de grès n'en vienne compromettre la solidité. (Wickerseimer, ingénieur).

L'eau des sources de la *Madeleine* agit comme les autres sources ferrugineuses du bassin de Rennes. Elle est propre, non seulement à l'*Anémie*, à la *Chlorose*, mais elle devient un moyen complémentaire excellent pour le traitement des *rhumatisants* d'un tempérament lymphatique et spécialement pour ceux que la maladie de Bouillaud et le Rhumatisme chronique ont affaiblis, amaigris, pour tous les cas où l'action tonique du fer et l'influence stimulante qu'il exerce sur l'estomac, trouvent leur place.

Je n'ai pas découvert dans les dossiers officiels concernant les bains de Rennes, des données sur les captages des deux autres sources ferrugineuses.

### III. — *Le Cercle*

Je rappelle que la Source du *Cercle* naît au-dessus du hameau du même nom, à côté d'un siège taillé dans un seul bloc de grés et appelé fauteuil du diable. Elle a un débit de 10 litres par minute.

L'eau du *Cercle* était la plus rapprochée de la Station, la plus renommée ou tout au moins la plus employée de la Station comme eau ferrugineuse. L'administration avait eu le soin de l'amener dans un site charmant et ombragé, sur le bord gauche de la Salz, à une borne fontaine alimentée par deux tuyaux, surmontée d'une *vasque romaine* et délimitée par deux *chapiteaux* de même origine que l'on a transportés aujourd'hui à la Source chaude de la *Reine*.

Un éboulement relativement récent a brisé les tuyaux d'amenée en poterie, et l'on est obligé de monter aujourd'hui au hameau pour recueillir l'eau à l'émergence. Aussi a-t-elle beaucoup perdu de son ancienne fréquentation.

Du point de vue thérapeutique, l'eau du Cercle a conservé toute sa réputation. Elle compte parmi les eaux *acidulées ferrugineuses* comparables à *Spa*, *Forges*, *Pougues*, *Orezza*.

Elle est tonique et reconstituante. Elle convient dans l'*anémie*, la *chlorose*, la suppression des menstrues, dans le *lymphatisme*, la *scrofule*.

## IV. — *Source du Pont*

L'eau du *Pont* (Pontet), sourd au-dessous de l'arche d'un Pont de la route de Couiza, sur la rive gauche de la Salz, à 150 mètres en aval du Bain doux.

On n'a pas fait de ce griffon un captage minutieux. Il débite 10 à 12 litres à la minute.

Cette eau possède toutes les indications des autres sources ferrugineuses de la Station. Elle réussit aussi dans les cas d'*inappétence*, de *langueur d'estomac*, dans les *flueurs blanches*. Elle est moins chargée en sels de fer; elle est eminemment *magnésienne*; elle convient très bien aux convalescents de la maladie de Bouillaud, et spécialement aux *chlorotiques nerveux* « On en a fait, « en outre, un grand cas, écrit le professeur ALIBERT, « pour entretenir les évacuations alvines et les person- « nes habituellement inquiètes par un état de constipa-

« tion, usent avec des avantages très marqués soit en « commençant la cure, soit en la terminant ».

J'ajoute que cette constipation coexistant avec un état rhumatismal, l'usage de l'eau du Pont complète la cure externe par bains et douches.

## II. — SOURCES SALEES

Les *sources salées* de la commune de Sougraigne, lesquelles sont la propriété de la *Société de Rennes thermal*, naissent dans le terrain salifère qui se trouve au sommet d'une petite vallée orientée Est-Ouest, à 3 kilomètres environ à l'Est du pic de Bugarach, à 7 kilomètres S.-E. des *Bains de Rennes*, dans le bassin hydrologique de cette station thermale, à laquelle ces griffons viennent donner une remarquable importance du point de vue thérapeutique.

Ces sources salées augmentées des griffons d'eau douce des vallons de Sougraigne et de Fourtou, grossies de la rivière de la *Blanque* qui vient du Bugarach, et du *Rialsesse* qui coule de la forêt d'*Arques* et du col *du Paradis*, constituent le cours de la Salz qui après 17 kilomètres de parcours, vient se jeter dans l'*Aude*, à *Couiza*.

Si l'on veut bien examiner de près la coupe des terrains qu'a bien voulu dessiner M. le Professeur Bergounioux dans son article rapporté plus haut : « *La géologie de Rennes-les-Bains et ses rapports avec les sources minérales* », on se convaincra que les couches successives du Bassin de Rennes, au niveau de l'émergence des eaux salines chaudes, présentent une disposition spéciale dans laquelle font absolument défaut un certain nombre de terrains géologiques. Le socle primaire est recouvert, en discordance, par les couches géologiques du crétacé supérieur, les autres couches intermédiaires ayant été repoussées vers le S.-E., au moment des grands cataclismes tertiaires : le *trias*, le *jurassique*, le *crétacé inférieur et moyen*, forment une série de collines importantes qui constituent ces rides auxquelles j'ai fait allusion dans le chapitre de géologie; parmi ces rides, le *Bugarach*, les *collines de Saint Antoine de Galamus* et, bien vers l'Est, la colline *triasique du roc de Balésou*, au pied duquel sourdent les sources salées.

On ne possède pas sur ces griffons chlorurés sodiques de Sougraigne des documents antérieurs à 1825. Ils étaient sous la surveillance de la ferme générale des gabelles, et des douaniers étaient casernés dans un bâtiment qui existe encore. Trois sources émergeaient au moment où les douanes en avaient la surveillance.

En 1831, il existait six griffons et la quantité d'eau salée débitée était de 799.200 litres par jour.

On permettait le puisement et la distillation des eaux des Sources salées que l'on évaporait sur place dans une vingtaine de cabanes contenant chacune une ou plusieurs chaudières. La quantité de sel produit rapportait au propriétaire, M. Azais, vingt-deux hectolitres de sel et un revenu de 8.000 francs par an.

Les premiers essais chimiques et physiques de ces sources ont donné les résultats suivants :

Les deux premiers griffons marquaient à l'aréomètre dit pèse-sel 6°.

Les deux suivants 5°5.

Le cinquième 5°.

M. le professeur Wilm, de la Faculté des Sciences de Lille, chargé en 1888, comme je l'ai précédemment signalé, d'une mission consistant en l'analyse des sources thermo-minérales du Midi de la France a obtenu les résultats suivants consignés dans le deuxième chapitre de la présente monographie.

| | |
|---|---|
| Carbonate de chaux | 0 gr. 1460 |
| Sulfate de chaux | 3 gr. 3970 |
| Sulfate de magnésie | 2 gr. 5450 |
| Sulfate de potasse | 2 gr. 6857 |
| Chlorure de sodium | 56 gr. 4025 |
| Chlorure de potassium | 1 gr. 5936 |
| Chlorure de lithine | traces faibles |
| Bromure de sodium | 0 gr. 0244 |
| Iodure de sodium | traces |
| Oxyde de fer | 0 gr. 0233 |
| Total par litre | 66 gr. 8175 |

M. le docteur J. BLANC, chef du laboratoire de bactériologie des hôpitaux de Carcassonne, a fait des recherches sur les deux griffons des eaux de la Salz. Il a trouvé au filon oriental 30 grammes de NaCl, au filon méridional 56 grammes par litre.

Se basant sur ses analyses, M. le docteur BLANC a établi le tableau suivant au sujet de la composition des griffons en divers points du cours de la Salz.

**Recherches sur les Sources salées de Sougraigne (Août 1934)**

| | Résistivité à 18° en ohms | Alcalinité en mmgr. de CaO par litre | Chlore en mmgr par Litre | Rapports quantitatifs | Dilution % |
|---|---|---|---|---|---|
| Filons — Sud | 14,4 | 86 mg | 24179 | | |
| Filons — Est | 21 | 75 mg | 15980 | | |
| Moyenne | 17, 7 | 80, 5 | 20079 | 1 | 100 |
| La Salz<br>Pont de la route de Fourtou | 25, 7 | 77 | 12216 | 1 / 1,6 | 39 % |
| Pont de la route de Rennes avant la Blanque | 367 | 75 | 624 | 1 / 31 | 97 % |
| Passerelle du Moulin après la Blanque | 663 | 75 | 315 | 1 / 62 | 98,5 % |

Et M. BLANC a formulé ainsi qu'il suit en chiffres objectifs la composition en NaCl des Sources de la Salz et de la rivière à ces mêmes endroits en la teneur saline jusqu'à la Station de Rennes au niveau des sources chaudes qu'elle côtoie.

« A l'émergence, les Sources salées de Sougraigne contiennent 30 et 60 grammes de chlorure de Sodium par litre avec 14 à 20 grammes de sulfates.

« Au point de la route de Fourtou à Sougraigne, le ruisseau salé ne contient plus que 24 grammes de sel, soit une perte de 39 %. Après la traversée du village de Sougraigne, cette proportion tombe à 1 gr. 22 par litre, soit une diminution de 87,5 %. Enfin, après son union avec les eaux douces de la Blanque, près de Rennes, à 0,62 de sel par litre. Les analyses ont été faites au mois d'août ».

M. le docteur BLANC a enfin établi un tableau de comparaison quantitative de l'eau de l'Océan et de l'eau salée de la Salz.

| | Eau de l'Océan | Eau de la Salz | Coefficient de Concentration |
|---|---|---|---|
| Potassium ................ | 310 mmg | 732 mmg | x 2 |
| Sodium.................... | 8.289 | 15.054 | x 2 |
| Chlore.................... | 19.365 | 24.179 | x 1,5 |
| Ion sulfurique............ | 1.794 | 9.678 | x 5 |

Les Sources de la Salz contiennent 20 à 60 gr. de NaCl par litre, l'eau de mer en contient 25 grammes.

A l'époque des pluies, l'eau s'infiltrant du plateau qui domine les sources jusque dans les galeries, augmente de volume et entraîne une plus grande quantité de sel dissous contenu dans ces galeries, en même temps que de l'argile rouge, ce qui donne à l'eau des griffons salés une couleur rougeâtre. La salure est dans ces circonstances plus élevée. Marius ESPARSEIL avait constaté ce phénomène et l'avait consigné dans son article publié dans le Bulletin de la Société d'Etudes Scientifiques de l'Aude (Tome VII) sur les *Sources salées de Sougraigne*. M. le docteur BLANC a observé lui-même cette augmentation de salure et l'a fixé à 2 grammes par litre. En visitant le plateau qui domine les sources, on constate des affaissements de 5 à 20 mètres qui sont la conséquence des vides intérieurs de la montagne produits par la dissolution du sel.

En 1846, s'était fondée une Société d'exploitation du sel de Sougraigne. (Méric, Mouran et Lespian, de Perpignan).

Les travaux avaient commencé en 1839, et ils furent continués par ces derniers. Ils consistaient dans l'ouverture de quatre galeries d'écoulement : *Notre-Dame*, *Sainte-Barbe*, *Saint-Antoine* et une quatrième, la principale, donnant naissance aux deux griffons actuels. On avait creusé un trou de sondage posé à 6 mètres en direction Ouest du griffon le plus élevé.

La quatrième galerie d'écoulement a une longueur de 45 mètres : « A 3 mètres de l'ouverture, la source d'eau salée jaillit intérieurement et abondamment ; il existe une rigole d'écoulement et l'eau y a une saluration de 8°.

« A 6 mètres de l'ouverture, la galerie traverse des marnes irisées assez solides.

« A 30 mètres, la marne irisée disparaît et la galerie traverse un massif de gypse très solide.

« A 36 mètres, le gypse devient cristallisé de distance en distance.

« A 40 mètres, à droite de la galerie, les marnes irisées reparaissent fortement saturées de *sel*, traversant le gypse sur une inclinaison orientale (angle de 60°), et au fond de la galerie prennent entièrement leur développement.

« Quand on considère, écrit l'ingénieur VÈNES, dans un rapport de 1834, l'abondance de ces sources et leur position, on s'étonne qu'on n'ait jamais essayé d'en tirer parti » et Marius ESPARSEIL ajoute la note suivante à ce rapport : « *Les sources de sel gemme sont une affaire industrielle de premier ordre, et nous partageons entièrement l'opinion émise depuis longtemps par l'éminent ingénieur* VÈNES ». (Les terrains salifères de Sougraigne. Soc. d'Etudes Scient. de l'Aude, 1896 Bulletin).

Nous connaissons, ajoute M. ESPARSEIL, le débit des sources salées de Sougraigne (800 à 1.200 mètres cubes d'eau salée en 24 heures), contenant de 30 à 56 grammes de sel par litre et 2 gr. 50 de potasse et de magnésie. Ces sources peuvent produire 44.860 kilogrammes par 24 heures de sel marin brut à 5 fr. 95 la tonne, donc 260 fr. 25 par jour, soit 86.670 francs par an, et en sel raffiné qui vaut 6 fois plus, 500.000 francs par an, sans compter le produit du sulfate de potasse et de la soude.

Excellente affaire industrielle qui a été abandonnée depuis de nombreuses années.

Mais à côté de l'intérêt industriel qu'offre la présence des sources salées dans le bassin de Rennes-les-Bains, il faut envisager, du point de vue thérapeutique, l'utilisation de ces sources dans la station.

Et je répète que lorsqu'un riche et confortable établissement de *thermes chlorurés sodiques* sera installé au milieu d'un parc que je situe immédiatement au Sud du village actuel, dans le cirque dominé par le hameau du *Cercle*, et qu'on y aura amené les sources salées de Sougraigne ; lorsqu'on aura scientifiquement capté les fontaines *ferrugineuses* qui sourdent en amont de la station et qu'on les aura fait jaillir au milieu de ce parc ; lorsqu'on aura amené vers les établissements des sources chaudes, une quantité d'eau chlorurée sodique et augmenté ainsi la minéralisation de ces sources chaudes, Rennes-les-Bains constituera une station unique en France et dans le monde entier, capable avec 2.500.000 litres d'eaux *sulfatées* et *carbonatées mixtes*, *ferrugineuses* et *sulfatées aluminiques, chlorurées sodiques fortes*, de remplir de nouvelles et nombreuses indications.

Avec les *eaux chlorurées sodiques* de la Salz, on pourra efficacement traiter :

1° Les *rachitiques*, les *lymphatiques* et les *scrofuleux*, les malades porteurs de *tuberculose locale* ;

2° Les sujets atteints *d'affections chroniques des os* et des *articulations*, d'*abcès*, *fistules*, *ulcères bacillaires*, *staphylo* et *streptococciques*.

3° Les malades porteurs de *certaines formes de rhumatismes articulaires chroniques*, les *goutteux atones*, certains *diabétiques*.

4° Les femmes atteintes *d'affections gynécologiques* de nature *scrofuleuse* et de nature *infectieuse* (métrites, salpingites, annéxites, ovarites à forme torpide), de troubles *menstruels*, de *fibromes utérins* dont les eaux salées assurent la régression et tarissent les hémorrhagies.

5° Les *anémiques*, les *chlorotiques*, les *affaiblis*.

Et accessoirement, les sources chlorurées sodiques seront appliquées sous forme de *douches nasales* et *pharyngiennes aux affections des voies respiratoires*, des fosses *nasales* et des *oreilles*, dans le *lupus* et les granulations *pharyngiennes*, dans *l'ozène*.

Un intéressant usage des eaux chlorurées sodiques des sources salées de Sougraigne à Rennes, a été d'ailleurs expérimenté.

A la suggestion du docteur Cazaintre, médecin inspecteur de la station, M. Henri de Fleury fit établir en 1853, un barrage sur le cours de la Salz, immédiatement avant l'embouchure de la Blanque, à ce point où l'eau salée contient encore 1 gr. 22 à 2 gr. de sel marin par litre, et un canal à ciel ouvert amena ces eaux jusqu'au *Bain fort*. Le propriétaire reçut de l'administration, pour effectuer ces travaux, une subvention de 1.500 francs.

En 3 opuscules de 1853, 1858 et 1862, le docteur Cazaintre exposa les merveilleux résultats obtenus par lui grâce à l'usage du bain fort mélangé avec cette eau salée, dans les affections que je viens d'énumérer ci-dessus : *maladies des organes génitaux de la femme* et *lésions tuberculeuses ostéo-articulaires*.

Une crue de la Salz supprima la chaussée et le canal d'amenée des eaux salées à la station; l'une et l'autre ne furent pas rétablis. Il est vrai que, un peu plus bas, on installa un nouveau barrage après l'embouchure de la Blanque et on put encore augmenter en NaCl la composition du Bain Fort. Mais tout récemment, il y a 15 ans environ, ce nouveau barrage a disparu et on ne refroidit aujourd'hui les eaux des Thermes Romains qu'avec de l'eau de la source elle-même passant en rivière dans un serpentin.

Il serait pourtant si utile pour Rennes de récupérer une partie au moins de ces eaux salées que M. JACQUOT, dans un rapport à l'Académie de Médecine, lequel j'ai publié dans un chapitre précédent, ne peut s'empêcher d'y introduire l'observation suivante : « A raison de la faible minéraisation des sources de Rennes, il conviendrait, à défaut du captage des sources salées à l'émergence, d'accepter les suggestions exprimées par la commission d'enquête, lesquelles tendent au rétablissement de la canalisation de la Salz, telle qu'elle avait été établie par MM. Henry de FLEURY et le docteur CAZAINTRE.

Je fais toutefois observer que les Sources chaudes de Rennes-les-Bains sont des eaux chlorurées sodiques faibles à 250 milligrammes par litre, et que, telles qu'elles coulent naturellement, elles ont des indications formelles dans le traitement des maladies des *organes génitaux de la femme* et des *tuberculoses ostéo-articulaires*.

# CHAPITRE V

# APPENDICE

## I. — *Renseignements météorologiques*

Le village de *Rennes-les-Bains*, ne possède pas de station météorologique; il n'est pas possible en ce moment de figurer une courbe annuelle des variations de la température.

La courbe thermique est relativement faible De l'hiver à l'été, elle varie d'après les renseignements recueillis auprès de la population de — 3° à + 28°. La température moyenne est voisine de + 14°.

Le climat de Rennes est en somme peu variable, d'une température douce. Les limites de la saison thermale vont du 1er mai au 30 octobre, et l'on trouve des documents dans la littérature de *Rennes*, qui donnent comme limites de la saison le 1er avril et le 15 novembre.

Ce même document ajoute que l'on pourrait, à la rigueur, continuer à se traiter à Rennes une partie de l'hiver.

L'état hygrométrique est moyen.

L'altitude de Rennes est de 310 mètres; la petite ville thermale est située dans un cirque dont le grand axe est dirigé du Sud au Nord; elle est entourée de collines peu élevées et richement boisées de pins et de chênes-verts. Elle est abritée du Nord par le mont *Cardou* et par la colline de Blanchefort, du Midi par une succession de collines pareillement boisées, parallèles les unes aux autres et se terminant en chicane sur les rives sinueuses de la Blanque et de la Salz.

Les Vents dominants soufflent du N.-O. (le Cers), du Sud-Est (Vent marin). Mais leur souffle est fortement atténué et arrêté par les montagnes qui délimitent la vallée.

## II. — *Des moyens propres à seconder ou activer les effets salutaires des Bains de Rennes*

A l'exception du *Bain doux,* dont la température est modifiée par les pluies d'orage (et encore ces variations ne sont-elles que passagères), les Sources de *Rennes* conservent le même degré de chaleur été et hiver et l'on peut, à la rigueur, faire une cure thermale dans cette station privilégiée à toutes les époques de l'année. Un jour peut-être, lorsque le confort le plus moderne y sera installé, lorsque le chauffage central existera dans les appartements des hôtels et que les malades pourront descendre en ascenseur de leurs chambres dans les galeries des bains, lorsqu'on aura installé, à même les chambres, des salles de bains, la station thermale de *Rennes-les-Bains* pourra t-elle se flatter de traiter avec efficacité, été et hiver, toutes affections rhumatismales.

Quoiqu'il en soit de cet avenir plus ou moins rapproché, qu'il me soit permis de donner quelques indications sur les moyens à employer à la station, dans le but de seconder et d'activer les effets salutaires de ses eaux.

L'époque de choix pour la cure est la saison chaude, en particulier les mois de juillet, août et septembre, quoique les établissements s'ouvrent plus tôt et ne se ferment que plus tard.

Dans ces saisons chaudes, on a beaucoup moins à craindre les fluctuations de la température ambiante et les affections consécutives à ces fluctuations. Il faut se mettre en garde contre les congestions pulmonaires succédant au passage du chaud au froid, en sortant des bains et des établissements.

Deux hôtels présentent, à ce poiint de vue, des avantages fort appréciables; celui de la Reine et celui des Thermes Romains, dont le rez-de-chaussée est occupé par les galeries thermales dans lesquelles on peut se rendre sans sortir de l'hôtel.

La partie du jour la plus favorable, pour la balnéation, est, sans contredit celle du matin, au lever, car c'est alors que le corps, bien reposé, reçoit plus efficacement les impressions salutaires des eaux. Il reste bien entendu que les curistes doivent se rendre à la balnéation, à jeun et, si les circonstances obligent à prendre bain ou douches le soir, ils ne doivent user des eaux que quatre heures après le repas.

Il ne faut jamais entrer en sueur dans le bain et, après le bain, il est nécessaire de se bien couvrir et de se coucher dans un lit chaud, où continue la crise de sueur, conséquence du bain chaud, ou la crise de légère moiteur résultant d'un bain tempéré. La réaction par la promenade est souvent nuisible et peut être quelquefois néfaste. La durée du bain, à moins d'indications spéciales déterminées par le médecin consultant, ne doit pas dépasser vingt minutes. La douche, suivant la température à laquelle elle est appliquée, et les résultats à obtenir, varie de 5 à 10 minutes; les douches froides ne doivent pas excéder 30 à 35 secondes.

Des selles régulières aident à l'efficacité de la balnéation. Il est utile de combattre la constipation, et même de provoquer une légère purgation avant de commencer la cure.

Doit-on imposer un régime alimentaire aux malades? D'une façon générale, l'alimentation dans les hôtels est trop abondante. Mais il est toujours loisible de choisir parmi les trop nombreux plats servis. Les rhumatisants sont des malades qui présentent un ralentissement des fonctions digestives, des phénomènes d'assimilation et de désassimilation incomplètes; ce sont des azotémiques. Aussi est-il prudent de conseiller surtout un régime végétarien, duquel il ne faut pourtant pas exclure toute alimentation carnée; les repas du soir doivent être composés de légumes et de fruits. Cependant, le régime animal convient mieux à ceux qui, anémiés et de constitution délicate, viennent demander le secours de la cure après des attaques de rhumatisme aigu.

Combien de malades viennent-ils demander à notre station guérison de leurs affections, et qui n'obtiennent pas les effets curatifs désirés. Il faut en chercher la cause dans la brièveté du traitement.

*Principiis obsta, sero medicina paratur,*
*Cum mala per longas invaluere moras*
OVIDE. (*Sententiæ*).

III. — *Direction dans l'application des cures thermales*

« Les eaux minérales de *Rennes-les-Bains* constituent « un puissant secours que la nature offre à l'art de guérir, « mais ce secours doit être administré par une main « habile et expérimentée, si l'on veut qu'il ne devienne « quelquefois nuisible ». (Docteur ESTRIBAUD).

Cette citation m'amène à soulever la question si importante, débattue de tous les temps, de la *nécessité d'une direlcion médicale dans l'application des cures thermales*.

Ecoutons les sages conseils donnés dès l'année 1820, par le docteur ESTRIBAUD, inspecteur des eaux de *Rennes-les-Bains*, sur *l'usage libre des eaux thermales*.

« On doit d'abord convenir que l'empirisme a presque « toujours présidé à l'usage des eaux de *Rennes*. On « voit des malades qui, sans avoir égard aux périodes « de leurs maladies, aux circonstances qui ont présidé, à « la susceptibilité dont leur constitution est affectée, pren- « nent des bains à la même température, passent dix jours « à la station, se hâtent de prendre vingt bains et n'en « continuent pas moins ce moyen perturbateur, malgré « les mécomptes qu'ils en éprouvent.

« *Dans tous les cas, les eaux de Rennes employées sans « directives, sont dangereuses*. On peut assurer que les « personnes qui se laissent diriger par les *méthodes plus « réfléchies des hommes de l'art spécialisés*, obtiennent « des effets plus avantageux, des résultats et des amélio- « rations plus durables et souvent aussi des guérisons « complètes ».

Le docteur CAZAINTRE qui fut le successeur du docteur ESTRIBAUD à l'Inspection thermale des eaux de *Rennes*, exprime dans un rapport de 1862 des idées tout à fait semblables.

« La liberté de se diriger dans l'usage des eaux ther- « males, qui est laissée au baigneur de se *faire du mal*, « fait régner, dans la plupart des établissements thermaux, « une sorte d'anarchie qui est non seulement *funeste « pour les malades*, mais encore *nuisible aux progrès « de l'hydrothérapie et de l'hydrologie*. On ne peut que « déplorer ce regrettable abus; mais tant que la défense « dans l'administration des eaux thermales ne sera pas « prise en considération par le gouvernement, les mé- « decins continuant à être restreints dans leurs principales « fonctions, ne pourront que glaner çà et là, au milieu « de plusieurs observations précieuses qui pourraient en- « richir la science, si elles ne leur étaient pas ravies par « une situation aussi vicieuse qu'anormale ». Combien aussi de malades éviteraient, en suivant les sages sugges- tions d'un médecin spécialisé, des accidents souvent irré- parables, quelquefois mortels.

Un médecin de Rennes, aux ouvrages duquel j'ai fait de nombreux emprunts dans le cours de cette monogra- phie, combat lui aussi le principe de la liberté du curiste à user des eaux thermales sans direction médicale, et il donne, en de sages recommandations, des conseils prati- ques aux malades pour la conduite à tenir dans leur mode de traitement.

« Il faut, dit-il, se pourvoir d'une consultation du médecin traitant contenant: 1° un historique abrégé de la maladie qui motive l'envoi du malade aux sources thermales; 2° les indications des moyens déjà employés pour la combattre; 3° un exposé du tempérament, des habitudes, du genre de vie du malade.

« Muni de cette note, ce dernier se présente au médecin spécialiste de la station et se conforme scupuleusement, après examen, aux prescriptions de ce dernier, s'il ne veut pas, en s'affranchissant de toute direction, s'exposer à des complications fâcheuses. Il devra même se rendre, de temps en temps à la consultation de ce médecin, le tenir au courant des effets de la cure et avoir son avis sur les modifications qu'il pourrait être nécessaire d'apporter aux modalités du traitement ». (Docteur GOURDON. Stations thermales de l'Aude).

Cette direction du malade incombe à deux médecins de fonctions différentes. Le premier est le médecin traitant, le deuxième, c'est le médecin consultant.

Et d'abord le *médecin traitant* doit adresser à la station thermale, à Rennes en particulier, ses malades de bonne heure, au déclin des arthrites aigües, avant l'apparition de rétractions fibro-tendineuses, de déviations, de sub-luxations, d'ankyloses osseuses. Il faut que le curiste nous soit adressé, aussitôt la dernière poussée inflammatoire passée. Aussitôt que la température est tombée à la normale, aussitôt que les douleurs articulaires se sont légèrement amendées, le rhumatisant viendra réclamer au traitement thermal la résolution de ses diverses lésions et des syndromes variés qui ont caractérisé l'état aigu ou sub-aigu de son mal. Il est, disent les spécialistes, une « *heure hydrominérale* » utile à déterminer. « Trop tôt, la cure aura vite fait de réveiller une flambée mal éteinte, de ranimer un feu qui couve sous les cendres. Trop tard, ce sont les complications irréparables qui surviennent ». (Les rhumatisants chroniques aux eaux minérales. — Soc. d'Hydrologie. — 15 février 1932). Il appartient au médecin traitant de bien s'inspirer, avant de confier ses malades au médecin consultant, des indications, et d'écarter les contre-indications que je me réserve d'énumérer plus loin.

C'est le médecin traitant qui choisira l'époque la plus propice à la balnéation, celle au cours de laquelle les conditions atmosphériques sont les plus favorables.

Et ici se présente la question de la fiche médicale individuelle sans laquelle un malade ne devrait pas se rendre à la station thermale.

Cette fiche établie par le médecin traitant contiendra, comme l'indique le docteur Gourdon, le dossier complet du malade, son observation clinique; particularités physiologiques et pathologiques, antécédents, anamnestiques, hérédité, analyses du sang et des urines, radiographie marche et traitement de la maladie, avant d'avoir recours au traitement thermal.

Le *médecin hydrologue*, lui, discutera ou corroborera le diagnostic de son confrère, le médecin traitant, par un examen très minutieux du malade, fixera la durée de la saison, surveillera de très près l'effet des moyens de cure qu'il ordonne, modifiera l'usage des eaux suivant les résultats obtenus et, le traitement terminé, il inscrira sur la fiche du malade, toutes les observations faites sur la façon dont le traitement a été supporté, sur les incidents ou accidents de ce traitement, sur le résultat immédiat de la cure.

Il conseillera au rhumatisant de pratiquer, s'il le juge à propos, deux cures dans la même année, de répéter cette cure pendant plusieurs années après avoir, au préalable, pris l'avis de son médecin traitant. « Il y a quelque chose de fondé dans l'opinion courante d'après laquelle une cure doit être suivie trois ans consécutifs ».

Le médecin consultant doit maintenir avec le médecin traitant, une liaison étroite. Son devoir est de persuader au malade la nécessité absolue de continuer après la cure thermale, les soins qu'il avait reçus avant, sous la direction de son médecin traitant. « Le bien-être du malade exige la collaboration intime et continue des deux médecins ».

En collaboration avec M. le docteur CASSAN, Inspecteur départemental de l'hygiène de l'Aude, nous avons présenté au Congrès d'Hygiène d'octobre 1935, un rapport auquel nous avons donné le titre suivant : « *Les Cures thermales. — Nécessité d'ajuster des règlements à leur valeur thérapeutique* ».

Ce rapport avait surtout trait à l'importance et même à la nécessité d'imposer la direction médicale aux cures des assurés sociaux et des assistés.

Traitant dans ce rapport la question du rôle médical dans l'application des eaux médicamenteuses, nous sommes arrivés aux conclusions générales suivantes :

1° La valeur de la Crénothérapie semble devoir être hautement appréciée si l'on considère les immenses progrès acquis ou en cours de réalisation dans la connaissance des sources thermales. A la thermalité des sources sont venus s'ajouter des facteurs nouveaux comme éléments d'appréciation : radioactivité, ionisation, acidité ionique, potentiel d'oxydation, réduction, état colloïdal, état électrique, pouvoir prophylactique, etc...

L'on est donc en droit de considérer les eaux thermales, non plus seulement comme « *un don de la nature appartenant à tous et faisant partie des ressources publiques* », mais comme un véritable médicament, possédant une gamme d'effets très étendus. Comme telles, elles demandent à être utilisées avec prudence et ne peuvent rendre tous les services qu'on peut en attendre que dosées en quelque sorte intus et extra comme tous les médicaments.

2° Un grand nombre de malades use des eaux thermales en dehors de toute prescription et de tout contrôle qualifiés.

3° Par suite, un nombre considérable ne retirent de leur cure thermale que des résultats incomplets, parfois même défavorables. Il en résulte manifestement, outre des accidents dont quelques-uns mortels, des prolongations de la maladie et de l'incapacité de travail, entrainant non seulement une perte de main-d'œuvre importante pour l'économie nationale, mais encore un surcroît de dépenses générales.

4° Il est profondément désirable que tout malade ayant besoin d'une cure thermale soit porteur d'une observation au moins sommaire du médecin traitant qu'il remettra au médecin spécialiste de la station choisie par le premier. Ce dernier prescrira le mode de cure d'après les renseignements de la dite fiche, aussi bien que d'après les résultats de son propre examen, contrôlant les réactions du malade en cours de cure et communiquera ses observations au médecin traitant en fin de cure, après avoir associé, s'il y a lieu, une autre médication à la crénothérapie.

Il est utile, nécessaire même à la santé publique, que l'usage des eaux thermales, médicament actif, soit soumis aux garanties techniques indispensables et au contrôle d'un médecin spécialisé de la station.

Ces conclusions furent votées par les membres du congrès, et M. le docteur PIERRET, analysant dans la *Presse thermale* cettec ommunication au Congrès d'hygiène, d'octobre 1934, la commente dans les termes suivants:

« Nous ne saurions que nous associer à ce vœu qui a été voté à l'unanimité, d'enthousiasme, par le Congrès présidé par le professeur LEMOINE.

« Cette question n'est pas une question professionnelle, mais une question vitale pour les malades qui vont suivre une cure thermale.

« Depuis le temps lointain où le Conseil d'Etat a publié et, depuis, commencé à amender, le décret sur l'usage des eaux minérales, la crénothérapie a fait d'immenses progrès non seulement dans le mode d'application classique ancestral, mais les pratiques modernes ont acquis aussi une puissance d'action, parfois redoutable, sans compter que l'on a découvert dans certaines eaux thermales des éléments nettement toxiques, si l'on en abuse.

« Personne ne comprendra qu'un décret prévoie pour le public, le libre emploi, sans contrôle médical, des arséniaux modernes ou de la morphine, sous prétexte qu'il est inhumain de priver les malades, de l'usage par eux, à leur gré, de médicaments éprouvés qui font tout autant partie du patrimoine thérapeutique national que les Eaux minérales.

» Félicitons MM. CASSAN et COURBENT d'avoir donné un coup de marteau sur la tête de bois des vieux décrets périmés ».

Malgré les ardentes campagnes de médecins et de Sociétés thermales, les curistes ont toujours le droit de se soigner eux-mêmes avec des Eaux médicamenteuses, sans contrôle médical. Nous affirmons que cette liberté ne peut être que nuisible à la santé publique et à l'intérêt national.

Après ces observations générales, après l'exposé du mode de traitement par chacune des sources de Rennes, et leurs indications, je terminerai ce chapitre de thérapeutique thermale par la détermination des Contre-indications.

## IV. — *Contre-indications générales des Sources thermales de Rennes-les-Bains*

1° Les poussées aigues et sub-aigues inflammatoires constituent une contre-indication formelle à l'emploi des Eaux.

2° Les tuberculeux viscéraux doivent être éloignés de la Station.

3° Les hémorrhagies de la ménopause, et, en général toutes les tendances hémorrhagiques sont mal impressionnées par les eaux chaudes ou tempérées de Rennes. Il est prudent de ne pas faire baigner les femmes en période cataméniale, ainsi que les sujets atteints d'épisodes aigues de phlébite.

L'hypertension artérielle permanente doit être surveillée de très près. Il faut, en tout cas, ne faire usage que de traitements sédatifs et d'eaux tempérées chez les hypertendus. L'insuffisance surrénale et l'hypotension sont aussi des contre-indications.

Les néoplasmes, l'Asystolie confirmée, la dégénérescence du myocarde, la sclérose cardiaque et cardio-rénale, la coronarite, les anévrysmes sont autant d'affections qui doivent éloigner les malades du traitement thermal de *Rennes-les-Bains*.

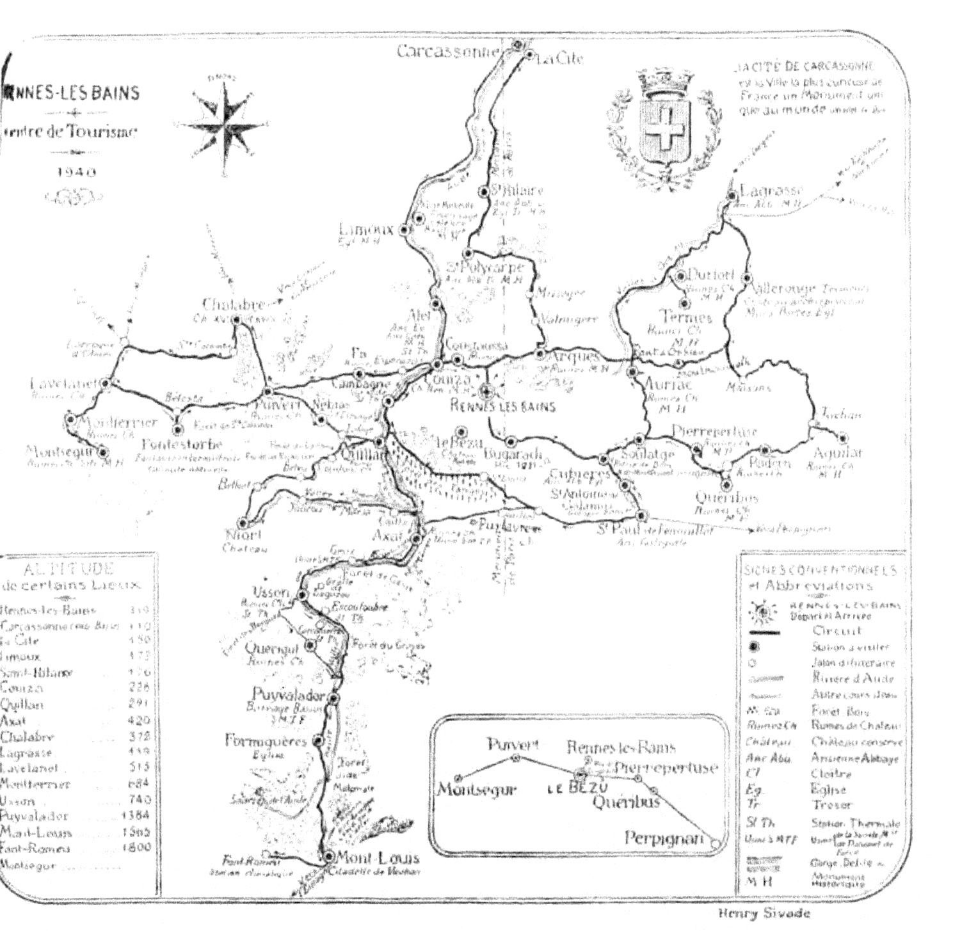

ENNES-LES BAINS
1940
Carcassonne
La Cité
LA CITÉ DE CARCASSONNE
Lagrasse
Limoux
St Polycarpe
Chalabre
Alet
Couiza
RENNES LES BAINS
Arques
Lavelanet
Puivert
Montferrier
Montsegur
Fontestorbe
Quillan
Bugarach
Cubières
Soulatge
Pierrepertuse
Padern
Aguilar
Quéribus
St Paul de Fenouillet
Niort
Axat
Usson
Quérigut
Puyvalador
Formiguères
Mont-Louis
ALTITUDE
de certains Lieux
Rennes-les-Bains
Couiza 226
Quillan 291
Axat 420
Chalabre 372
Lavelanet 515
Montferrier 684
Usson 740
Puyvalador 1384
Font-Romeu 1800
SIGNES CONVENTIONNELS et Abbréviations
Circuit
Rivière d'Aude
Forêt Bois
Château conservé
Ancienne Abbaye
Cloître
Eglise
Trésor
Station Thermale
Gorge, Défilé
Monument Historique
Puivert
Rennes les Bains
Pierrepertuse
Montsegur
LE BEZU
Quéribus
Perpignan
Henry Sivade

# CHAPITRE VI

# Rennes Touristique

RENNES-LES-BAINS n'est pas seulement une station thermale fort ancienne, dont le cadre géologique très original a attiré, depuis toujours, savants et amateurs qui ont fait une étude très approfondie des terrains où sourdent des eaux médicamenteuses, chaudes et froides aussi abondantes qu'efficaces. C'est aussi un centre botanique, possédant une flore d'altitude moyenne d'une variété infinie. (Voir le livre du docteur GOURDON (*Stations thermales de l'Aude*), et le rapport d'excursion du docteur COULOUMA (Bull. de la Soc. d'Et. Scient. de l'Aude, T. XLI, p. 36).

RENNES fut encore, et redeviendra une station touristique, remarquable par les sites naturels qui lui font une brillante couronne, par les monuments historiques, plus ou moins éloignés qui retracent l'histoire de ce pays des Corbières si prenant, si varié, si riche d'un passé glorieux.

J'ai fait dresser par M. Henry SIVADE, Secrétaire général de la *Société des Arts et des Sciences de Carcassonne*, une carte touristique qui sera, pour le lecteur, un guide précieux à travers toutes ces beautés naturelles et ces témoins archéologiques des gloires et luttes anciennes.

Je sais bien qu'il semble inopportun de traiter, en ce moment, des questions de tourisme. Mais, en bon français qui ne saurait désespérer, j'ose affirmer que l'industrie du tourisme en France, est en sommeil, mais ne saurait mourir.

*
**

Tout autour de la station, les randonnées se réduisent à de simples promenades de quelques heures et je les qualifie de promenades de « *cure* ».

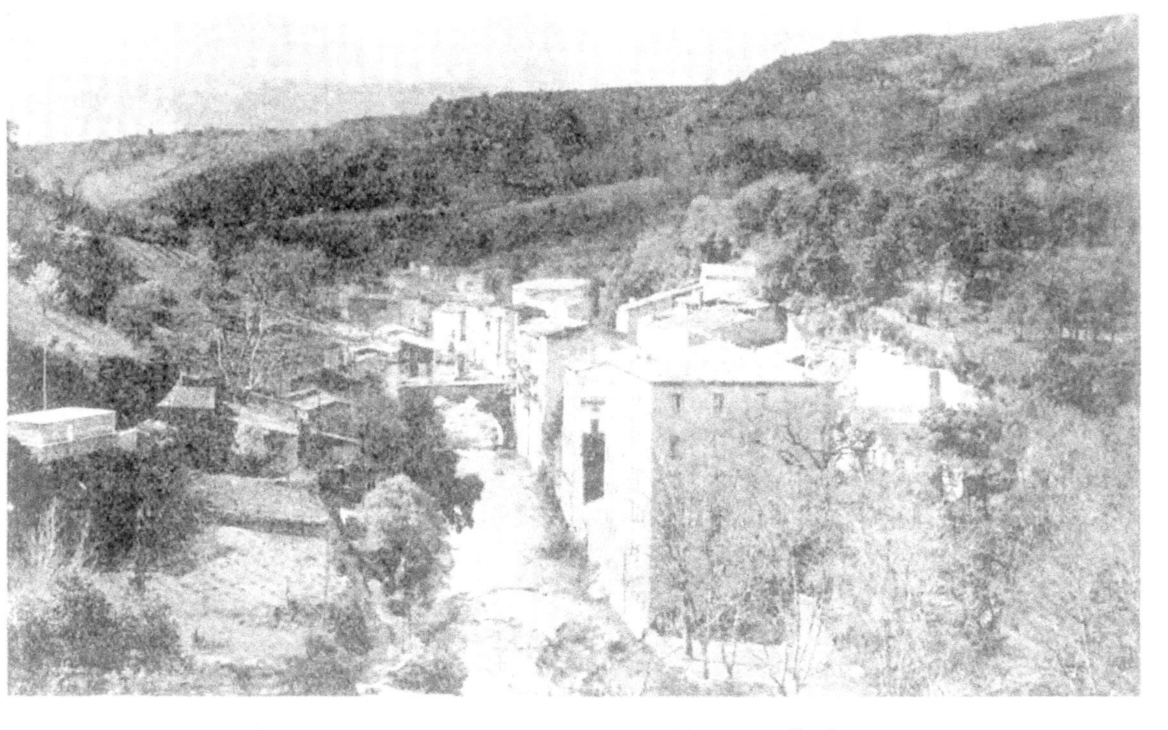

Vue Générale de Rennes prise du Nord au Sud

Ce sont d'abord les visites aux *quatre fontaines ferrugineuses*, la *Madeleine*, le *Cercle*, la *Fontaine d'Amour*, le *Pontet*, sur lesquelles j'ai donné d'amples renseignements, aux chapitres précédents. C'est ensuite l'ascension du *Roc de Balésou*, où naissent, dans la commune de Sougraigne, à 7 kilomètres de la station, à 700 mètres d'altitude, les deux sources de la *Salz*, deux fois plus salées que les eaux de la mer.

En passant devant la source ferrugineuse du *Cercle* et le *fauteuil du diable*, large siège creusé, au ciseau, dans un volumineux bloc de grés sénonien, on accède au plateau de *las Brugos*, sur le bord duquel est érigé le *Rocher tremblant*, posé, par une de ses arêtes, au contact d'un massif de même nature gréseuse; la moindre poussée imprimée à ce rocher le mettait en mouvement. L'arête s'est usée et le rocher ne tremble plus. Mais la promenade d'une demi-heure, en partie sous bois, est intéressante et hygiénique; elle se fait sans fatigue.

Les *Bains de Rennes* sont dominés vers l'Est, par le hameau de *Montferrand* ; cette petite agglomération qui donnait autrefois son nom à la station « *Bains de Montferrand* », n'offre pas un très grand intérêt, mais elle se trouve sur le chemin : 1° du lac de *Bareng*, vaste entonnoir rempli d'eau, à l'orée de la forêt du *Rialsesse*, et 2° de la *Montagne des Cornes*, collines de terrain *Turonien*, où l'on fait une ample récolte de *Sphérulites* et d'*Hippurites*, fossiles en forme de cornes d'Ammou, dont la colline tire son nom de « *Montagne des Cornes* ». Une matinée suffit pour réaliser cette agréable randonnée.

Quatre projets d'ascensions plus importantes s'offrent aux curistes, pour accéder à des belvédères d'une imposante majesté : 1° au *Pech de Bugarach*, au Sud de la Station, sur le chemin de Rennes à Tuchan; 2° au *Mont Cardou*, qui ferme vers le Nord la vallée de la Salz, à 2 kilomètres de Rennes; 3° au *roc du Bézu*; 4° au *plateau de Rhedæ*.

En quelques heures, par *Bugarach* et la métairie des *Bringots*, on arrive en une rampe rapide, tracée sur le talus Nord-Ouest de la montagne, à la cime du *Pech de Bugarach*, qui domine de ses 1.231 mètres d'altitude, l'ensemble des Corbières et les plus hauts monts de ce massif, le mont *Tauch* (900 mètres), l'*Alaric* (600 mètres); ces derniers portent, sur leur sommet, à l'égal du Bugarach, une tourelle en briques, points géodésiques de la triangulation du Midi de la France.

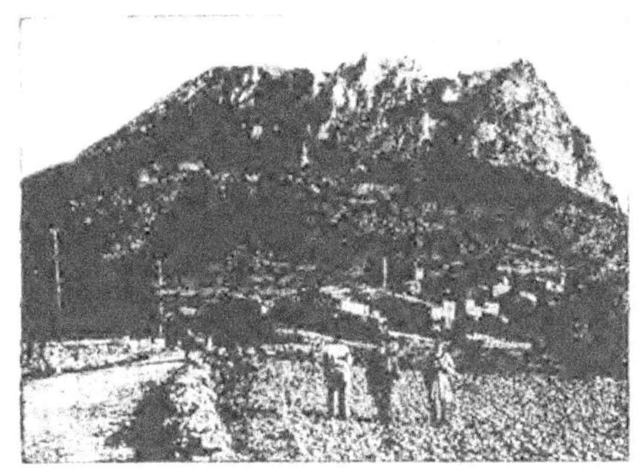

Cliché Jordy

Village et Pic de Bugarach

La plaine du *Roussillon*, le *Canigou*, les *Albères*, le cap *Rosas*, la *mer*, les *étangs du golfe de Lion*, *Narbonne*, *Béziers*, *Montpellier* vers le Sud et le N.-E.; une vue d'ensemble sur le massif et les hauts pics des Corbières jusqu'à la Clape et le cours de l'Aude à l'E. et au N.; la *Montagne Noire* jusqu'à *Naurouze* au N.; les collines du *Kercorbès*, *Puivert*, vers l'O.; le pic de *Montségur* (1.200 m.) et le mont de *Tabe* (2.369 m.) vers le S.-O.;

et au pied du Pech, les vallées de la *Salz*, de la *Blanque*, le col du *Linas*, *Bugarach*, la vallée et les collines de l'*Agly*, avec *Camps* et *Cubières*, tel est l'ensemble du panorama splendide qui se développe du haut du géant des Corbières.

Le mont *Cardou*, qui abrite Rennes, vers le Nord, de son dôme de 900 mètres d'altitude, se dresse à l'E., en face du rocher de *Blanchefort* qui porte les vestiges de l'ancien château des Seigneurs du même nom. Une heure et demie de marche sous bois, est nécessaire pour atteindre le sommet.

Le mont *Cardou* forme la partie la plus occidentale de la splendide forêt du *Rialsesse*. Il est, lui aussi, un magnifique belvédère du haut duquel la vue s'étend sur un paysage comparable à celui que l'on admire du *Bugarach* : au loin jusqu'à la *Montagne Noire*, vers le Nord; la mer et les étangs vers l'Est; les *petites Pyrénées*, les monts de la grande chaîne vers le S.-O.; plus près le Bugarach, les vallées de la Blanque et de la Salz, le Rialsesse, le donjon et la forêt d'*Arques*, boisée de pins, de sapins, de hêtres, de chênes verts, *Rennes-le-Château*, *Coustaussa*, *Couiza*, la montagne des Cornes, le Cromleck et la station de *Rennes-les-Bains*, le hameau de *Montferrand*. Et au retour, on visitera les prospections de M. le capitaine Boyer, lesquelles nous donnent l'espoir de voir se créer, un jour, des exploitations minières capables d'augmenter la prospérité du pays.

On va au *Bézu*, en se dirigeant d'abord sur le chemin de Bugarach. A la métairie du *Mas*, l'ascension s'effectue sur le talus septentrional de la colline qui supporte les ruines de la vieille forteresse de ce nom. Ces ruines ne peuvent être abordées qu'après qu'elles ont été contournées; elles sont flanquées sur un rocher à pic, à 800 mètres d'altitude. Le panorama a moins d'ampleur que celui du *Bugarach* et du *Cardou*. Les vestiges de la forteresse dominent le cirque de *Rennes-les-Bains*. Le château du *Bézu* (*Castellum de Albeduno*) fut assiégé en 1210 et 1211 par les armées de Simon de Montfort, après la capitulation de Termes. A cause de l'attitude hostile de son Seigneur (*Sermon de Albeduno*), (Voir

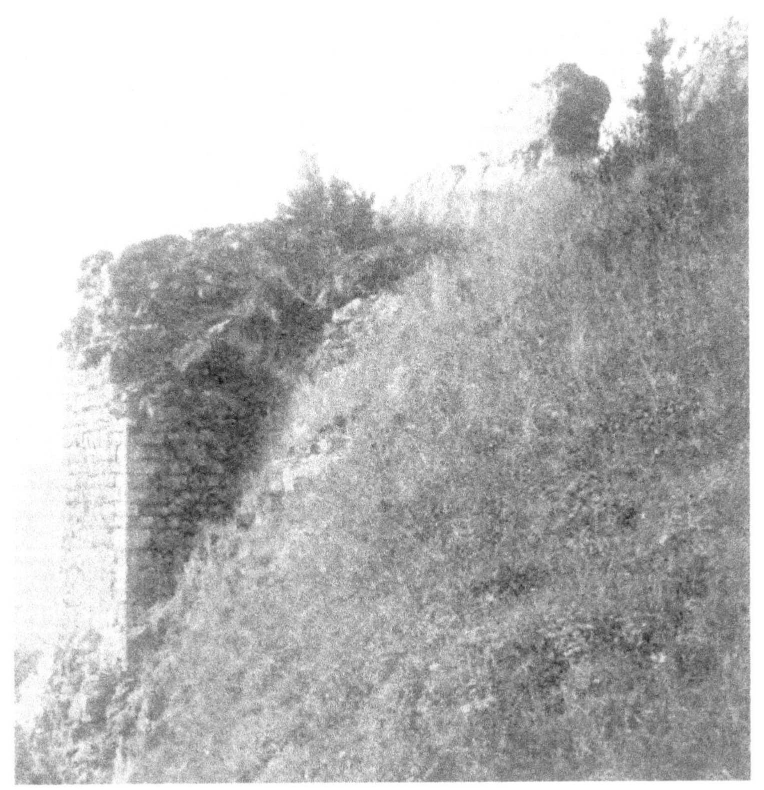

**Le Château du Bézu**

Pierre de Vaux-Cernay), la place forte fut dérasée et ne fut pas reconstruite. *Albezu* faisait communiquer, au moyen de signaux, *Montségur* et *Puivert* avec *Pierreper-tuse, Quéribus* et la forteresse de *Perpignan* (V. carte de SIVADE).

*Rennes-le-Château,* l'ancienne *Rhedæ*, capitale du *Rhedesium* ou pagus Rhedensis, classée par les prélats TURPIN et THÉODULPHE, missi dominici de Charlemagne en Septimanie, au rang des Cités de *Carcassonne* et de *Narbonne*, n'est plus aujourd'hui qu'un petit village, entouré de fortifications médiévales en ruines, dans lequel on peut visiter un château Renaissance, construit sur les bases d'un castellum wisigothique, un tombeau carolingien et une église rurale romane du style le plus pur. On accède à *Rennes-le-Château* par un sentier partant des Bains de Rennes à travers collines et vallées, et aussi au moyen d'un chemin carrossable par Couiza. *Rennes-le-Château* est érigé sur l'emplacement de l'ancienne citadelle, du vieux donjon de Rhedœ dominant une seconde place forte développée un peu en dessous, du côté du Midi, et de laquelle il ne reste aucun vestige.

*Rennes-le-Château* est une station préhistorique et gallo-romaine, dans laquelle on a effectué d'intéressantes découvertes, entre autres : une nécropole fort ancienne, au pied des remparts, des restes de poteries, des monnaies gallo-romaines et le char romain qui se trouve dans les collections du Musée de Toulouse.

*Rennes-le-Château* est un splendide belvédère qui domine la vallée de l'Aude, *Espéraza* et *Couiza*, ces deux centres si importants de la chapellerie audoise ; le château *des Joyeuse,* les ruines du château de *Coustaussa,* dans la vallée de la Salz ; les collines boisées de Rennes-les-Bains ; les villages nombreux qui montent à l'assaut des montagnes du *Kercorbès* et du *Saltus* ; le Pech de *Bugarach* et le château du *Bézu* au Sud.

Le *donjon d'Arques* et la *Forêt du Rialsesse* constituent le programme d'une magnifique excursion d'un jour.

Le *Donjon d'Arques* est constitué par une tour carrée de 24 m. 50 de hauteur et de 13 mètres de côté, à la base; elle est flanquée de quatre tourelles rondes, dont l'une contient un escalier hélicoidal, et les trois autres sont bâties sur trompes et soutenues par des corbeaux.

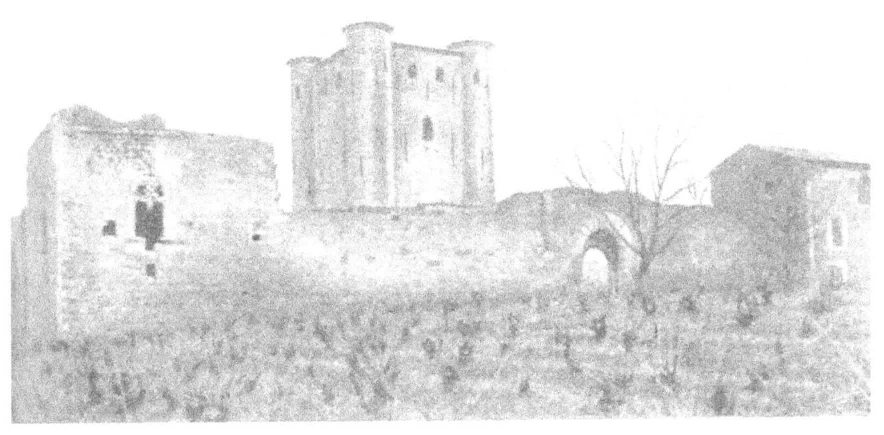

Phot. Roudière

Vue Générale du Château d'Arques

Cette tour possède trois étages, au-dessus du rez-de-chaussée; la salle du premier étage, qui communique

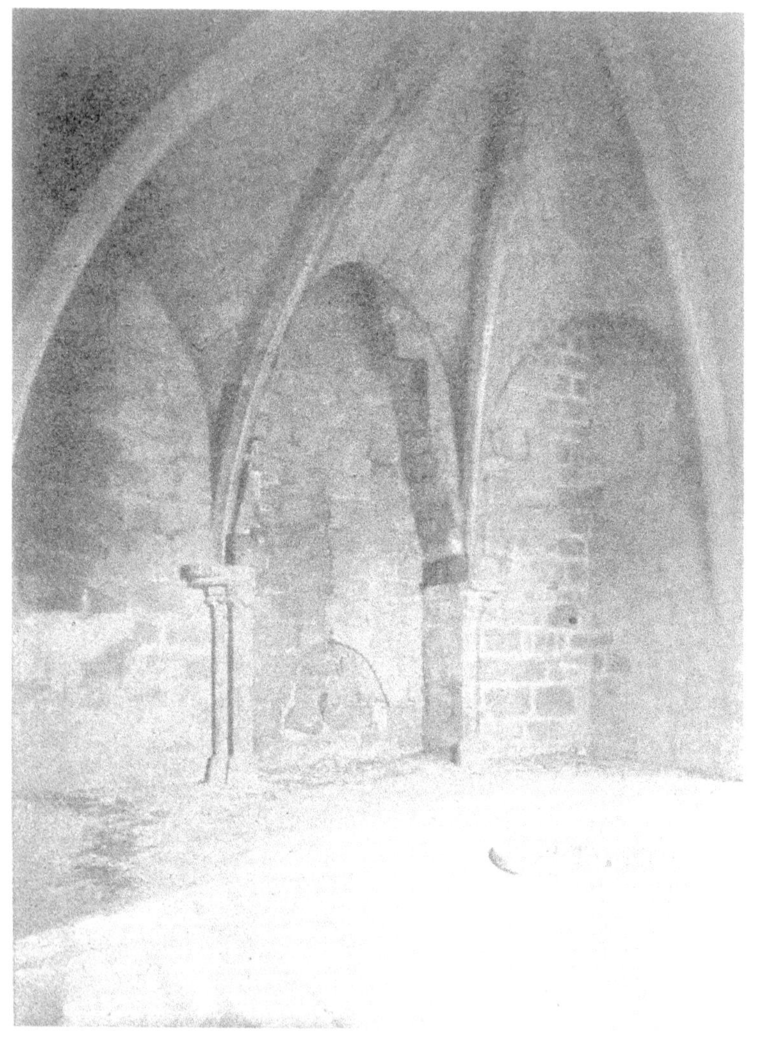

Phot. Boudière

Château d'Arques — Salle du 1er étage

avec la salle inférieure, au moyen d'une clé percée, est voûtée en ogive à huit nervures et possède une cheminée monumentale dont les jambages sont constitués par des colonettes surmontées d'un châpiteau floral.

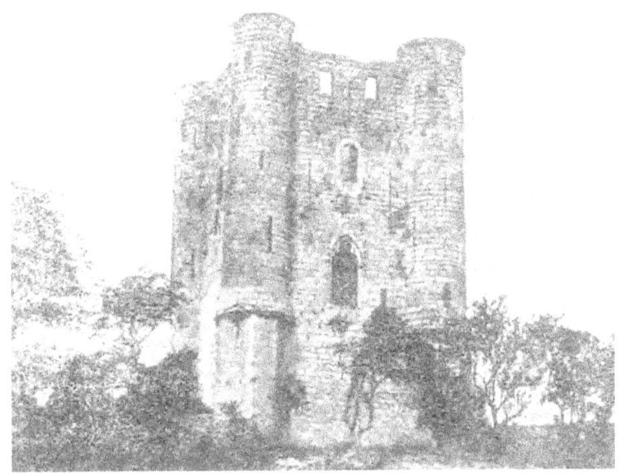

Cliché Jordy

Le Donjon du Château d'Arques

Le donjon est précédé d'une courtine de 50 mètres de long, 1 m. 50 d'épaisseur et 3 mètres de hauteur. Cette courtine est percée en son centre, d'une porte gothique sur la clé de laquelle sont sculptées les armoiries des VOISINS « *de gueules à 3 fusées d'or, rangées en fasces* ». Pierre de Voisins, le fondateur de la maison, combattit à la Croisade Albigeoise, à côté de Simon de Montfort.

Le donjon d'Arques est un modèle de l'architecture du XIVe siècle, appliquée à l'art militaire. Il est classé monument historique.

La *forêt du Rialsesse,* œuvre admirable du service du département de l'Aude, est une très large surface, très accidentée, de 1.800 hectares de terrains couverts de nombreuses essences : pins d'espèces diverses, sapins argentés, épicéa, hêtres, chênes, châtaigniers « dont les feuillages donnent à cette immense forêt un coloris d'une admirable diversité » (1). La forêt du Rialsesse se termine vers l'Est au *col du Paradis*, du haut duquel on a une splendide vue sur les montagnes de Rennes, d'Alet et de Limoux avec les collines du Kercorbès comme arrière plan.

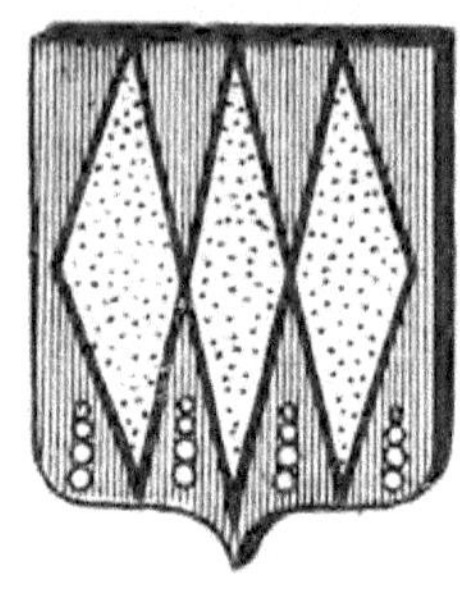

Armoiries des Voisins

Les Seigneurs de la Maison de Voisins érigèrent le château d'Arques, où ils s'installèrent et qu'ils habitèrent jusqu'à la dernière représentante de cette famille, *Françoise de* VOISINS D'ARQUES. Cette dernière épousa en 1518 Jean de JOYEUSE qui fit commencer la construction du donjon de COUIZA, et ce château servit de résidence aux nouveaux barons d'Arques et de Couiza. Il faut en faire l'objet d'une visite qui durera, chemin compris depuis Rennes, et retour, une demi-journée.

Le *château de Couiza* est un important palais, style Renaissance, plutôt qu'une forteresse; il a une forme carrée; il est flanqué de quatre grandes tours d'angle, rondes, réunies par des corps de logis indépendants. Fort bien appareillée, la construction a grand air; elle se trouve sur le bord de l'Aude, qui la protégeait d'un côté, et remplissait ses fossés, pour la défense de l'en-

(1) Une route d'exploitation forestière y a été récemment construite.

semble. Elle possède une porte d'entrée monumentale, suivie d'un vestibule qui se termine par un portique voûté en plein cintre, et aboutit à une cour carrée dont la façade est ornée d'une série de colonnes des trois

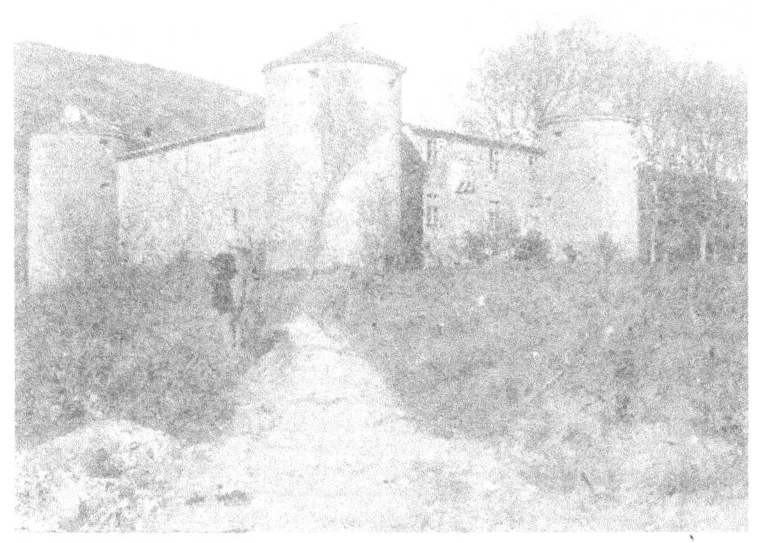

Cliché Boyer

**Le Château des Joyeuse à Couiza**

**Façades orientales et méridionales**

ordres : *dorique, ionique, corinthien,* de frises très élégantes, de fenêtres à croisillons richement encadrées de sculptures.

Le palais, à deux étages accessibles par deux escaliers à vis, est savamment et richement aménagé et divisé en appartements nombreux et autrefois luxueux.

Le château n'est plus aujourd'hui qu'une demeure dont les ruines se prononcent de plus en plus. Il fut vendu à la Révolution, comme bien national, après avoir été

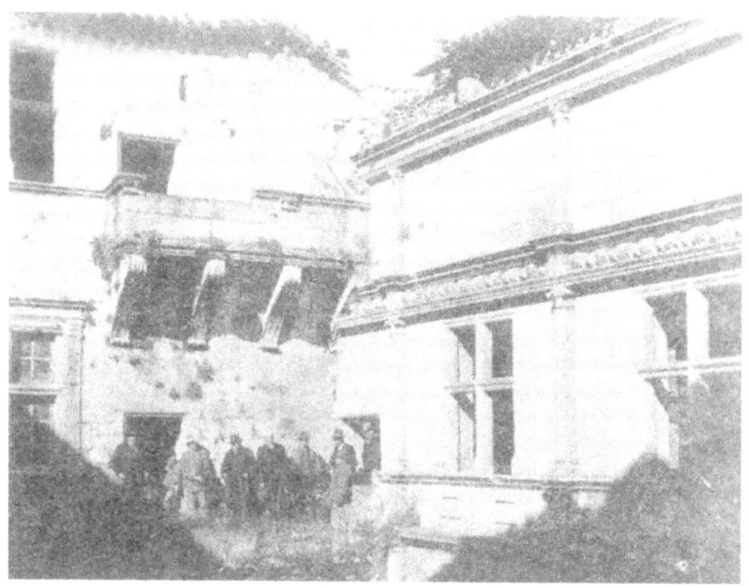

Cliché Boyer

**Le Château des Joyeuse à Couiza -- La Cour Intérieure**

hôpital de l'armée d'Espagne et ensuite caserne de gendarmerie. Il n'est plus qu'un vaste magasin de laine.

Le château de Couiza est classé comme monument historique.

Je propose aux curistes de Rennes une randonnée fort intéressante, par la variété des monuments à visiter. Elle aura pour but, *Alet, Limoux* et *Saint-Hilaire*.

ALET, à 6 kilomètres de Couiza, offrira à notre curiosité, ses sources abondantes carbonatées calciques : *Buvette Communale, Orientale,* qui ne débitent pas moins de deux millions de litres d'eau de buvette.

Les ruines de son abbaye, de son évêché, de ses fortifications, sont fort importantes du point de vue archéologique. Son église, ou plutôt les ruines de son église abbatiale et épiscopale, *Sainte-Marie d'Alet,* est l'un des plus remarquables monuments de l'époque romane en Languedoc.

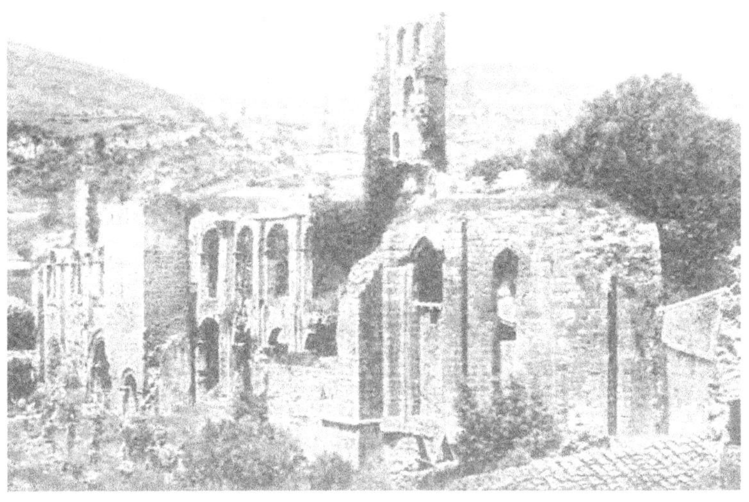

Cliché Mullot

Alet — Vue générale de la Cathédrale

Il faut encore visiter à Alet son *Columbarium* romain (Sepulchrum commune), son église paroissiale de *St-André,* qui a remplacé Sainte-Marie; (cette dernière n'a pas été relevée de ses ruines), ses rues anciennes et sa place limitées par des maisons Renaissance, à avant-soliers.

Limoux, à 9 kilomètres plus loin, chef-lieu d'arrondissement, possède une église gothique à 3 nefs, de 80 mètres de long, 31 mètres de large et 19 m. 25 de hauteur. Tout autour du chœur, a été, postérieurement à la construction primitive, établi un déambulatoire formé

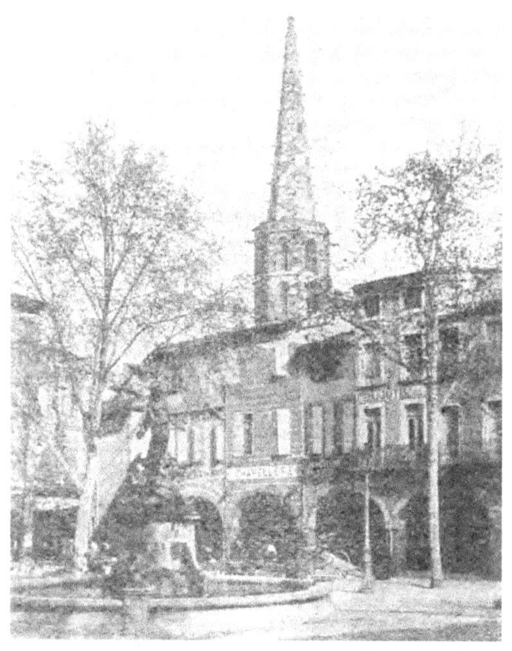


**Limoux - Place de la République**

de cinq chapelles rayonnantes, à cinq pans, chacune éclairée par 3 fenêtres géminées.

Le clocher monumental possède, à la base, une grosse tour carrée, surmontée d'une tour gothique octogonale avec gargouilles; cette dernière a trois étages, les deux derniers ornés de 7 fenêtres à meneau et tréflées. Et cet ensemble est surmonté par une flèche à crochets construite en 1533. Ce monument est haut de 50 mètres, y compris la croix; il produit un grand effet.

Au N.-E. de Limoux, à 1 kilomètre, sur une colline dominant la vallée de l'Aude, est érigé, sur la rive droite, le sanctuaire de *N.-D. de Marceille*, lieu de pélerinage très fréquenté. L'église primitive n'était qu'une modeste chapelle romane du XIIIe siècle. « L'édifice actuel est formé, sur quatre travées, d'une seule nef, sans bas côtés, avec un chœur très court, à trois absides. Deux chapelles latérales, voisines des absidioles, donnent à cette église, la forme d'une croix latine ». (SABARTHÈS).

On y vénère une statue miraculeuse depuis l'année 1011.

De Notre-Dame de Marceille, par une route à travers des collines boisées ou complantées de vignes, on accède, en une douzaine de kilomètres, au village de *St-Hilaire*, siège d'un ancien cloître, qui date de l'an 780.

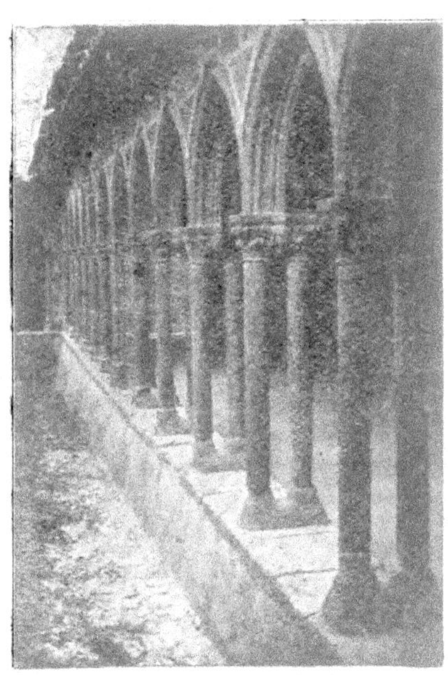

**St-Hilaire - Le Cloître**

Ce monument comprend 56 arcades en ogive surbaissée, supportées par des châpiteaux jumellés à feuillage, couronnant deux colonnes arrondies.

L'église de l'abbaye de Saint-Hilaire, totalement appareillée, est de l'époque de transition ; elle possède une nef à trois croisées d'ogive, une abside et deux absidioles, servant de chapelles, en classique cul de four.

Les arcs d'ogive sont supportés par des corbeaux à tête humaine ; les châpiteaux qui portent les doubleaux, sont constitués par des feuillages et des personnages inscrits dans la corbeille.

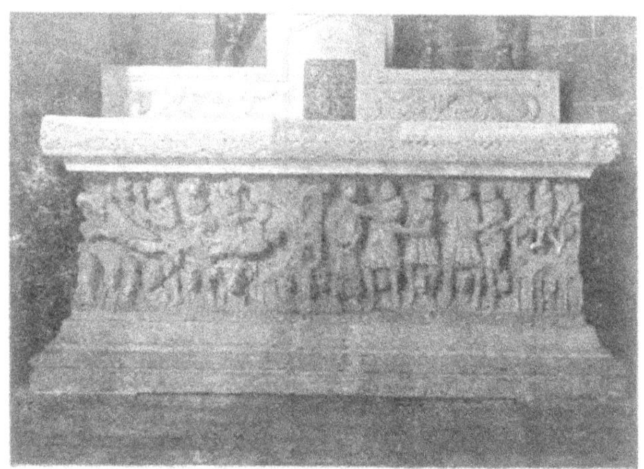

Cliché Claustres

Abbaye de St-Hilaire - Le Tombeau

Dans l'église est érigée une chapelle dont l'autel est formé par le sarcophage en marbre blanc, de l'évêque *Saint-Hilaire*. Ce sarcophage sculpté, représente l'histoire de Saint Saturnin et remonte au X^e ou au XII^e siècles.

Le trésor de l'église possède un peigne lithurgique, du XIV^e siècle et une crosse abbatiale en ivoire, à bec recourbé. C'est la plus ancienne connue.

Il existe encore d'autres appartements claustraux en ruines, du plus grand intérêt, parmi lesquels le réfectoire du couvent, surmonté d'une chaire en pierre.

***

J'ai été, en maintes circonstances, le cicérone, au cours de promenades organisées dans la Corbière orientale, aux cinq châteaux forts de la frontière roussillonnaise (1); je veux dire : *Puylaurens*, *Termes*, *Pierrepertuse*, *Quéribus* et *Aguilar*, qualifiés « des *cinq fils de la Cité* », à cause même de la similitude architecturale et de leur but défensif. Ces forteresses étaient gardées, au XIIIe siècle, par des Seigneurs du *Fenouilledès* et du *Termenès*. Elles ont joué, à ce moment, un rôle de premier plan. Je citerai, comme preuve, la narration, par Pierre de VAUX-CERNAY (*Historia Albigensis*), du siège de *Termes*; celui-ci ne dura pas moins de cinq mois. Les quatre autres châteaux « qui étaient au diocèse de Narbonne, dans les environs de Termes, dans lesquels habitaient des hérétiques qui, après l'aveu de leurs péchés, ont été expulsés de leurs terres » (Histoire des Albigeois).

Situé plus profondément dans les terres, un peu plus loin de la frontière aragonnaise que les quatre autres, *Termes* constituait une citadelle défendant, avec son satellite *Durfort*, la vallée de l'Orbieu; il était « *assis sur une roche vive, autour de cette roche, avaient vallées profondes comme abîmes* » (2); Ces roches ont été récemment ouvertes par des tunnels et des encorbellements creusés dans la vallée du ruisseau du *Sou* ; et ces travaux ajoutent encore à la beauté du site de cette région inoubliable.

Ce château-fort était une petite ville fortifiée dont il ne reste plus que des vestiges informes. Il a été dérasé, démoli à la poudre par ordre de Richelieu, parce que, devenu inutile au XVIIe siècle, il ne servait que de repaire de voleurs. Il n'est plus possible d'en faire une descrip-

(1) De Rennes à Aguilar, 40 kilomètres.
(2) **Mahul.** — Cartulaire, T. III.

tion exacte. La narration de Pierre de Vaux-Cernay permet de le reconstituer en imagination.

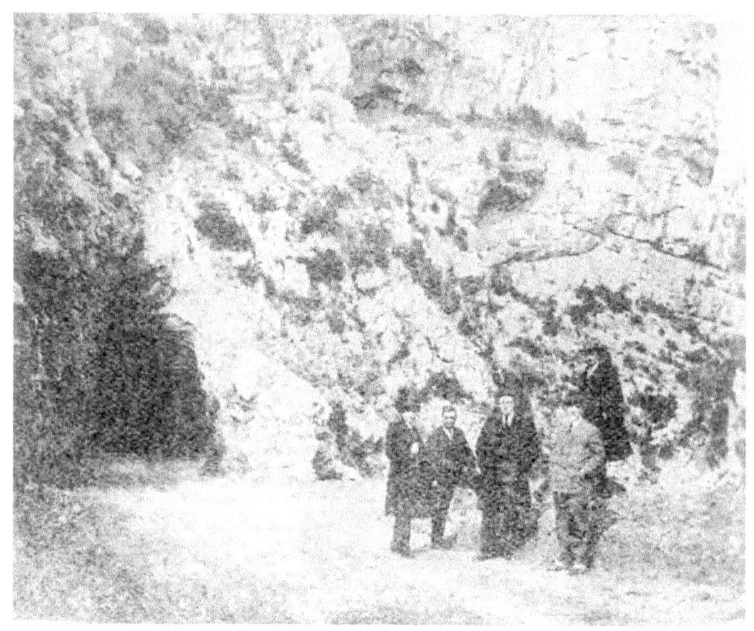

Vallée du Sou

*Olivier de Termes,* fils de *Raymond de Termes,* le vaincu et le prisonnier de Simon de Montfort, était le maître d'*Aguilar* qui succomba après Termes. Olivier en fut spolié. *Aguilar* est le modèle des places fortifiées de l'époque. Ses ruines montrent encore une enceinte composée de courtines et de tours, un donjon, une tour de guet, une chapelle. L'entrée était défendue par une barbacane et par des tours d'angle, munies de nombreuses meurtrières.

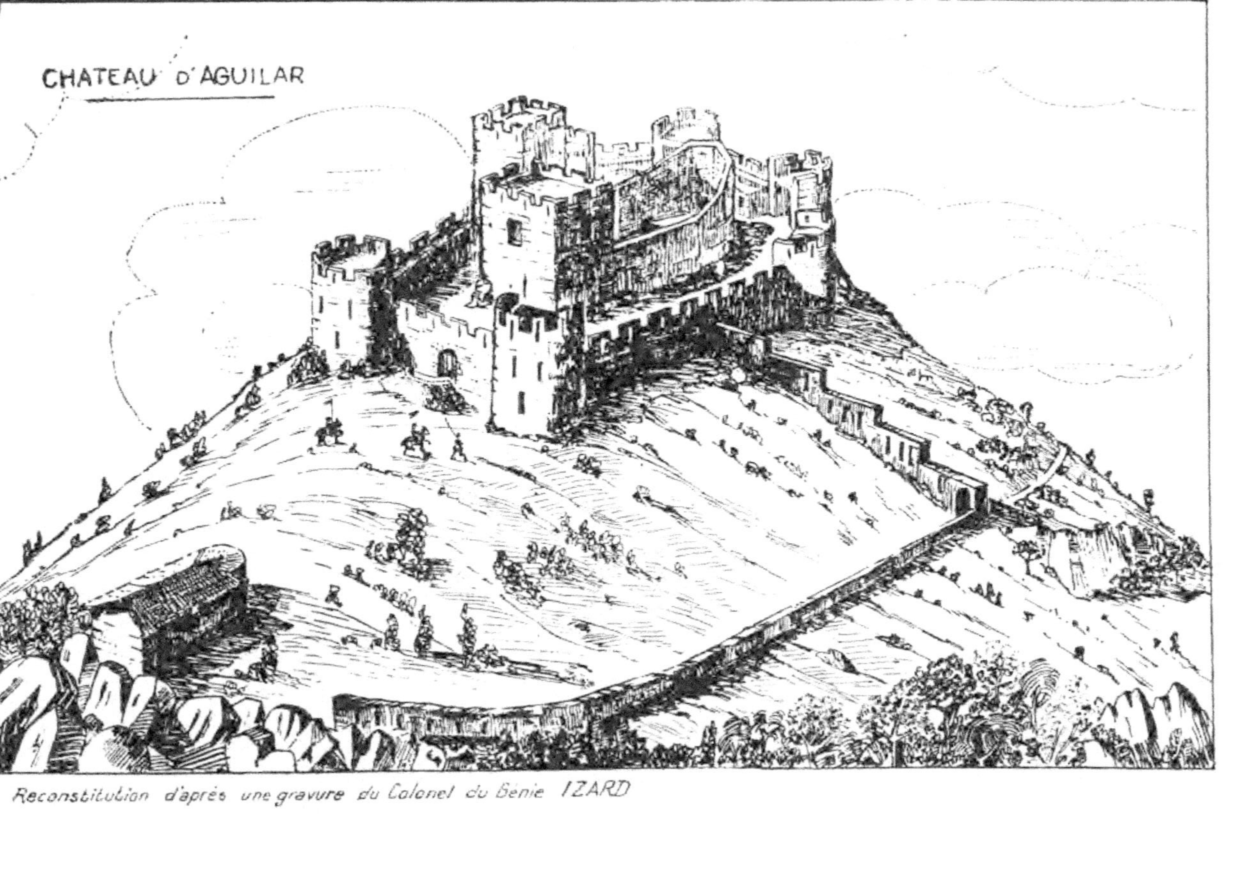


Reconstitution d'après une gravure du Colonel du Génie IZARD

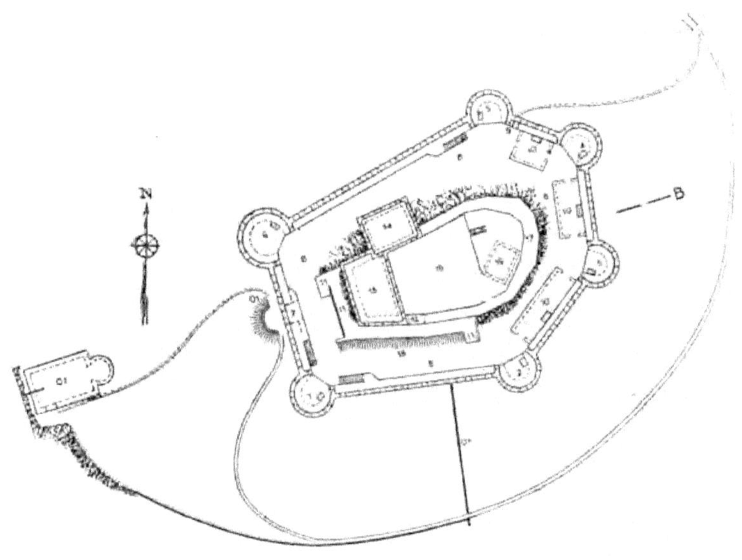


Château d'Aguilar *(Plan de la Forteresse)*

*Quéribus* est une construction originale, flanquée à 500 ou 600 mètres d'altitude, au grau de Maury. Il ne reste de cette puissante forteresse qu'un donjon dont la salle est voûtée en deux croisées d'ogive s'appuyant

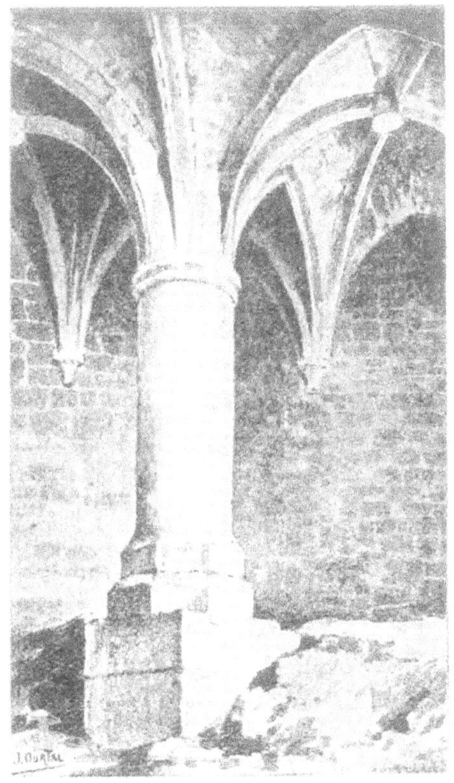


J. Ourtal

Salle du Donjon

sur un pilier central. Cet édifice de guerre épousait la forme du piton rocheux sur lequel il est bâti, et est entouré d'abîmes impressionnants de 500 m. de hauteur.

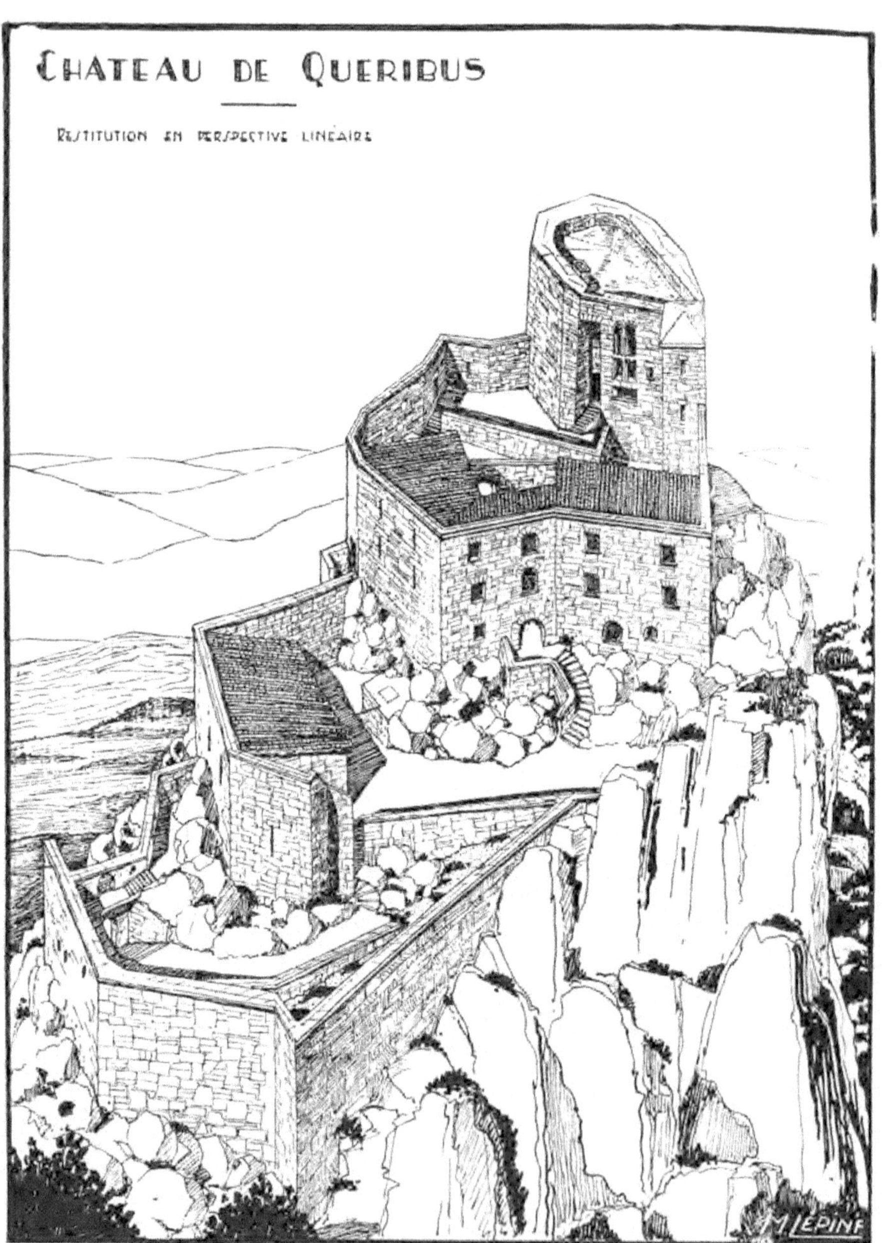


d'après un dessin du Colonel Izard

*Pierrepertuse*, construit sur la colline du même nom. surplombe à 797 mètres d'altitude, la vallée du Verdouble et les deux villages de Duilhac et de Rouffiac. Ses ruines recouvrent 73 ares de surface. Elles possèdent une

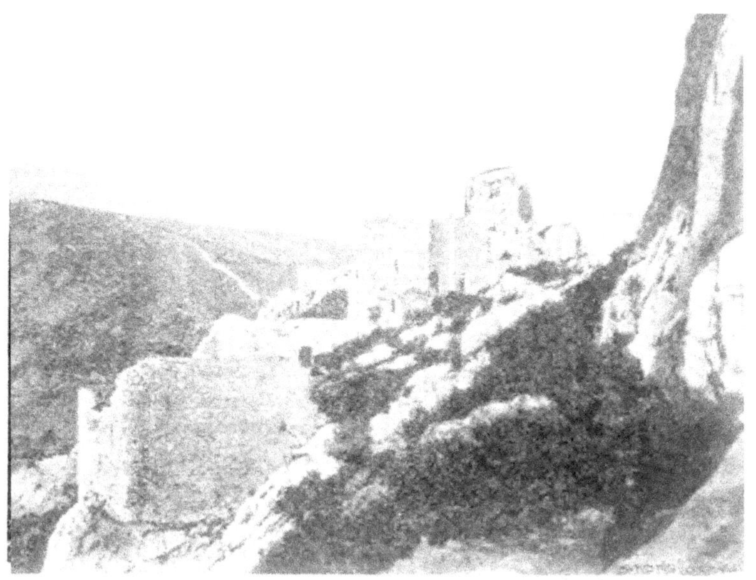

Phot. Dr Courrent

Ancien Donjon (*Vue d'ensemble*)

cour fortifiée entourée d'une courtine interrompue vers le N., par des tours rondes, une tour polygonale d'angle. Vers le Midi, elle est limitée par un àpic vertigineux. Un donjon de la même époque (XIIe et XIIIe siècles), domine la forteresse vers l'Ouest. Il contient une citerne. Un deuxième donjon fut établi, ou tout au moins réparé par Saint Louis, après la capitulation. On l'appelle donjon de *St-Jordy*. Il est à la partie la plus élevée de la roche; on y arrive par un escalier creusé dans le rocher; il fit l'objet de réparations importantes ordonnées par Saint Louis.

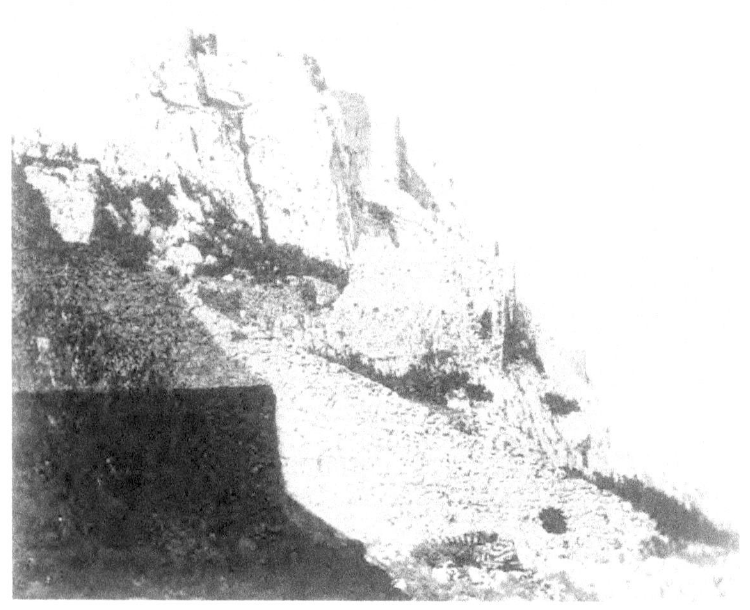

Phot. Dr Boyer

**Donjon de Saint-Jordy**

La place forte qui, des cinq fils de la Cité, a conservé le cachet le plus original et la silhouette la plus impressionnante, est, sans contredit, *Puylaurens*, à laquelle on accède par Quillan et le col de Campérié, pendant qu'on atteint les autres par la route de Rennes à Tuchan. On arrive aux ruines de Puylaurens, en passant devant l'église

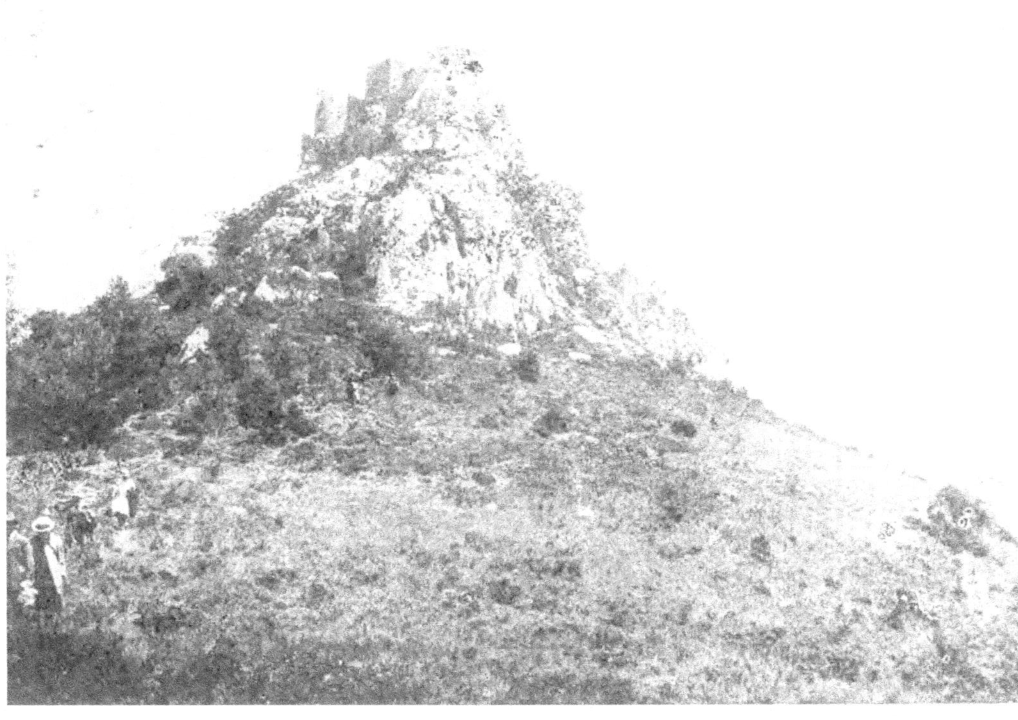

Silhouette du Château de Puylaurens

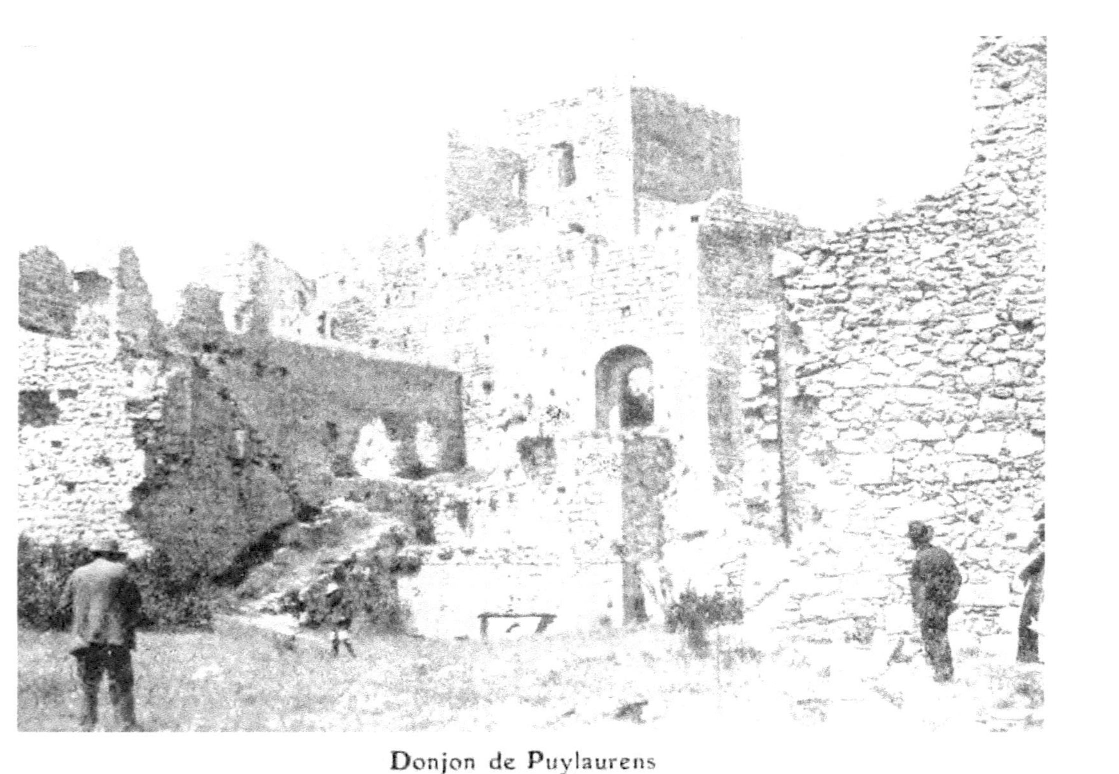

Donjon de Puylaurens

du village actuel (1), en contournant le rocher vers le Midi et on termine l'ascension, en grimpant dans une cheminée rocheuse, possédant des vestiges fortifiés. La forteresse possède une cour entourée de courtines et de tours rondes, un donjon compliqué, dont il est difficile de suivre aujourd'hui les locaux établis et reliés en chicane.

*Guillaume de Pierrepertuse* fut, au moment de la Croisade Albigeoise, le défenseur de ces deux puissantes forteresses.

Ce sont ces cinq forteresses médiévales qui tombèrent au pouvoir des Croisés, furent annexées au royaume de France en 1258, après les spoliations pratiquées au détriment des Seigneurs du Fenouilledès, du Termenès. Elles servirent de places fortes frontière du Roussillon sous les ordres de châtelains, jusqu'au traité des Pyrénées, en 1659.

***

Le *Kercorbès* et le *pagus Mirapensis*, sont trop rattachés à l'histoire de la Croisade Albigeoise, pour que je ne conseille pas aux touristes de Rennes une randonnée dans ces régions si belles, si pittoresques, si riches en sites et monuments naturels, architecturaux et militaires.

On pénètre dans ces régions par *Puivert*, après avoir dépassé Espéraza et Fa.

Après la prise de Carcassonne, Simon de Montfort vint mettre le siège devant *Mirepoix* et s'en empara en 1209, et ce n'est qu'après le siège et la prise de *Termes*, que Puivert tomba entre ses mains (1210).

(1) Avant de faire l'ascension du château, visiter l'église de Puylaurens, qui possède des panneaux en bois sculpté du XVIIe siècle.

Actuellement, *Puivert* constitue les plus importantes ruines de ces châteaux-forts assiégés par les armées du chef de la Croisade.

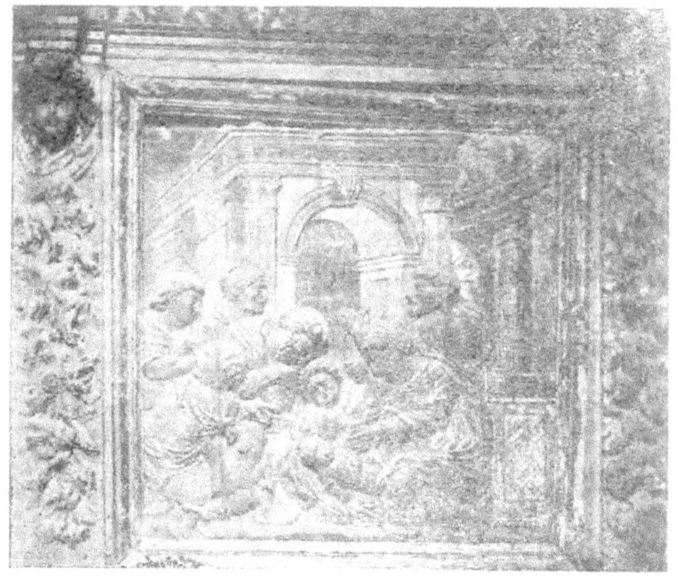

Cliché G. Sicard

Adoration des bergers — Panneau en bois sculpté
EGLISE DE PUILAURENS — COTE DE L'EVANGILE

Une immense cour d'honneur, dans laquelle on pénètre par une double porte gothique, classiquement défendue par pont-levis, herse et vantaux, entourée par des courtines et des tours à peine décapitées; un donjon de 30 mètres de hauteur qui domine la place forte, et dans laquelle on a à visiter deux salles aux sculptures du XIVe siècle (salle des musiciens et de la croisade); tels sont les détails que va nous offrir le *Castellum Podioviridi* qui ne résista que trois jours aux armées de Simon.

## CHATEAU DE PUIVERT

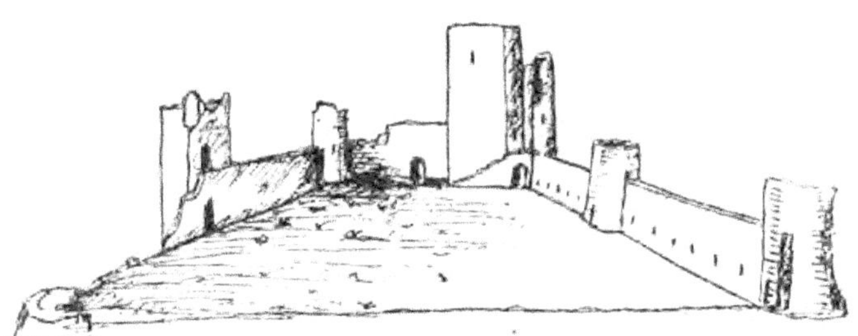

Cour d'honneur et Donjon

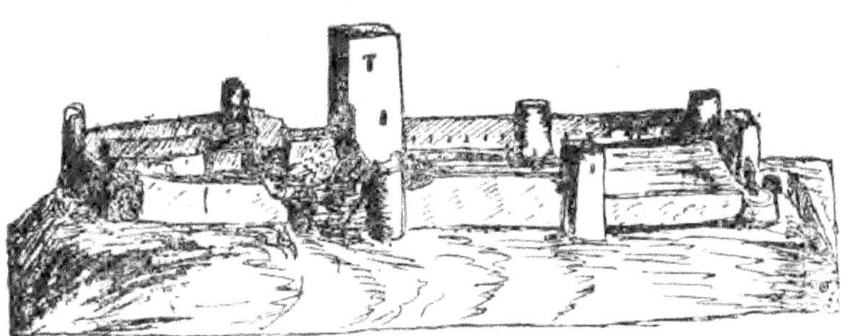

Ensemble des Ruines

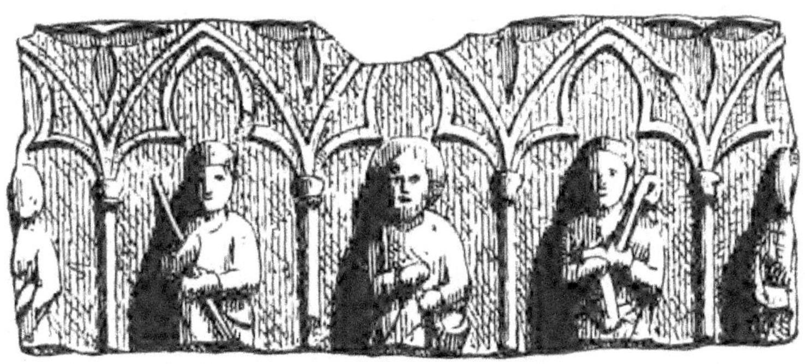

Sculptures de l'ancienne chapelle du Château

A travers un pays exceptionnellement beau, d'une variété d'aspect et d'une luxuriante culture, le promeneur arrive, après avoir parcouru une dizaine de kilomètres, dans la petite ville de *Chalabre*, féériquement dominée

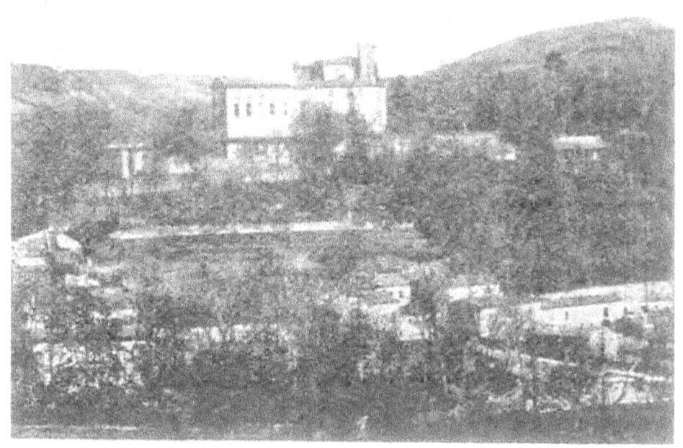

Cliché Jordy

Chalabre -- Vue générale et Château

par le clocher à flèche de son église et par son château restauré de la famille de *Bruyères*, duquel le donjon offre toujours l'aspect des monuments militaires des XIII et XIVe siècles.

En suivant le cours de la rivière *Hers*, après 20 kilomètres, c'est MIREPOIX, bastide construite sur la rive gauche de cet important cours d'eau, après la destruction, par une inondation tragique, de la vieille ville cathare, qui présente ses monuments au visiteur: la splendide basilique, ancienne cathédrale des évêques de Mirepoix et son vertigineux clocher, l'originale place publique entourée de ses couverts aux piliers de bois sculpté, les vestiges de son évêché et de ses vieilles fortifications.

Le point extrême de cette randonnée, c'est MONTSÉGUR, auquel on accède par des rampes vertigineuses, après avoir traversé *Lavelanet* dont le château fut assiégé et pris par Guy de Montfort, en 1212, et *Montferrier*, fort avancé, qui capitula en 1243.

Du pied du rocher, une ascension de 30 minutes conduit dans la place.

C'est sur l'ordre de Blanche de Castille que les troupes vinrent mettre le siège devant *Montségur* en 1243. La place capitula le 14 mars 1244 à la suite d'une trahison.

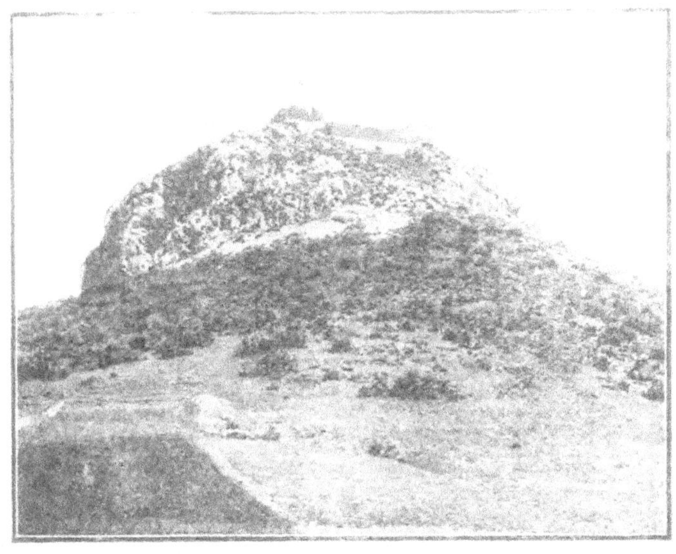

Cliché Boyer

Silhouette du Château de Montségur

Quatre murs décapités délimitent une cour de 100 mètres de long sur 30 de large, dominée par le vieux donjon roman; ce sont les restes de la vieille citadelle cathare, ancien temple du soleil, qui fut le dernier refuge des

Faydits, de leurs familles, de leur sacerdoce. Ces ruines occupent le plateau d'un immense éperon du Mont de Tabe, à l'altitude de 1.200 mètres, du haut duquel le visiteur est vivement impressionné par la situation inexpugnable de cette forteresse entourée d'àpic infranchissables. La vue s'étend au loin vers le N.-O. sur les pays de l'Ariège jusqu'à Toulouse, vers le N.-E. sur les régions

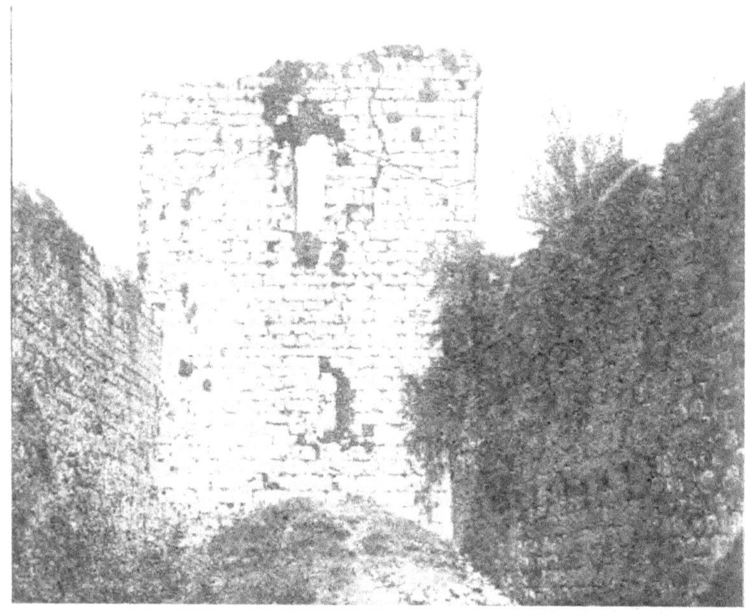

Cliché Boyer

Donjon de Montségur

de l'Aude jusqu'à la Montagne Noire; vers l'E. sur les Corbières, le Bugarach, le Bézu; vers le S.-O., sur le pic Saint-Barthélémy.

Après la prise de Montségur, Pierre de Bellissen, Seigneur de *Mirepoix,* qui commandait la place, fut, par une faveur inexplicable, autorisé à se retirer, la vie sauve, avec ses armes et son or, au château de Montgaillard. Les représentants du sacerdoce furent brûlés vifs (deux cent cinquante évêques, Parfaits et Parfaites). Les autres hérétiques furent amenés à Carcassonne et enfermés dans la Mure, en attendant de comparaître devant le tribunal de l'Inquisition. Quelques-uns s'enfuirent vers le château de *Quéribus*, ou se cachèrent dans les grottes de la vallée de l'Ariège.

Le *Kercorbès*, *Puivert* et *Chalabre*, après la capitulation de Montségur, devinrent définitivement le fief accordé par le Roi, à *Pons de Brugères* ; le *pagus Mirepensis* et *Montségur* furent attribués à *Guy de Lévis* ; le *Rhedesium* à *Pierre de Voisins*.

Je propose de regagner Rennes par *Lavelanet*, *Bélesta*, où l'on visitera la si intéressante fontaine intermittente de *Fontestorbe*, vériatble source de l'Hers, par la forêt de Puivert, le col de la *Babourade*, Puivert, le col des *Tougnets*, où l'on rejoint la route départementale de Chalabre à Espéraza. On a parcouru 120 kilomètres.

***

Une excursion par *Quillan*, le défilé de *Pierre-Lys*, *Axat*, les *Gorges de Saint-Georges*, le défile dé *Gesse*, la forêt du *Carcanet*, constitue une des promenades classiques dans le département de l'Aude. Rennes peut en être le point de départ.

Plusieurs sources thermales, *Usson*, *Carcanières*, *Escouloubre*, ont leur émergence dans la vallée de l'Aude, dont la Salz qui baigne Rennes est tributaire. On passe, à Quillan, au pied des ruines du château de Gesse, des grottes de l'*Aguzou* et d'*Usson* ; on voit, surplombant l'établissement et l'hôtel d'Usson, le château des d'*Alion de Son*, passé plus tard aux marquis de *Bonnac*. Dans cette cluse impressionnante et vertigineuse, aux formes gigantesques, parcourue par le petit fleuve d'*Aude*, au

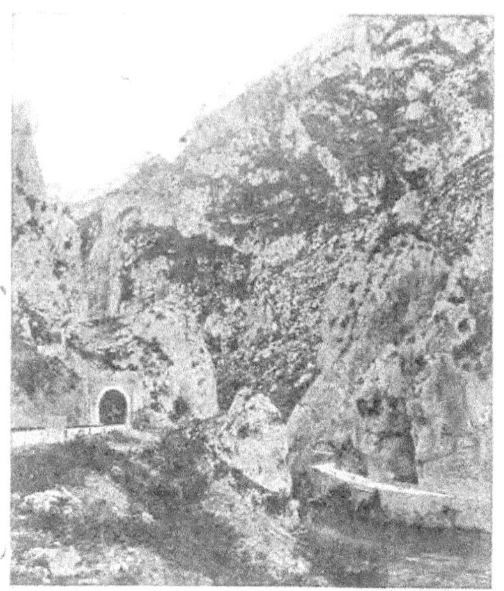

Cliché Chausse

Sortie des Gorges de Pierre Lys

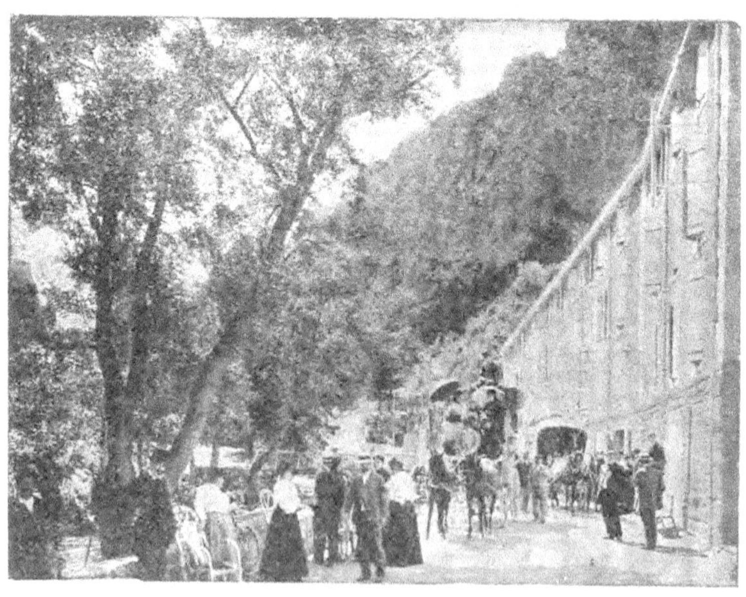

Usson-les-Bains — Etablissement thermal

cours bruyant et torrentueux, a été établie et terminée il y a moins de cent ans, une route sinueuse, sous bois, qui offre au voyageur des aspects et des paysages d'une diversité incalculable.

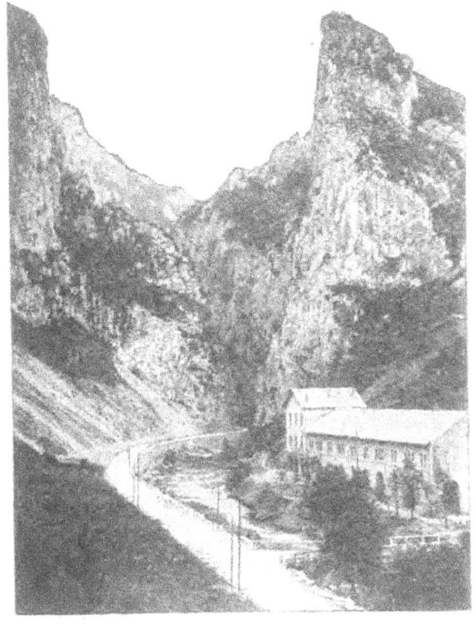

Cliché Errot

**Usine hydro-électrique**
**à l'entrée des Gorges de St-Georges**

La vie est donnée à la vallée par les usines électriques de la Société Méridionale qui fournissent force et lumière au département de l'Aude et à ses Marches.

Cette randonnée de 40 à 50 kilomètres se termine au vaste barrage de *Puyvalador*, œuvre colossale de notre illustre compatriote, Joachim Estrade qui, par sa géniale ténacité, a arrêté, à la sortie du Capcir, les eaux de cette vaste conque, en un lac artificiel qui ne contient pas moins de 110 millions de mètres cubes d'eau destinée aux usines construites en aval.

Au retour de cette incomparable excursion, après Usson, s'ouvre au touriste une voie par *Fontanès* et le *pays de*

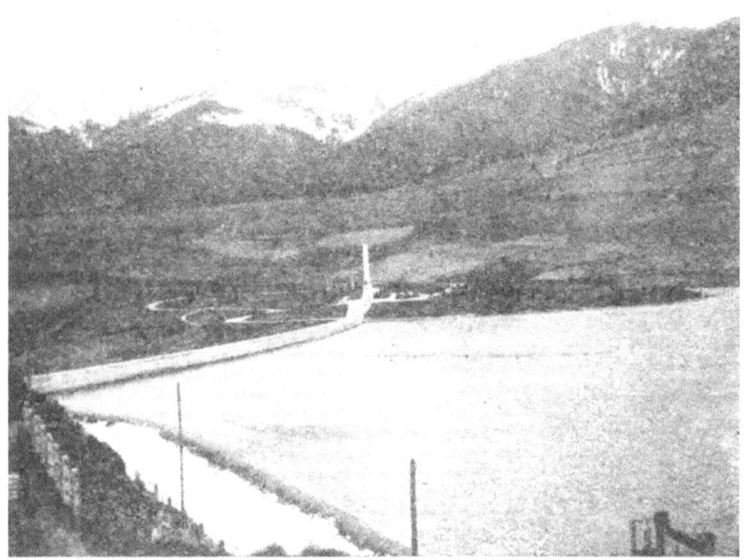

Le Lac de Puyvaladar

*Sault* ; elle redescend vers la vallée de l'Aude par le thalweg du *Rebenty,* son affluent. Ici, les aspects sont moins sauvages, mais les gorges n'en sont pas moins belles. Les sommets des hautes collines boisées qui les délimitent et leurs rochers calcaires, sont couronnés par les vestiges de ces forteresses médiévales de *Niort, Joucou* et *Marsa* qui, sous le commandement du Seigneur d'Aniort et de ses vassaux, combattirent âprement contre les armées de la croisade albigeoise.

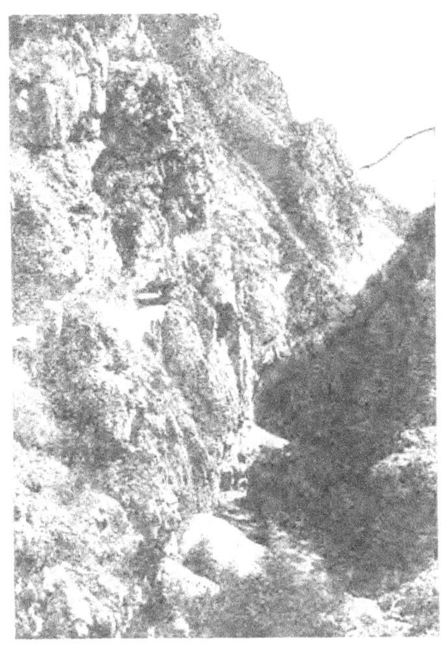

Gorges de Joucou

Les gorges de *Saint-Antoine de Galamus*, situées au S.-O. de Rennes, à 25 kilomètres à peine de la station, ne sont pas moins intéressantes; elles offrent même des aspects plus imposants et plus grandioses que la *Pierre-Lys*, *Saint-Georges* et *Rébenty*.

Une route étroite, sinueuse, très bien entretenue, celle que nous avons parcourue vers Tuchan, remonte la vallée de la Blanque jusqu'à Bugarach, contourne le Pech au Nord et à l'Est, traverse le col du *Linas* et arrive par *Camps* et *Cubières* dans la haute vallée de l'*Agly* (*flumen aquila*, le fleuve de l'Aigle).

Après quelques kilomètres, le long de la rivière torrentueuse, aux eaux verdâtres, on pénètre dans des gorges calcaires, par une sorte de porte naturelle et dès lors, l'Agly semble s'enfoncer profondément, pendant que le

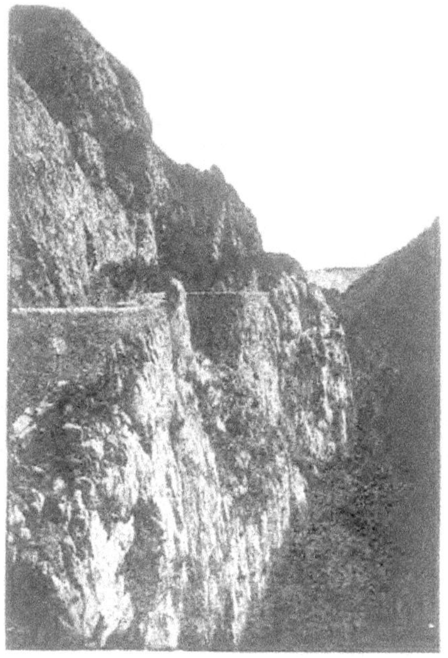

Gorges de Galamus

chemin garde un niveau à peu près plan. Le torrent roule ses eaux dans une entaille étroite; la montagne s'est séparée, s'est coupée, et deux murs gigantesques taillés à pic, couverts d'une maigre flore de sabines de genévriers, d'arbousiers, forment les parois de cette profonde échancrure de quelques mètres de large.

La route creusée en 1894 dans la paroi de la rive gauche, n'a que très peu modifié le décor. A mi-hauteur de cette cluse impressionnante est suspendue cette route féerique, en encorbellement, à 100 mètres du lit de la rivière et surplombée verticalement ou en demi-voûte, par une paroi calcaire.

Voici enfin, après 3 kilomètres, 1° le tunnel d'une vingtaine de mètres de long qui termine le défilé, et

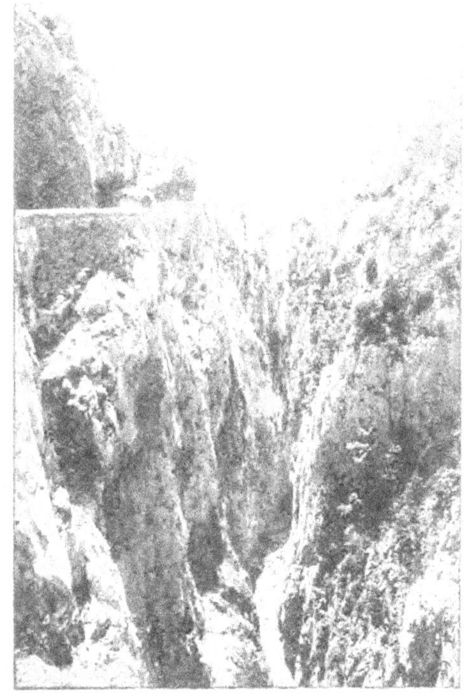

Cliché Billes

Gorges de Galamus

2° l'oratoire « *Priez sans cesse* », du haut duquel se déroule le panorama de l'*Ermitage* de *Saint-Antoine de Galamus*, dans un bois de chênes-verts. Presque en face, se dresse d'un seul bloc la paroi extérieure du tunnel aux tons gris, rouges et fauves et, de son épaisseur émergent étagées des constructions humaines de la plus insignifiante banalité. On descend en quelques minutes jusqu'à la *thébaïde*, dont la *chapelle*, ouvrage et site naturel, présente la forme d'une grotte immense, voûtée en ogive, légèrement penchée dans son ensemble, et dont les parois sont colorées naturellement des tons les plus chauds et les plus variés. Au fond est dressé un modeste autel avec un *Saint Antoine* et son fidèle compagnon, sculptés à la hache.

On remonte vers la route, depuis quelques années seulement, par une sorte de cheminée sinueuse et des escaliers creusés dans la roche, en longeant un large bassin qui recueille les eaux suintantes d'une voûte naturelle. Et ces travaux ont ajouté à la beauté du site.

En continuant son chemin vers le Sud, est bientôt atteint le bourg *de Saint-Paul de Fenouillet* où l'on peut visiter l'église romane de Saint Pierre, édifice paroissial, et le clocher gothique du chapitre de Saint-Paul.

La station thermale de la *Fou*, n'est qu'à deux kilomètres. Elle est alimentée par une source tiède carbonatée calcique.

Le retour s'effectue par *Caudiès*, la *Forêt des Fanges* et *Saint-Louis de Parahou*.

*Caudiès* est ce petit bourg à quelques kilomètres à l'O. de Saint-Paul, lequel, après la Croisade des Albigeois, devint ville royale, chef-lieu d'une importante viguerie, capitale du Pays de Fenouillèdes, lieu de résidence des magistrats et officiers royaux, siège des ermites de Saint-Augustin, voués surtout à l'enseignement.

Par une rampe rapide, on accède depuis Caudiès jusqu'au col de Saint-Louis, où l'on constate la présence d'un immense portique composé de deux blocs en aiguille et d'un troisième bloc en forme de traverse et de tympan. Ce monument naturel est le *Trophée de Pompée*, et, en face, on remarque les vestiges du *château des Maures* devenu au XIVe siècle forteresse royale dénommée porte *de Saint-Louis*, à la frontière du Languedoc et du Roussillon.

Au col de Saint-Louis, trois routes se présentent aux touristes : 1° celle de Quillan; la deuxième conduit à la *forêt des Fanges*. « Le chemin de la forêt est sous-bois,

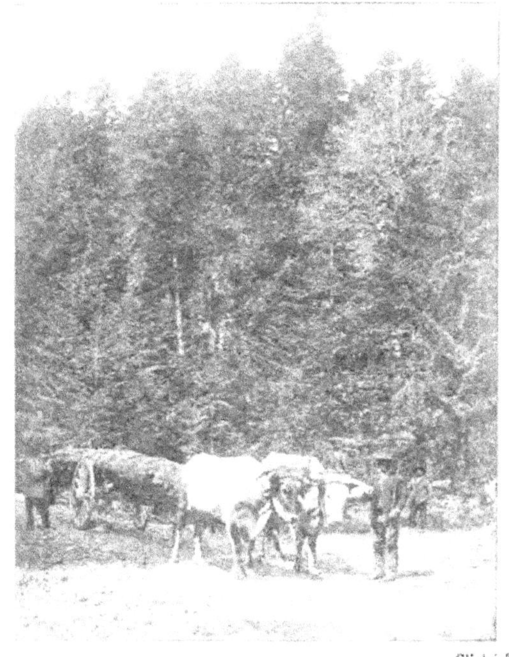

Cliché T. C. F.

Dans la Forêt des Fanges

d'un pittoresque exceptionnel; il traverse le cœur de ce massif montagneux dont le relief est très tourmenté..., suit le fronton des falaises et épouse, sous des sapins splendides, le relief des monts » (1) en passant devant la maison forestière, le *prat del Rey*, et descend jusqu'au col de Campérié.

(1) **Girou.** — (Itinéraire en terre d'Aude).

La troisième voie longe en lacets la pointe occidentale du Bugarach et gagne Rennes en s'embranchant sur la route de Tuchan.

⁂

La vallée de l'Orbieu, que l'on peut atteindre par deux voies différentes est l'une des excursions de *Rennes* les plus attrayantes. Ces voies conduisent toutes deux au carrefour de *Pont d'Orbieu*, lieu d'intersection des routes de Foix à Narbonne par Couiza, et de Rennes-les-Bains à Lagrasse, avec embranchement sur Saint-Paul et le Roussillon.

Cette dernière passe, en partant de Rennes, au pied du *Roc de Balésou*, d'où émergent les sources salées de Sougraigne, à *Fourtou*, où l'on a creusé des puits profonds de 300 mètres pour la recherche du pétrole dans les couches salifères des Corbières et, par le château d'*Auriac*, atteint le Pont d'Orbieu.

La première passe au pied du donjon d'*Arques*, traverse la forêt du *Rialsesse*, coupe le col du *Paradis*, redescend vers la route de Lanet, et de là, par la charmante vallée de l'Orbieu, moins sauvage que *Pierre-Lys*, *Saint-Georges* et *Galamus*, mais plus gracieuse avec ses villages égrenés tout le long des eaux limpides du cours d'eau : *Lanet*, *Montjoie*, *Vignevieille*, *Saint-Martin-des-Puits*, *Saint-Pierre-des-Champs*, la station gallo-romaine de Villerouge, atteint, après 40 kilomètres de parcours, la petite ville de *Lagrasse*, but ultime de cette randonnée.

*Lagrasse* fut illustre par son abbaye fondée en 778 par NINFRIDUS, archevêque de Narbonne, son premier abbé et confirmée par Charlemagne, en 807. Elle connut, jusqu'à la Révolution, une prospérité peu commune. A l'époque de la division de la France en départements, Lagrasse fut chef-lieu de district, ce n'est plus qu'un modeste chef-lieu de canton, une petite ville déchue qui conserve cependant l'aspect d'une vieille cité avec ses rues étroites et alignées, bordées de maisons à l'architecture sévère, sa place couverte, dont les piliers de bois sont ornés de blasons sculptés des anciens abbés.

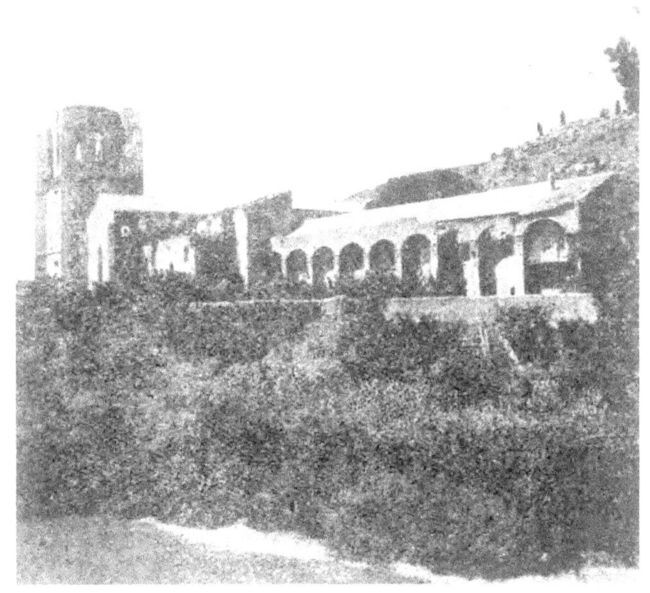

Cliché Pierre Embry

L'Abbaye de Lagrasse

Le monument le plus architectural de la ville est, sans contredit, son église paroissiale, *Saint-Michel de Lagrasse*, qui date du XIVe siècle (1349-1398). Elle a 24 mètres de long, 11 mètres de large, 18 mètres de hauteur. Elle possède, tout autour du chœur, sept beaux tableaux (les sept péchés capitaux) que l'on attribue à *Ribéra* ou à *Murillo*. L'église possède une belle nef gothique entourée de nombreuses chapelles voûtées en croisées d'ogive, les clefs représentant les attributs des corporations.

On se rend sur la rive gauche de l'Orbieu et à l'abbaye, en traversant le pont vieux, monument historique autrefois fortifié et défendu par trois tours. Du milieu de cet édifice, on a une très belle perspective sur les lieux et bâtiments claustraux de l'abbaye Bénédictine, dominée par un clocher octogonal de 40 mètres de hauteur.

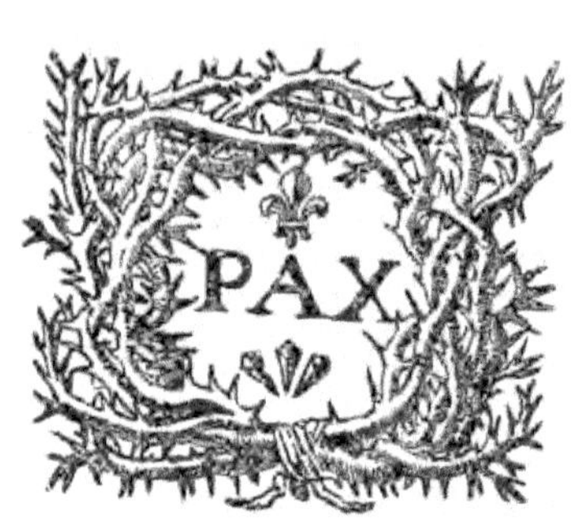


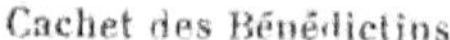
Cachet des Bénédictins

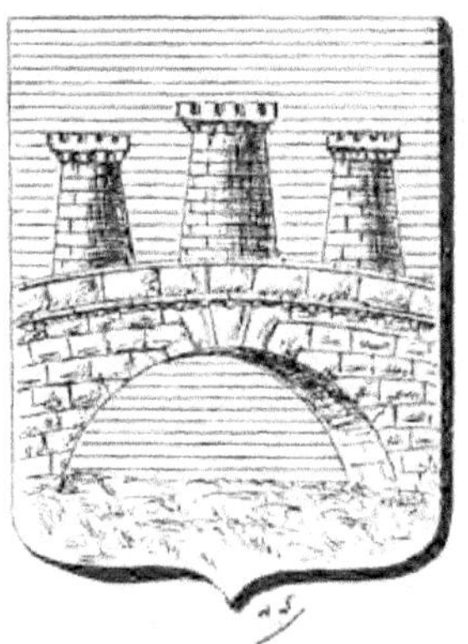
Armoiries de Lagrasse

érigé sous les auspices de l'abbé Philippe de LEVIS, évêque de Mirepoix. Et de ce point, la vue embrasse l'ensemble des vieux remparts de la ville, qui possède encore debout une tour de défense et la vieille porte dite de France.

La vente de l'abbaye comme bien national, fit l'objet de deux attributions.

La partie des locaux qui avait été réparée au XVIIIe siècle devint plus tard la propriété de Madame *Carlaud* et de sa sœur, Mademoiselle *Darnis* ; elle est aujourd'hui, l'asile des vieillards de la Corbière et du canton de Lagrasse, sous la direction des Sœurs de Nevers. On y pénètre par une vaste cour et une porte monumantale en plein cintre au-dessus de laquelle s'ouvre une vaste baie vitrée de même style. Porte et fenêtre sont accostées de portes et fenêtres vitrées de dimensions et de forme identiques. La cour et la façade du monument sont du style du grand Roy.

L'ancienne chapelle abbatiale est comprise dans ce lot. Les généreuses donatrices ont fait restaurer cet important édifice du culte avant d'offrir leur legs à la commune de Lagrasse.

L'escalier monumental, accompagné d'une rampe en fer forgé, les larges vestibules, l'ornementation et le cloître qui porte la date de 1760, sont du style Louis XIV.

Le deuxième lot fut attribué à la famille Berlioz, alliée avec la maison Roux de Puivert.

Les bâtiments claustraux sont devenus une maison de retraite pour les médaillés militaires et un sanatorium pour leurs enfants.

Ces bâtiments étaient la demeure de l'abbé; ils comprenaient le petit cloître remarquable par ses châpiteaux préromans et la chapelle abbatiale de Saint Barthélémy, œuvre de l'abbé de Gaugens (1309), ornée de fines sculptures et de peintures murales fort curieuses, enfin de son merveilleux carrelage, si bien étudié par le chanoine Cals, ancien Président de la Société des Arts et des Sciences de Carcassonne. Ces bâtiments comprennent encore la salle capitulaire, les locaux de la riche bibliothèque de Lagrasse, dont les volumes et les manuscrits ont été déposés aux archives départementales de l'Aude, le réfectoire, le dormitorium, de l'abbaye, dont il ne restait ces temps derniers que les doubleaux en arcs brisés. Les ruines de la chapelle primitive romane longe les jardins de l'abbaye; une pierre tombale portant sculptées les armoiries d'Olivier de Termes, gît au milieu de vestiges d'anciennes sculptures du monastère.

Dans ce chapitre de tourisme, complément classique de toute monographie médico-thermale, j'ai fait une brève esquisse et proposé aux curistes et aux touristes, des programmes succincts largement illustrés des excursions réalisables depuis la Station de *Rennes-les-Bains* (1).

Il me reste à exposer, en quelques mots seulement, que j'emprunte à la brochure de l'F. ESSI du *Languedoc-Roussillon*, la description de la Cité de Carcassonne, par laquelle je clos ce chapitre et mon livre. Elle sera une invite à la visite de ce joyau méridional, « de cette ville « unique au monde, ville entière du Moyen-Age, avec « ses deux enceintes fortifiées, leurs cinquante tours, sa « basilique romane dans sa nef, gothique dans son abside et son transept, son château comtal, magnifique « ensemble d'architecture militaire gallo-romaine, wisigothique, médiévale jusqu'au XIVe siècle ».

La Cité de Carcassonne a inspiré de nombreux historiens: *Besse*, *P. Cros-Mayrevieille*, *Foncin*, *Jourdannes*, docteur *Girou*, *Morel* et au premier plan, l'archiviste départemental, Joseph Poux, qui a consacré trente ans de sa vie à l'étudier dans tous ses détails et à écrire, en cinq volumes richement illustrés, les *Origines*, l'*Epanouissement*, le *Déclin*, la *Restauration* de ce joyau d'architecture.

D'autres, après ces derniers, continuent et compléteront des recherches fructueuses dans ce monument incomparable, et contribueront ainsi « à maintenir intacte la mémoire des siècles, et à la transmettre aux générations futures ».

(1) Le Syndicat d'Initiative de Carcassonne et la Société d'Etudes Scientifiques ont bien voulu mettre à ma disposition les clichés de leurs collections et je leur en exprime toute ma gratitude.

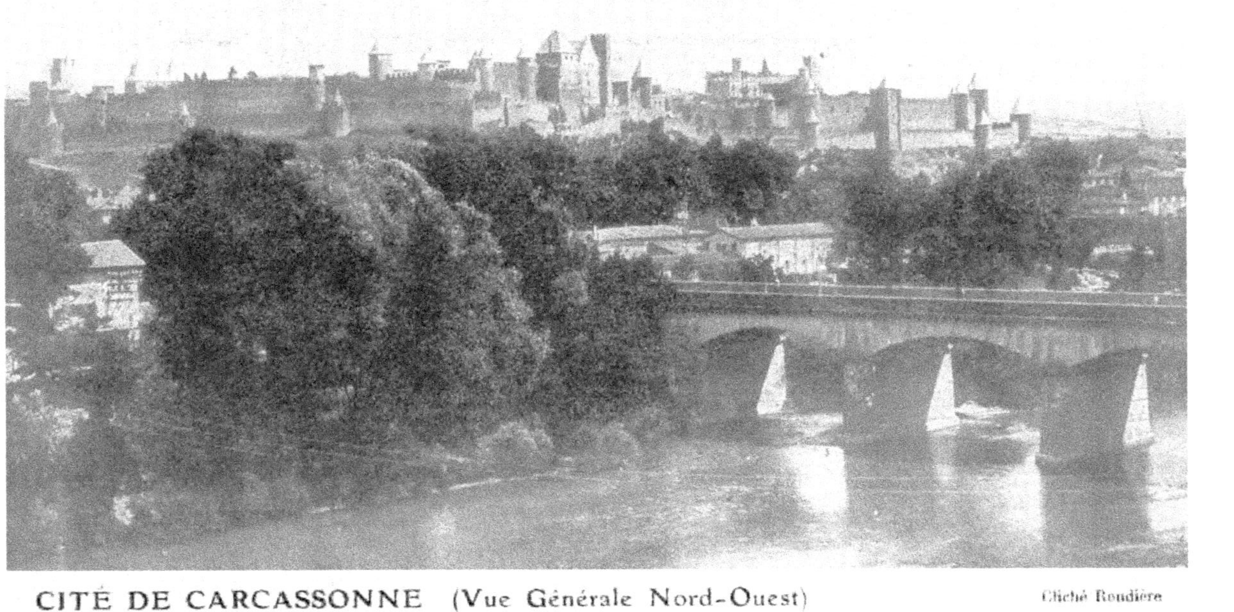

CITÉ DE CARCASSONNE (Vue Générale Nord-Ouest)

Cliché Roudière

# CONGRÈS

## de la Fédération Médicale Thermale et Climatique des Pyrénées

Le dimanche 4 juin 1939, la coquette station balnéaire audoise de **Rennes-les-Bains**, eut l'honneur de recevoir la **Fédération médicale, thermale et climatique pyrénéenne**, qui venait y tenir son Congrès annuel, sous la présidence de M. le docteur MÉNARD, de Lamalou-les-Bains, Président général de la Fédération, assisté des docteurs de GORSSE, de Luchon, Président et COURRENT, Vice-Président de la Section orientale, du docteur W. JULLIEN, de Pau, Secrétaire général.

Etaient présents: MM. les docteurs ROCHÉ, de Couiza; J. BLANC, Chef du Laboratoire des Hospices de Carcassonne; DUPUY, de Quillan-Ginoles; MARTY, de Béziers; NAVEAU, d'Amélie-les-Bains; Raymond MOLINÉRY, Pierre MOLINÉRY; A. de GRANDIDIER, de Luchon; BONAFOUS, DÉOUX, d'Ax-les-Thermes, PRADAL, de Cauterets; ANCIBURE et SIBOT, de Cambo, le médecin-général SALTET, de Dax.

S'étaient excusés : MM. les Professeurs PUECH, de Montpellier; ROQUES, BRUSTIER et DIEULAFE, de Toulouse; CREIX, de Bordeaux; les docteurs LAMARQUE, de Bordeaux; CANY, de la Bourboule; Victor GARDETTE, de Paris; FAURE, de Lamalou; BEUROIX, de Bordeaux; NOGUÈS, du Boulou; OLLIVIER, du Vernet; BAQUÉ, de BEAUCHAMPS, ESTRADÈRE, Ismaël GIRARD, SALLES, de Luchon; de RAQUINE, de Barbotan; FLURIN MEILLON, ARMENGAUD, de Cauterets; BÉNÉZECH, de Bagnères-de-Bigorre; GERMÈZ, NICOT, SAMMULLER, d'Ax-les-Thermes; BAJAC, BEIGBEDER, H. MEUNIER, de Pau; CAZAUBON, CENDRES, CREIGNOU, d'Eaux-Bonnes; DAVID, de Salies-de-Béarn; DIEUDONNE, de Cambo; CHAVEL, de Biarritz; CUSSAC, de Bidart; LARAUZA, de Dax.

Le 3 juin, les membres du Congrès, de passage à Carcassonne, visitèrent la Cité, sous la direction de M. EMBRY, Conservateur du Musée lapidaire.

Le lendemain dimanche commença par une visite des divers établissements de la Station, et le docteur COURRENT donna des indications sur l'emploi des eaux des différentes sources et sur leurs usages : il attira l'attention des Congressistes sur les embellissements effectués depuis quelques années dans ces diverses galeries. On remarqua l'originalité de certaines baignoires creusées dans des blocs uniques de grés du pays, et l'on fut unanime à en conseiller la conservation.

A la séance de travail qui suivit immédiatement cette visite, le Président, M. le docteur MÉNARD, remercia le docteur COURRENT d'avoir bien voulu organiser cette réunion et salua en lui, non seulement le Médecin, mais encore l'Archéologue consommé et l'animateur. Il souhaita la bienvenue à deux jeunes confrères, le docteur Pierre MOLINÉRY, de Luchon, qui est accompagné de sa jeune femme, et le docteur A. de GRANDIDIER, de Luchon, gendre du docteur de GORSSE.

Le procès-verbal de la dernière séance à Luchon, fut adopté.

Le docteur MOLINÉRY signala que le professeur PIÉRY, de Lyon, préparait une deuxième édition de son important ouvrage sur la **Climatologie**, dont tous les exemplaires ont été très vite épuisés.

Le docteur COURRENT, prenant alors la parole, signala la présence de quatre confrères de la région: les docteurs ROCHÉ, BLANC, BOYER et DUPUY. Il rappela que c'est en juin 1938 qu'il fut désigné comme Vice-Président de la Fédération, pour succéder au regretté docteur GOMMA, et considéra comme une marque toute singulière de sympathie à son endroit, la réunion de la **Fédération** à **Rennes**, dont il va maintenant nous entretenir.

La coquette station thermale, située à 310 mètres d'altitude, occupe un cirque dont le grand axe est dirigé du Sud au Nord. Elle est entourée de collines boisées qui la protègent des vents violents et est installée sur les rives de la Salz, rivière salée, où sourdent les griffons de la station. Les monnaies et objets divers, découverts au cours de fouilles, prouvent, de façon péremptoire, l'origine romaine de la découverte et de l'usage des eaux.

Celles-ci comprennent des sources thermales et des sources ferrugineuses.

Les **sources thermales** présentent une gamme de températures de 38° à 52° et sortent par quatre griffons portant les noms de : **Bain Doux**, 38°; **Bain de la Reine**, 40° à 42°; **Source Marie**, 40°; **Sources des Thermes romains**, 47° à 52°. Elles sont toutes **radio-actives.**

En 1930, le docteur BLANC en a fait une analyse complète: elles sont **sulfatées-calciques et magnésiennes, carbonatées mixtes, chlorurées sodiques** et légèrement **ferrugineuses**, et s'apparentent au groupe : **Néris, Plombières, Bourbon-Lancy, Luxeuil, Bagnères-de-Bigorre.**

Les **Sources ferrugineuses** sont froides et s'intitulent la **Source d'Amour**, la **Madeleine**, le **Cercle**, le **Pontet.** Elles sourdent à la température de 12° à 15°, sont en même temps sulfatées, et celles du **Pontet** contiennent des sels de Magnésie.

Il faut joindre aux Sources chaudes salines et aux Sources froides ferrugineuses, l'Eau Salée fournie par les Sources de la Salz non utilisée encore et qui ne contiennent pas moins de 35 à 56 grammes de NaCl par litre.

L'indication majeure des sources salines chaudes se trouve dans le traitement du **rhumatisme articulaire, musculaire, viscéral** et **nerveux**, dans les **algies arthritiques (radio-funiculites, sciatique, douleurs intercostales)**, dans les **névroses.**

Le **Bain doux** convient particulièrement aux séquelles de la **maladie de Bouillaud**, lorsque la fièvre est tombée.

Les sources de « la **Reine** » et « **Marie** » s'appliquent au Rhumatisme chronique articulaire avec épanchement synovial, aux douleurs lombaires et sacrées.

La Source des **Thermes Romains** trouve son utilisation dans les cas spécialement chroniques et rebelles.

L'orateur insiste sur le fait que si l'on ne doit pas envoyer à Rennes des rhumatisants avec des signes aigus et chauds, il ne faut pourtant pas attendre que tous symptômes inflammatoires aient disparu. Il faut et il suffit que ces symptômes ne s'accompagnent pas de température.

Le docteur MÉNARD remercie le docteur COURRENT de son intéressant exposé; en particulier, il partage l'avis de notre confrère sur la nécessité de ne pas faire attendre indéfiniment un porteur de névralhie atroce, de sciatique, alors qu'il est si facile de le soulager à **Rennes** ou à **Lamalou.**

Le docteur MOLINÉRY est frappé de l'analogie des eaux de **Rennes** avec celles de **Bourbon-Lancy**. Déjà à la réunion d'Ax-les-Thermes, le docteur GOMMA avait défendu le traitement précoce de certains cas de Rhumatismes, opinion que confirme le docteur BONAFOUS qui vient de traiter avec succès un malade presque en crise aigue.

Le docteur MOLINÉRY montre combien il serait intéressant de voir comment les eaux agissent sur le système endocrinien. Est-ce par influence directe sur la glande, ou sur le système sympathique.

Le docteur de GORSSE rappelle que les vieux Luchonnais vont encore plus loin, puisque, dès qu'ils commencent un rhume, ils prennent une étuve et arrêtent leur coryza.

Le docteur DUPUY, de Quillan et Ginoles-les-Bains, tient à mettre en garde contre le danger d'aller suivre un traitement à **Rennes**, sans y séjourner, pratique éminemment dangereuse dont il donne des exemples frappants.

M. le docteur BONAFOUS fait ensuite une communication fort importante sur l' « **Emploi des Eaux sulfureuses d'Ax-les-Thermes en injections sous-cutanées** » et notre confrère donne les résultats efficaces qu'il a obtenus dans les dermatoses.

M. le Président MÉNARD lit une « **Note sur la mesure de l'Ionisation naturelle** » de M. le docteur FAURE, de Lamalou.

Après quelques considérations d'ordre administratif, la séance est levée et, dans la grande salle de l'Hôtel de la Reine, se réunirent autour d'une table en fer à cheval décorée avec un goût exquis, les membres du Congrès et les dames qui les accompagnaient.

Le banquet fut présidé par M. P. VOIZARD, le très sympathique préfet de l'Aude, ayant à sa droite M. le docteur MÉNARD, Président de la Fédération, et à sa gauche, M. Clément BOUSGARBIÈS, administrateur délégué de la Société **Rennes-Thermal**. A la suite venaient à droite, Madame VOIZARD, M. SÉGUY, Sous-Préfet de Limoux, Madame COURRENT, M. le docteur JULLIEN, de Pau; du côté gauche, Madame SÉGUY, le docteur COURRENT, Madame la générale SALTET et le docteur de GORSSE, de Luchon. Parmi les autres convives, on remarquait M. le docteur, général SALTET, M. le MAIRE de Rennes, M. le Président du Syndicat d'Initiative, les docteurs Raymond et Pierre MOLINÉRY, Madame JULLIEN, M. le docteur BONAFOUX et Madame. M. Pierre de GORSSE, le si intéressant conférencier de Toulouse-Pyrénées; le docteur et Madame Jean BLANC, de Carcassonne; M. Joseph COURRENT, de Chalabre; MM. les docteurs ROCHÉ, de Couiza, DUPUY, de Quillan, MARTY, de Béziers, M. le docteur et Madame Charles BOYER, de Carcassonne, etc., etc.

On fit grand honneur à l'excellent menu préparé par M. ARMAGNAC. Ce fut d'abord les hors-d'œuvres variés, les truites meunière de l'Aude, le cœur de Charollais Périgourdine, les asperges en branche de l'Ermitage, les volailles de Montferrand, la bombe cardinal, les corbeilles de fruits de la Blanque, les pâtisseries Reine d'Aragon; le tout arrosé de vins des côteaux de Castelmaure et de blanquette de Magrie.

Tous les invités garderont le souvenir de ces agapes en tous points réussies, où la qualité et l'ordonnance des mets et des vins, s'avérèrent hors de pair.

M. BOUSGARBIÈS inaugura la série des toasts :

« MESDAMES,

« MESSIEURS,

« Il m'est agréable de présenter en mon nom et au nom des deux Sociétés thermales de Rennes (1), nos plus respectueux hommages à Madame VOIZARD, à Madame SÉGUY et à toutes les dames qui nous ont fait l'amabilité d'accompagner leur mari.

« Leur présence parmi nous rehausse l'éclat de ce banquet en y apportant une note d'élégance, d'harmonie et de charme.

« J'adresse tous nos remerciements à M. le Préfet VOIZARD, à son dévoué Sous-Préfet, M. SÉGUY, à mon ami, M. le docteur COURRENT, à M. le docteur BLANC, à MM. les membres de la Fédération médicale, thermale et climatique Pyrénéenne qui ont bien voulu choisir Rennes pour la tenue de leur congrès de 1939.

« Mon cher Préfet, (permettez-moi ce qualificatif qui ré-

(1) M. BOUSGARBIÈS excusa M. Raymond AZIBERT, administrateur délégué de la Société des Eaux Thermo-Minérales de Rennes.

pond si bien à mes sentiments pour vous), je suis très heureux de vous voir présider ce banquet.

« Je sais tout l'intérêt que vous portez à notre Station Thermale ; grâce à votre précieux concours, le projet fontinal et celui d'assainissement, sont en ce moment en pleine voie d'exécution.

« Mais pour leur réalisation, la commune de Rennes a dû contracter divers emprunts, dont le total s'élève à la somme de 715.000 francs. C'est là, un chiffre presque astronomique pour son budget.

« Pour faire face à ses enggagements, elle compte sur le produit de la taxe de séjour.

« Cette année, cette taxe n'a pu être perçue et, pour le paiement de partie seulement de sa première annuité, elle a dû voter des centaines de centimes additionnels, qui ont eu un retentissement douloureux sur nos feuilles d'impositions, déjà surchargées.

« Si les choses restaient dans l'état, ce serait l'année prochaine, une véritable catastrophe qu'à tout prix, nous devons éviter.

« La commune de **Rennes** a formulé sa demande de classement et d'autorisation de taxe, mais, pour aboutir, cette demande est soumise à de bien nombreuses formalités : avis du Conseil général, avis du Conseil départemental d'Hygiène, avis de l'Académie de Médecine, avis du Conseil Supérieur de l'Hygiène, avis de la Commission permanente des Stations hydrominérales et climatiques, proposition du Ministre de la Santé Publique et, enfin ! décret du Conseil d'Etat.

« Cela ressemble beaucoup à notre Code de procédure, qu'en son temps, je me plaisais à définir : l'ensemble des formalités édictées pour que les procès durent.

« J'aurais de sérieuses craintes pour le budget de 1940, si je ne savais de bonne source, que le département de l'Aude a la bonne fortune d'avoir à sa tête un administrateur d'élite, admirablement versé dans les affaires administratives, d'un dévouement absolu, joignant à toutes ces belles qualités une amabilité exquise, qui rend si attrayants ses rapports avec ses administrés, et secondé, dans notre arrondissement par un Sous-Préfet qui, lui aussi, a donné la mesure de ses connaissances administratives et de son constant labeur.

« Permettez-moi, mon cher Préfet, d'insister instamment auprès de vous, pour que vous usiez de toute votre influence, afin que le décret du Conseil d'Etat intervienne avant la fin de cette année.

« Pour vous remercier de tout ce que vous avez déjà fait et de ce que vous ferez encore pour nous, je ne peux vous offrir que des vœux ; j'en fais des plus sincères avec la crainte que, dans l'intérêt du département, ils ne soient trop vite exaucés, car une longue expérience m'a appris que lorsqu'un Préfet aborde aux rives fleuries de l'Aude, il vogue à pleines voiles, parce qu'il a pour lui le vent et les étoiles.

« Mon cher Docteur, nous sommes bien loin des jours où nous étions enfermés dans ce vieux Lycée de Carcassonne. Il a toujours conservé son aspect austère, qui faisait alors pour nous figure de vieille prison.

« Je revois encore ses trois cours, les petits, les moyens et les grands, où on s'ébattait bien à l'étroit.

« J'étais dans les grands, alors que vous étiez encore dans les moyens, et je confesse que je n'ai pas échappé à la règle qui fait que les plus jeunes gardent le souvenir de leurs aînés qui ont subi avec succès les terribles épreuves du bochot, alors que les grands ne se souviennent plus des jeunes.

« Nous avons évolué dans des milieux différents.

« La médecine a été pour vous un véritable sacerdoce.

« Entièrement dévoué à vos malades, vous avez, jour et nuit, accouru à leur appel.

« Dans cette noble profession, la plus belle entre toutes, vous avez apporté une science indiscutée et de grandes qualités de cœur qui vous ont valu toutes les sympatthies, car, pour tous, vous étiez le médecin et l'ami.

« Un hasard heureux nous a fait nous retrouver ici, et je puis parler plus savamment de l'œuvre que vous y avez accomplie.

« Avec une patience de Bénédictin, vous avez fouillé nos archives départementales, si riches en précieux documents et si méthodiquement classés par M. POUX, notre ami regretté et vous y avez puisé des renseignements très intéressants qui éclairent le long passé de notre chère station.

« Au point de vue médical, vous avez réuni et coordonné tout ce qui a été écrit sur nos nombreuses sources thermales, leurs vertus et leur efficacité, et ces recherches et études vont faire l'objet d'une prochaine publication, qui sera le couronnement de votre œuvre et le livre d'or de la station.

« Vous assurez notre service médical avec toute l'autorité que vous donne une connaissance admirable de nos sources et qui nous permet d'enregistrer chaque année des succès éclatants, souvent même inespérés.

« Pour tous ces travaux et cet admirable dévouement, soyez encore une fois remercié.

« Avec tous ceux qui vous entourent et qui vous aiment, je suis heureux aujourd'hui de fêter ici, votre cinquantenaire médical, qui est loin de marquer le terme d'une si belle course ; vous venez de triompher vaillamment d'une crise douloureuse ; votre bonne santé est entièrement rétablie et je vois encore devant vous de longs et heureux jours.

« Permettez-moi, Mesdames et Messieurs, d'adresser un cordial hommage à M. le Professeur ROQUES, de Toulouse, que nous comptions avoir aujourd'hui parmi nous.

« Je garde le meilleur souvenir d'une visite qu'il fit à la Station l'année passée à la tête de ses nombreux élèves, au cours d'un voyage médical. Il nous fit entendre des paroles amies et encourageantes qui m'ont vivement touché et pour lesquelles je tiens, malgré son absence, à le remercier.

« Nous nous faisions une fête de recevoir M. le Professeur Vincent BRUSTIER en ce jour de réjouissance. De loin, je lui renouvelle toutes les affections des miens pour lui et sa famille. Combien nous avons applaudi à toutes les flatteuses distinctions dont il a été l'objet ! Et je le remercie pour les savantes recherches qu'il a effectuées sur les eaux de notre station.

« Monsieur le docteur BLANC, laissez-moi vous dire toute la satisfaction que j'éprouve de vous voir aujourd'hui à Rennes.

« J'ai toujours gardé le souvenir de nos aimables relations et de l'intérêt que vous portez à notre station.

« Rennes vous doit l'analyse parfaite de ses sources, et moi l'affection que vous m'avez toujours témoignée et à laquelle mes sentiments ont toujours répondu.

« Monsieur le Président et Messieurs les Membres de la Fédération thermale Pyrénéenne, merci d'avoir choisi **Rennes** pour la tenue de votre Congrès de 1939.

« C'est pour nous un grand honneur dont nous apprécions tout le prix.

« Vous avaz ainsi témoigné toute la sympathie que vous avez pour votre cher confrère, le docteur COURRENT; laissez-moi y voir aussi une marque d'intérêt pour notre antique station.

« Rennes qui occupe une toute petite place dans le monde thermal, a connu à l'époque Romaine, de longs jours de gloire et de prospérité; les vicissitudes des temps, les invasions, les guerres ont amené peu à peu sa décadende; mais elle a toujours conservé la splendeur et la salubrité de son climat, ses sources thermales et biefaisantes, ses sources ferrugineuses, son abondante source salée qui roule chaque année, sans aucune utilité des tonnes de sel dans notre riant cours d'eau. Quand toutes ces richesses seront mises en valeur, Rennes reprendra son ancienne prospérité.

Les faibles moyens dont j'ai disposé, réduits chaque année par une superfiscalité écrasante, ne m'ont permis que de tenter une œuvre de sauvetage. Si je n'étais arrivé au soir d'une vie déjà longue, j'aurais eu l'ambition de me dévouer à une plus complète résurrection.

« Mesdames, Messieurs, permettez-moi de lever mon verre à votre bonne santé et à **Rennes** plus grande et plus prospère ».

Les dernières paroles de M. Bousgarbiès furent reçues par des applaudissements unanimes.

M. le docteur MENARD succéda dans son toast à M. Bousgarbiès; il salua Madame Voizard, Madame Séguy et toutes les dames qui sont la parure gracieuse de ce banquet et il développa son discours sur le thème suivant : « **Sans la femme, nous ne sommes rien** ».

Après avoir remercié M. VOIZARD et M. SÉGUY de leur présence, M. MENARD termina en offrant à Madame COURRENT et au docteur COURRENT, ses plus cordiales félicitations à l'occasion de leurs noces d'or.

Après des murmures d'une sympathique approbation, le docteur COURRENT prend la parole en ces termes :

« MONSIEUR LE PREFET,

« Après les souhaits de bienvenue si cordialement et si éloquemment exprimés par notre vénéré doyen, M. BOUSGARBIÈS, il m'appartient, et je m'acquitte de ce devoir avec satisfaction, de vous remercier d'avoir bien voulu accepter la présidence de ce banquet, organisé en l'honneur de la Fédération médicale, thermale et climatique Pyrénéenne, et d'affirmer aussi combien nous sommes flattés de la présence de Madame VOIZARD, à laquelle j'adresse mes bien respectueux sentiments.

« Une amitié très ancienne et très particulière, me lie avec vous, Monsieur le Sous-Préfet, et, en cette double qualité d'ami et d'administré, j'ai jugé que ces fêtes de Rennes ne devaient pas être célébrées dans votre arrondissement, sans que vous y assistiez. Merci d'avoir accepté mon invitation. Merci à Madame SÉGUY que je salue avec une vive sympathie.

« MONSIEUR LE PRESIDENT DE LA FEDERATION,

« MESSIEURS ET CHERS CONFRÈRES,

« Vous nous avez fait un insigne honneur en fixant le siège de votre Congrès annuel dans notre petite cité thermale de Rennes.

« Le renom de notre station sera manifestement rehaussé. Au nom de tous les organismes, du Conseil municipal, du Syndicat d'Initiative, des Sociétés exploitantes, au nom de la population tout entière, je vous exprime les plus vifs et les plus cordiaux sentiments de gratitude.

« Et de moi-même, veuillez accepter toute la reconnaissance, puisque vous me permettez de fêter en ce jour heureux, notre station, ma station, à laquelle j'ai consacré et voué les derniers jours de ma vie.

« Je suis fier d'avoir pu réunir tout autour des membres de la Fédération et de leur estimé Président, M. le docteur MÉNARD, un brillant concours de dames dont le moins que je puisse dire c'est qu'elles constituent le plus bel ornement de cette réunion, nos sympathiques administrateurs départementaux et communaux, des amis indéfectibles et des membres bien chers de ma famille.

« Je n'oublierai pas la joie que j'éprouve dans ce milieu aussi intime que brillant et ne saurai perdre le souvenir des compliments trop flatteurs que vient de m'adresser notre cher Directeur thermal M. Cl. BOUSGARBIÈS.

« Savez-vous, Mesdames et Messieurs, que **Rennes** est une très vieille et très respectable personne?

« Savez-vous que l'on a découvert aux siècles passés, et que l'on continue à inventer dans le sous-sol de notre ville, des vestiges bi-millénaires : monnaies, poteries, inscriptions, tronçons de statues..., traces abandonnées par les Romains qui se sont baignés dans nos Sources?

« Savez-vous aussi que des hôtes de marque ont fréquenté la station en des temps fort reculés et au cours de l'époque moderne: Blanche de Bourgogne, femme du roi de Castille, Pierre-le-Cruel, en 1367, Rabelais au XVIe siècle, Catel au XVIIe, La Bouisse-Rochefort, Jullia, le baron Trouvé, Préfet de l'Aude, Alibert, professeur à la Faculté de médecine de Paris, médecin du roi, au commencement du XIXe siècle, le père Lacordaire vers 1840 et j'en passe.

« Les efforts de nos Sociétés exploitantes se manifestent de plus en plus réelles : installation d'eau courante, ouverture d'un nouvel hôtel, réfection des galeries. Il est juste de rendre hommage à ces Sociétés exploitantes et à l'industrie thermale.

« Mais il était désirable, pour faire vivre la station d'une existence en harmonie avec les exigences légitimes de notre époque, de réaliser des travaux d'Urbanisme et des perfectionnements sanitaires.

« Nous pouvons affirmer, sans crainte d'être démenti, que, dès 1940, **Rennes**, dotée d'une nouvelle adduction d'eau potable et assaini par d'importants travaux dus à la vigilance de l'Administration municipale et des Pouvoirs publics, sera classée parmi les stations françaises.

Qu'il me soit permis de confondre dans un même tribut de reconnaissance M. le Maire de Rennes et son Conseil Municipal, M. l'Administrateur BOUSGARBIÈS, M. le Préfet et M. le Sous-Préfet de Limoux qui ont rivalisé de dévouement dans la réalisation de cette importante réforme sanitaire.

« Peut-être que, si les événements actuels ne s'y étaient pas opposés, une importante Société à gros capitaux se serait greffée sur les exploitations actuelles.

« J'ai été mis dans la confidence que des propositions avaient été faites dans le but de transformer et de moderniser la station.

« Dans l'espoir et le désir que ces rêves se réalisent un jour, je lève mon verre en votre honneur, Mesdames, à M. le Préfet, à M. le Sous-Préfet, à mon ami le docteur Ménard, Président de la Fédération et à mes confrères, à M. le Maire de Rennes et à M. le Président du Syndicat d'Initiative, à M. Bousgarbiès, à vous tous, mes bien chers amis, aux miens, à la prospérité de la ville thermale de **Rennes-les-Bains** ».

La salle retentit d'applaudissements sympathiques.

M. VOIZARD, Préfet de l'Aude, clôtura la série des discours. Il rappela qu'il était déjà venu à **Rennes-les-Bains** avant d'être Préfet du magnifique département qu'il a été appelé à administrer; il souligne les rapports cordiaux qu'il entretient avec M. BOUSGARBIÈS, fils, le sympathique député de l'Aude, qu'il sait avoir été empêché d'assister à cette fête. M. le Préfet évoqua les fêtes du Cinquantenaire de la Société d'Etudes Scientifiques de l'Aude qu'il présidait récemment, Société dont le docteur COURRENT a été tout récemment élu le Directeur.

« Je connaissais, ajoute M. le Préfet, le docteur COURRENT comme un administrateur avisé, comme un érudit estimé. Je ne savais pas qu'il était aussi, et j'ai grand plaisir à l'apprendre, un hydrologue distingué, auquel ses confrères viennent de rendre hommage ».

En terminant, M. le Préfet lève son verre à tous les convives, à **Rennes**, à la Patrie audoise, à la plus grande France.

Cette allocution, prononcée comme les autres, dans une atmosphère d'intimité et de sympathie, reçut les suffrages de tous.

L'après-midi était très avancée lorsque les congressistes quittèrent la salle du banquet. Une excursion aux gorges de **Saint-Antoine** et à l'Ermitage de **Galamus**, termina cette inoubliable journée.

**Note de l'auteur de la monographie sur Rennes-les-Bains.**

Ces travaux d'urbanisme, dont l'exécution avait été commencée, ont été interrompus par les funestes événements qui endeuillent notre belle Patrie, la France. Nous avons le ferme espoir qu'ils seront repris à bref délai, aussitôt qu'une paix durable sera intervenue, et cette paix ne peut manquer de permettre l'amélioration de l'équipement national dont fait partie le projet d'assainissement et de classement de la Station si intéressante de **Rennes-les-Bains.**

# TABLE DES MATIÈRES

PAGES

FIN

# ERRATA

|  |  | |  | |  |
|---|---|---|---|---|---|
| PAGE III, | 5e ligne | *au lieu de* | Dorin | *lire* | **Doin** |
| XV | 24e ligne | » | Lannegraeg | *lire* | **Lannegrace** |
| XXII | 4e ligne | » | 1914-1915 | *lire* | **1914-1918** |
| XXIV | 2e ligne | » | nous | *lire* | **lui** |
| XLIII | 23e ligne | » | cure. Guidé | *lire* | **cure, guidé** |
| » | 28e ligne | » | FIESSENGER | *lire* | **FIESSINGER** |
| 104, | 6e ligne | *supprimer le mot* | **par** | | |
| 140, | 5e ligne | *au lieu de* | de terrains | *lire* | **des terrains** |
| 147, | 2e ligne | » | Reboulh et publiées | *lire* | **Reboulh, publiées** |
| 181, | 14e ligne | » | adisposalgie | *lire* | **adiposalgie** |
| 181; | 17e ligne | » | coscœ | *lire* | **coxœ** |
| 196, | 24e ligne | » | III | *lire* | **IV** |
| 205, | 25e ligne | » | maniées | *lire* | **maniée** |
| 210, | 18e ligne | » | mensuel | *lire* | **menstruel** |
| 261, | 7e ligne | » | apic | *lire* | **à pic** |
| 270, | 18e ligne | » | apic | *lire* | **à pic** |
| 287, | 4e ligne | » | indications | *lire* | **usages** |

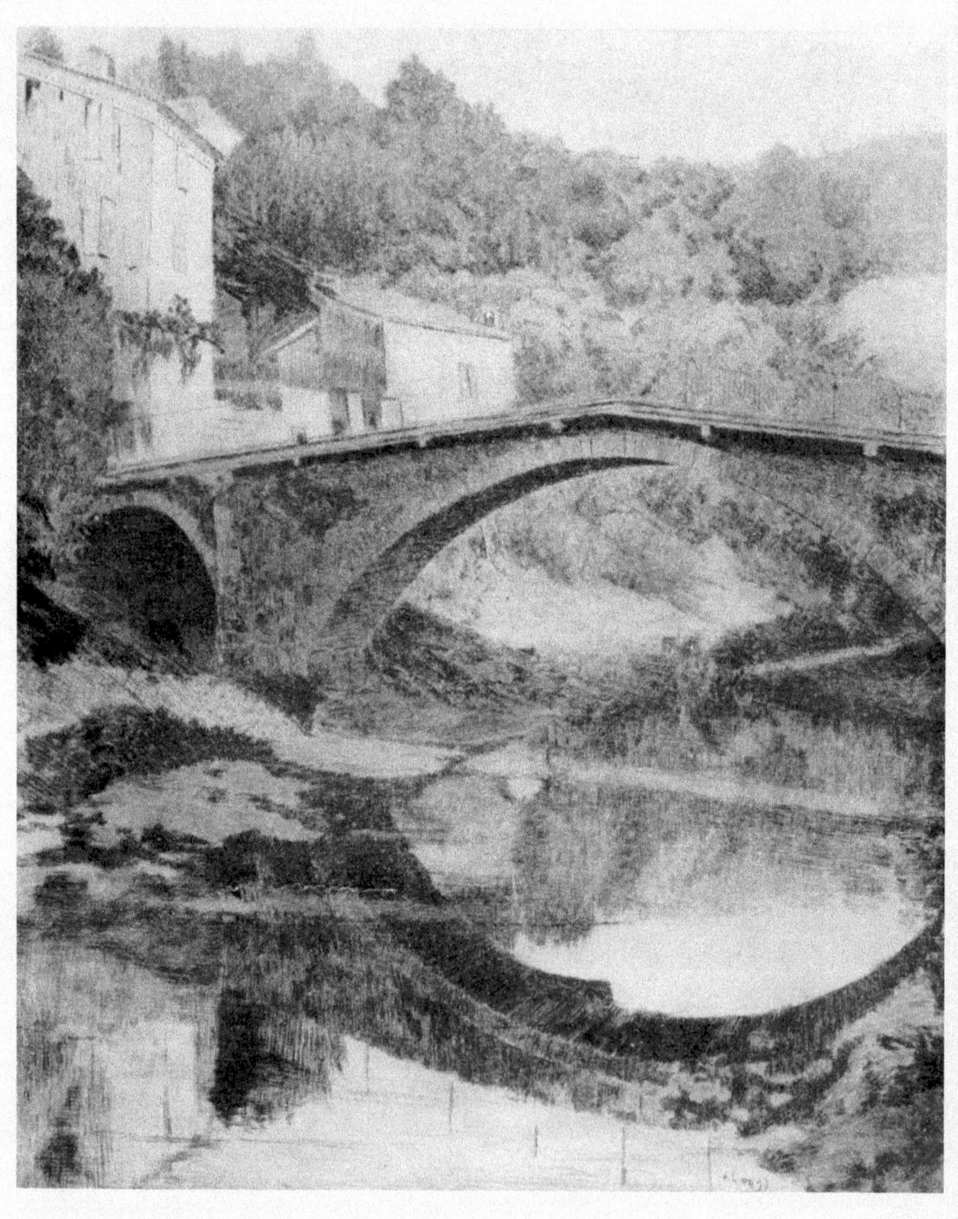

Achevé d'imprimer en juin 2008
par Adelis

Dépôt légal : juin 2008

Imprimer par KDP en févier 2021

Les Éditions de l'OEil du Sphinx
36-42 rue de la Villette – 75019 Paris
France
Tél : 09 75 32 33 55 – Fax : 01 42 01 05 38
Email : ods@oeildusphinx.com
Web : www.oeildusphinx.com

www.ingramcontent.com/pod-product-compliance
Ingram Content Group UK Ltd.
Pitfield, Milton Keynes, MK11 3LW, UK
UKHW021933200726
13853UKWH00010B/493